A psicoterapia na prática

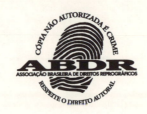

Dados Internacionais de Catalogação na Publicação (CIP)
(Câmara Brasileira do Livro, SP, Brasil)

Frankl, Viktor E., 1905-1997
 A psicoterapia na prática : uma introdução casuística para médicos / Viktor E. Frankl ; tradução de Vilmar Schneider. – Petrópolis, RJ : Vozes, 2019.

 Título original: Die Psychotherapie in der Praxis : eine kasuistische Einführung für Ärzte
 Bibliografia.

 5ª reimpressão, 2024.

 ISBN 978-85-326-6260-6

 1. Farmacoterapia 2. Logoterapia 3. Neuroses 4. Psicoterapia I. Título.

19-28406   CDD-616.8914

Índices para catálogo sistemático:
1. Psicoterapia : Ciências médicas   616.8914

Maria Paula C. Riyuzo – Bibliotecária – CRB-8/7639

VIKTOR E. FRANKL

A psicoterapia na prática

Uma introdução casuística para médicos

Tradução de Vilmar Schneider

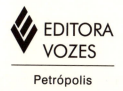

Petrópolis

© Deuticke im Paul Zsolnay Verlag Wien 1982
Este livro foi negociado através da Ag. Literária Ute Körner.
www.uklitag.com

Tradução do original em alemão intitulado *Die Psychotherapie in der Praxis. Eine kasuistische Einführung für Ärzte*, by Viktor E. Frankl

Direitos de publicação em língua portuguesa – Brasil:
2019, Editora Vozes Ltda.
Rua Frei Luís, 100
25689-900 Petrópolis, RJ
www.vozes.com.br
Brasil

Todos os direitos reservados. Nenhuma parte desta obra poderá ser reproduzida ou transmitida por qualquer forma e/ou quaisquer meios (eletrônico ou mecânico, incluindo fotocópia e gravação) ou arquivada em qualquer sistema ou banco de dados sem permissão escrita da editora.

CONSELHO EDITORIAL

Diretor
Volney J. Berkenbrock

Editores
Aline dos Santos Carneiro
Edrian Josué Pasini
Marilac Loraine Oleniki
Welder Lancieri Marchini

Conselheiros
Elói Dionísio Piva
Francisco Morás
Gilberto Gonçalves Garcia
Ludovico Garmus
Teobaldo Heidemann

Secretário executivo
Leonardo A.R.T. dos Santos

PRODUÇÃO EDITORIAL

Aline L.R. de Barros
Jailson Scota
Marcelo Telles
Mirela de Oliveira
Natália França
Otaviano M. Cunha
Priscilla A.F. Alves
Rafael de Oliveira
Samuel Rezende
Vanessa Luz
Verônica M. Guedes

Editoração: Fernando Sergio Olivetti da Rocha
Diagramação: Sheilandre Desenv. Gráfico
Revisão gráfica: Nilton Braz da Rocha / Nivaldo S. Menezes
Capa: WM design

ISBN 978-85-326-6260-6 (Brasil)
ISBN 3-7005-441-62 (Alemanha)

Este livro foi composto e impresso pela Editora Vozes Ltda.

À memória de Emmy Grosser.

Sumário

Prefácio à 1ª edição, 9

Prefácio à 2ª edição, 15

Prefácio à 3ª edição, 17

Prefácio à 4ª edição, 19

Introdução – Perspectivas da logoterapia clínica, 21

Parte teórica, 69

Fundamentos da análise existencial e da logoterapia, 71

Parte diagnóstica, 87

O diagnóstico neurológico diferencial "orgânico-funcional", 89

Parte terapêutica, 107

A combinação entre farmacoterapia e psicoterapia, 109

Psicoterapia geral, 119

Psicoterapia especial, 123

Apêndice à 1ª edição, 271

Psicoterapia, arte e religião, 273

Apêndice à 4ª edição, 291

A deguruficação da logoterapia, 293

Notas à 4ª edição, 306

Seleção da literatura sobre logoterapia, 311

Índice onomástico, 343

Índice remissivo, 349

Outras obras de Viktor E. Frankl, 353

Índice geral, 357

Prefácio à 1ª edição

A presente introdução à psicoterapia surgiu de um curso prático, encomendado ao autor pela direção da Policlínica da cidade de Viena na primeira metade de 1947 e ministrado para médicos desse hospital e de estabelecimentos hospitalares afins.

Dessas circunstâncias decorrem certas possibilidades metodológicas, bem como determinadas necessidades didáticas. Com efeito, recorrendo ao abundante material ambulatorial, era possível, por um lado, apresentar as patologias típicas em questão, bem como seu tratamento típico. Por outro lado, era preciso atender às necessidades dos jovens colegas que queriam iniciar a atividade clínica ou já a haviam iniciado na medida em que se escolheu uma exposição o mais casuística possível. O que o jovem médico devia adquirir aí era um conhecimento das perguntas típicas que os pacientes nos formulam, bem como das respostas necessárias e das possíveis objeções.

Desse modo, porém, não era possível evitar uma exposição consideravelmente extensa, visto que era inevitável deter-se ocasionalmente nos detalhes do caso concreto. No entanto, não devemos nos esquecer que, em última instância, é a partir desses detalhes que, na forma de um mosaico, compõem-se o quadro completo de uma doença, razão pela qual também a terapia tem de iniciar-se, em cada caso, a partir dos pormenores. O que importa para nós, no entanto, é o enfoque, é a questão de como "abordar" um caso. E, assim, tampouco devíamos temer introduzir na exposição, de vez em quando, um momento de diálogo, pois toda psicoterapia, sobretudo a logoterapia, tem como paradigma o grande "modelo" histórico de um debate intelectual, da conversação clássica de pessoa a pessoa: o diálogo socrático.

É evidente que a sistemática sempre sofre ante a casuística – disso estamos bem conscientes. Mas uma sistemática seria aqui, de qualquer forma, prematura e, em todo caso, precipitada, pois o material a ser tratado é quase ilimitado. E, se não tivermos a coragem de assumir que a nossa exposição continue a ser fragmentária, perderemos a oportunidade de aprender e de ensinar a partir dos casos de doença concretos e da situação terapêutica igualmente concreta.

Tudo isso traz consigo a primeira questão a ser formulada: Como se configura a psicoterapia na prática? Que concessões ela tem de fazer – com elástica capacidade de adaptação – à limitada possibilidade de tempo de alguns centros ambulatoriais e à limitada capacidade espiritual de alguns pacientes? E até que ponto é possível ou necessário o ecletismo? Onde e quando são aplicáveis os métodos modernos? Nesse caso, é claro que temos em mente, principalmente, a logoterapia e a análise existencial. Surge, no entanto, também a seguinte questão: qual o âmbito de aplicação do que temos chamado de pastoral médica? [*Ärztliche Seelsorge.*] Nesse ponto, teremos de nos ocupar necessariamente também com o traçado dos limites entre o aspecto médico e o sacerdotal da cura de almas, pois essas fronteiras existem e devem ser respeitadas incondicionalmente.

As concepções teóricas próprias que servem de base para as considerações seguintes já foram desenvolvidas anteriormente e em outros lugares, chegando inclusive a uma doutrina metaclínica do ser humano e, por consequência, a uma antropologia filosófica – que aparentemente sobrecarrega muito a prática. Contudo, esperamos poder demonstrar que essa teoria pode muito bem ser aplicada à prática, e que isso é possível inclusive com os meios mais simples, aqueles que estão à disposição de todos os médicos.

É certo que também para isso será necessário ter talento e, especialmente, criatividade. Mas, na grande psicoterapia, nas clássicas psicologias profundas ou analíticas não se requer um talento maior do que numa pequena psicoterapia. Tampouco esta poderá eximir-se da improvisação – toda psicoterapia tem que improvisar, tem que inventar, inventar-se a si mesma, e precisa fazê-lo em todos os casos, para cada caso de novo. É evidente que, na medida em que uma psicoterapia desse tipo parece depender essencialmente de um processo de individualização, ela não é passível de ser ensinada, ao menos de forma exaustiva; mas não devemos nos esquecer que a individualização e a improvisação, elas mesmas, podem ser ensinadas, de alguma maneira.

No que se refere aos aspectos metaclínicos, trata-se principalmente daquelas ideias que o autor expôs por escrito em *Ärztliche Seelsorge*[1], bem

---

1. Em português: FRANKL, V.E. *Psicoterapia e sentido da vida*: fundamentos da logoterapia e análise existencial. 6. ed. Trad. de Alípio Maia de Castro. São Paulo: Quadrante, 2016.

como em alguns escritos posteriores[2]. Não se pressupõe o conhecimento de tais escritos para a leitura deste livro. No entanto, em nosso trabalho, o caminho da teoria para a prática parece ser o mais aconselhável. Ele não é em absoluto idêntico ao caminho dedutivo (ao contrário do indutivo) – toda teoria surge, em última instância, a partir da prática; o que queremos dizer é que, se se pretende captar dados empíricos de maneira adequada e que o mundo dos fatos da experiência não resulte estéril, é oportuno definir um certo conjunto de categorias, um determinado horizonte.

Uma marca nesse horizonte pressuposto seria que a condição humana significa, no fundo, ser-responsável, e que o ser humano, em última instância, é um ser que luta espiritualmente pelo sentido concreto de sua existência pessoal. Pode ser que essa luta se desenvolva ocasionalmente "sob a forma" de uma neurose, o que é um tanto ambíguo do ponto de vista existencial. Outro pressuposto categorial para todo o aspecto subjacente a nossas concepções psicoterapêuticas consiste em que o homem neurótico, inseguro por algum motivo psicofísico, precisa de modo especial do apoio da esfera espiritual para compensar essa sua insegurança. O livro *Ärztliche Seelsorge* buscou apontar de forma detalhada as possibilidades e dificuldades de uma descoberta do sentido e, ao mesmo tempo, estabelecer as bases daquela metodologia que, segundo o acento de um ou outro momento, revela-se como logoterapia, análise existencial ou pastoral médica. Em todo caso, o que essa metodologia quer ser é uma psicoterapia a partir da esfera espiritual – uma tomada de consciência do ter-responsabilidade, do fundamento espiritual que sustenta toda a condição humana, uma atuação consciente do inconsciente espiritual, e tudo isso sob a forma de análise existencial (ao passo que a psicanálise se limita a tornar consciente o inconsciente instintivo). E é na forma de logoterapia – ao contrário da psicoterapia no sentido mais estrito que o termo teve até agora – que nossa metodologia quer prestar apoio à luta espiritual do ser humano, socorrendo com armas espirituais e não, como toda psicoterapia psicologista, projetando o espiritual violentamente no plano psicológico[3]. À pastoral médica fica reservado,

---

2. *Anthropologische Grundlagen der Psychotherapie*. Berna: Hans Huber, 1975 [Em português: FRANKL, V.E. *Fundamentos antropológicos da psicoterapia*. Rio de Janeiro: Zahar, 1978].

3. Cf. FRANKL. "Zur geistigen Problematik der Psychotherapie". *Zentralblatt für Psychotherapie* (1938), publicação em que, pela primeira vez, *expressis verbis*, se reivindica e elabora a análise existencial, assim como FRANKL. "Zur Grundlegung einer Existenzanalyse". *Schweiz. Med. Wschr.*, 1939. A exigência e fundamentação de uma logoterapia remonta, contudo, à publicação de FRANKL. "Psychotherapie und Weltanschauung – Zur grundsätzlichen Kritik ihrer Beziehungen". *Int. Zschr. F. Individualpsychologie*, 1925.

por fim, em todos os lugares em que o ser humano que sofre é confrontado com o destino que em si não pode ser anulado, tornar visível – na atitude adequada ante esse destino, no sofrimento correto, ou seja, erguido – uma última e mais elevada possibilidade de encontrar sentido.

Claro que sempre é indesejável ficar se repetindo; mas não é menos indesejável evitar repetições a qualquer preço. Além do quadro de categorias indicado há pouco, agora terá destaque, até um certo ponto, também um ecletismo; pois assim como nem todo doente "reage" a qualquer método psicoterapêutico, do mesmo modo nem todo médico está em condições de ter êxito com a aplicação de qualquer método psicoterapêutico. Friedländer, antigo médico generalista, disse que o psicoterapeuta não tem que pertencer a nenhuma escola, mas todas as escolas têm que pertencer-lhe. Em complemento, teríamos de observar, no entanto, que as "escolas" em conjunto ainda não fazem o psicoterapeuta; é ele, antes, que faz delas alguma coisa. Tudo depende do manuseio, e menos do que se tem em mãos.

Com efeito, há um ecletismo que advém da coragem e outro, da fraqueza. Nenhum ponto de vista pode ser absolutizado. Embora o indivíduo tenha o direito, sim a obrigação, de não apenas defender seu ponto de vista, mas também de difundi-lo, mesmo ante o risco de uma certa unilateralidade, na prática ele só poderá verdadeiramente fazer justiça à realidade e às suas exigências se ouvir as vozes de todos os pesquisadores – e ver como elas, na sua multiplicidade, se complementam mutuamente.

Desse modo, pode suceder que não se ofereça ao especialista quase nada essencialmente novo. Contudo, de antemão trata-se para nós menos de uma exposição do "que" da psicoterapia em seu conjunto, e mais de uma introdução ao "como". Ela se dirige, porém, aos médicos não especializados. Está comprovado que, nos dias atuais, seu interesse pela psicoterapia é imenso. Esse interesse se depara, no entanto, com uma literatura que, não raramente, oferece justamente o mais unilateral e desconcertante – que, por falta de distância crítica e orientação prática, não é aproveitável. Numa época, porém, como a atual, em que as massas se encontram numa emergência psíquica sem igual, é mais necessário do que nunca fazer frente a essa situação. Não somente círculos médicos especializados, mas também político-culturais e religiosos, estão concientes de sua responsabilidade por essa situação; eles sabem que, através da educação e principalmente através dela, é preciso guardar a humanidade atual de uma queda final e difinitiva no abismo. Esboça-se aqui algo como a exigência de uma psicoterapia social, ou seja, a necessidade de uma psico-higiene coletiva. Devemos, no entanto, perguntar: Que orientação psicoterapêutica deveria sentir-se mais chamada a contribuir nessa tarefa do que uma orientação cuja máxima suprema e princípio superior, cujo imperativo culmine no chamado à consciência de responsabilidade? E ainda mais depois de tanto tempo de irresponsabilidade e de educação para a irresponsabilidade...

Inclusive a tarefa de que se trata nesse caso não pode ser executada por alguém individualmente, ainda que dispusesse de capacidades pessoais ilimitadas; sua execução deve ser, antes, obra de muitos. Seus contornos estão hoje no ar – no duplo sentido do termo: primeiro, no sentido de que todos os de boa vontade, na medida em que contemplam o mundo de olhos abertos, também a conhecem; segundo, no sentido de que a fundamentação conceitual e científica daquela obra ainda está pendente, no que, justamente, "está no ar". É por essa fundamentação que nós lutamos, e conosco lutam muitos; e se, além da luta, há um triunfo, então tal triunfo reside na vivência edificante de ver como realmente todos buscam o mesmo objetivo. O que é necessário, portanto, é promover sua união invisível e, assim, sua obra.

Nesse sentido, deve ser entendido o esboço de uma introdução à prática da psicoterapia. É uma exigência do momento atual, e não podemos esperar; pois não temos tempo a perder – a humanidade não dispõe de mais tempo. Assim, não se considere este livro como uma tentativa de expressar coisas novas, mas como um ato que atende ao dever de consciência. O pesquisador deve ser sempre também um mestre; mas deve sê-lo mesmo que ele esteja consciente de que não tem muito de si mesmo para oferecer, pois ambos, o pesquisador e o professor, têm de servir à prática. E nesse serviço, no serviço às pessoas doentes, o pesquisador precisa refrear sua ambição e aquela vaidade que o leva a depreciar o prioritário ou que busca a originalidade a qualquer preço.

Viena, verão de 1947.
Viktor E. Frankl

Prefácio à 2ª edição

Quando a editora me comunicou sua intenção de publicar uma nova edição do livro que surgira em 1947, tive inicialmente alguma reserva. Nesse meio-tempo, ou seja, em 1956, foi publicado meu livro *Theorie und Therapie der Neurosen*[4], obra em que foi apresentada uma síntese altamente sistematizada e meticulosamente elaborada de logoterapia e análise existencial. Por fim, no entanto, prevaleceu a ideia de que a estrutura sistemática e a linguagem concisa da *Theorie und Therapie der Neurosen* dificulta para o iniciante a leitura, na mesma medida em que a facilita a linguagem mais leve da *Psicoterapia na prática*, com sua grande extensão e ampla casuística. No entanto, com o objetivo de indicar o estado atual das considerações sistemáticas e do conjunto de problemas em questão, na nova edição foram incluídas algumas palestras que deveriam realçar a teoria metaclínica da análise existencial sobre o plano de fundo da prática clínica da logoterapia. Em especial, as palestras foram proferidas na Universidade de Washington, em St. Louis ("Questões antropológicas e ontológicas limítrofes da psicoterapia"), e na Universidade Loyola, em Los Angeles ("Da fronteira entre psicoterapia e filosofia"), bem como no Congresso Internacional de Psicoterapia, em Barcelona ("Fundamentos de logoterapia e análise existencial").

Albert Einstein disse certa vez: "Qual é o sentido da vida humana? Você pergunta: Por que precisamos formular essa questão? Eu respondo: O ser humano que considera sua vida como algo carente de sentido não somente é infeliz, mas dificilmente é capaz de viver"[5].

De fato, muitos pacientes sofrem atualmente devido a um sentimento de profunda falta de sentido. O que lhes falta é o conhecimento de um sen-

---

4. *Uni-Taschenbücher*, 457. Munique: Ernst Reinhardt, 1975 [Em português: FRANKL, V.E. *Teoria e terapia das neuroses*. São Paulo: É Realizações, 2016].

5. "What is the meaning of human life...? You ask: Why need we pose the question? I answer: The man who regards his own life... as meaningless is not merely unhappy but hardly fit for life." Citado segundo FARNSWORTH, D.L. "The Search for Meaning". *Academy Reporter*, vol. 5, n. 8, 1960, p. 1 e 4. Nova York.

tido que possa tornar a vida digna de ser vivida. O que os oprime e aflige é a vivência de seu vazio interior. O psiquiatra de hoje encontra a cada passo o que eu designo de "vácuo existencial".

Tanto maior será a sua importância se a higiene psíquica tiver sido dominada até hoje, em maior ou menor grau, por um princípio equivocado, que parte da convicção de que aquilo que o ser humano precisa, em primeiro lugar, é de paz e equilíbrio interior, de distensão a qualquer preço; nossas reflexões e experiências mostram, no entanto, que em vez de distensão, o ser humano necessita de tensão: uma certa tensão, saudável e bem dosada! Por exemplo, aquela tensão que se experimenta ante a exigência de um sentido da vida, de uma tarefa que é preciso executar, em especial quando se trata da exigência de um sentido da existência cuja realização é reservada, exigida e atribuída única e exclusivamente a essa pessoa. Essa tensão não é prejudicial à saúde psíquica, mas a promove, de modo que ela – a "noodinâmica", como pretendo designá-la[6] – constitui todo "ser-humano"; pois "ser-humano" significa estar na tensão entre ser e dever, de maneira inapelável e incondicional! E o que temos que temer é menos uma exigência exagerada do que uma exigência atenuada do ser humano, e particularmente do jovem: se encontra pouca tensão, ou seja, se ele não é suficientemente interpelado por uma exigência plena de sentido pelos modelos pessoais, então sai em busca de tensão, ainda que seja apenas a que resulta de seu tremor diante da polícia, provocada por ele. No que diz respeito, porém, ao neurótico, conhecemos suficientemente o caráter patológico não apenas de situações de estresse, portanto, de situações de sobrecarga, mas também de situações de descarga[7]. Em outras palavras, não é que o neurótico também necessite se confrontar com um sentido da existência; é disso que ele necessita particularmente.

Cambridge, Mass., junho de 1961

Viktor E. Frankl

---

6. É aquela dinâmica espiritual que se desenvolve num campo de tensão polar, em que um polo é representado pelo sentido a ser realizado, e o outro, pelo ser humano que o realiza.

7. Cf. FRANKL, V.E. *Ärztliche Seelsorge*. 1. ed. Viena, 1946, p. 81.

Prefácio à 3ª edição

Para a 3ª edição deste livro, elaborei uma nova "Introdução", relativamente extensa, com o intuito de refletir o estado atual da pesquisa e prática da logoterapia[8]. Para isso, a "Introdução" à 2ª edição foi transformada numa "Parte teórica". O capítulo "Questões antropológicas e ontológicas limítrofes da psicoterapia", que constituía a "Parte teórica" da 2ª edição, foi integrado com o título original do trabalho, Aberrações do pensamento psicoterapêutico, no meu livro *Antropologische Grundlagen der Psychotherapie*[9], publicado por Hans Huber (em Berna) – um destino que partilha com outro complemento à 1ª edição, a saber, o capítulo "Da fronteira entre psicoterapia e filosofia".

Com tudo isso, acredito e espero ter cumprido, ao menos em parte, com minha obrigação literária de dispensar o devido cuidado à minha obra. E assim me resta apenas agradecer a meus assistentes e estudantes daquela época, dos quais foi possível utilizar tanto material casuístico que mostra a logoterapia na prática – uma prática em que seguidamente eles lidaram com a logoterapia com tamanha maestria que os invejo; tratando-se, não raras vezes, de colegas que devem sua formação exclusivamente a um estudo autodidata da literatura logoterapêutica, portanto, a si próprios.

Viena, maio de 1974.

Viktor E. Frankl

---

8. Essa introdução resulta de um Seminário sobre o tema "Theory and Therapy of Neuroses" [Teoria e terapia das neuroses], que dirigi no marco de minha cátedra de logoterapia na Universidade United States International, em San Diego (Califórnia) durante os trimestres de inverno dos últimos anos.

9. Em português: FRANKL, V.E. *Fundamentos antropológicos da psicoterapia*. Rio de Janeiro: Zahar, 1978.

Prefácio à 4ª edição

Em relação à 3ª edição, o texto sofreu poucas alterações. No entanto, nas passagens em que foi necessário complementá-lo, isso sucedeu na forma de menções a notas explicativas numeradas, e essas notas foram, então, reunidas nas páginas 280 a 283 ("Notas à 4ª edição").

Além disso, a 4ª edição foi ampliada com um novo "Apêndice", a saber, com uma palestra de abertura que proferi no "Primeiro Congresso Mundial de Logoterapia", em San Diego (Califórnia). (A versão original em inglês foi mantida.) A reimpressão ocorre em acordo com os editores do *International Forum for Logotherapy* (Institute of Logotherapy, One Lawson Road, Berkeley, California 94707, USA) e da *Analecta Frankliana: The Proceedings of the First International World Congress of Logotherapy* (Institute of Logotherapy Press, Berkeley, 1981), em cujas obras a palestra já havia sido publicada.

Viena, outubro de 1981.
Viktor E. Frankl

Introdução

Perspectivas da logoterapia clínica

Como anunciado no prefácio à 3ª edição, esta introdução apresenta um resumo do estado atual da investigação e da prática da logoterapia. É de supor, no entanto, que o leitor queira saber, em primeiro lugar, o que é, em geral, a logoterapia. Mas antes de passar a explicar o que é propriamente a logoterapia, é aconselhável dizer o que ela *não é*: ela não é uma panaceia[10]. Num caso dado, a definição do "método de escolha" resulta numa equação com duas incógnitas: $\psi = x + y$.

Nessa equação, o x representa a unicidade e singularidade da personalidade do paciente e o y, a personalidade – não menos única e singular – do terapeuta. Em outras palavras, nem todo método pode ser aplicado em todos os casos com as mesmas expectativas de êxito, nem todo terapeuta pode fazer uso de qualquer método com a mesma eficácia. E o que vale para a psicoterapia em geral, vale em particular também para a logoterapia. Em síntese, nossa equação pode ser complementada com a seguinte formulação: $\psi = x + y = \lambda$.

E, ainda assim, Paul E. Johnson ousou afirmar em certa ocasião: "Logotherapy is not a rival therapy against others, but it may well be a challenge to them in *its* plus factor"[11]. Em que consiste esse *plus factor*, N. Petrilowitsch nos revela ao opinar que, ao contrário das outras psicoterapias, a logoterapia não fica no plano das neuroses, mas vai além dela e penetra

---

10. Essa constatação, de forma alguma, é supérflua: Edgar Krout confrontou em uma ocasião 500 estudantes americanos com uma série de afirmações extraídas da bibliografia do campo da logoterapia e, embora praticamente todas essas citações fossem aceitáveis para os estudantes, a metade não conseguia se reconciliar com a ideia de que a logoterapia não é um remédio universal: eles teriam preferido muito mais ouvir o contrário (*Logotherapy in Action.* Ed. por Joseph B. Fabry. Nova York, 1979).

11. "A logoterapia não rivaliza *com* outras terapias; mas, em virtude de suas vantagens, ela pode muito bem ser um desafio para as outras terapias" ("The Challenge of Logotherapy". *Journal of Religion and Health*, 7, 1968, p. 122).

a dimensão dos fenômenos especificamente humanos[12]. De fato, a psicanálise vê na neurose, por exemplo, o resultado de processos psicodinâmicos e, por consequência, busca tratar a neurose de modo que coloque em jogo novos processos psicodinâmicos, como, por exemplo, a transferência; já a terapia comportamental, engajada na teoria da aprendizagem, identifica na neurose o produto de processos de aprendizagem ou *conditioning processes* e, de modo correspondente, se esforça por influenciar a neurose conduzindo a um tipo de reaprendizagem ou *reconditioning processes*. Por sua vez, a logoterapia ingressa na dimensão humana e, desse modo, se coloca em condições de acolher no seu instrumentário os fenômenos especificamente humanos ali encontrados. Trata-se nem mais nem menos das duas características antropológicas fundamentais da existência humana, que são, em primeiro lugar, sua "autotranscendência"[13], e, em segundo lugar, a capacidade de "autodistanciamento"[14] – capacidade que caracteriza a existência humana enquanto tal, ou seja, enquanto humana.

A autotranscendência realça o fato antropológico fundamental de que a existência humana sempre se refere a algo que não é ela mesma – a algo ou a alguém, ou seja, a um sentido que cabe realizar ou a outra existência humana com que se encontra. Assim, o ser humano somente se torna realmente humano e inteiramente ele mesmo quando é absorvido pela entrega a uma tarefa, quando não vê a si mesmo, esquece de si mesmo no serviço a uma causa ou no amor a uma outra pessoa. É como o olho, que só consegue cumprir com sua função de ver o mundo quando não vê a si mesmo. Quando é que o olho vê algo de si mesmo? Só quando está doente: quando sofro de catarata e vejo uma "nuvem" ou quando sofro de glaucoma e, ao redor de uma fonte de luz, vejo as cores do arco-íris; nesses casos, meu olho vê algo de si mesmo e percebe sua própria doença. Aí, porém, na mesma proporção estará perturbada também minha capacidade visual.

Sem incluir a autotranscendência na imagem que fazemos do ser humano, é impossível compreender a atual neurose das massas. Hoje em dia, o ser humano, em geral, não está frustrado sexualmente, mas existencial-

---

12. "Über die Stellung der Logotherapie in der klinischen Psychotherapie" [Sobre a posição da logoterapia na psicoterapia clínica]. *Die medizinische Welt*, 2.790, 1964

13. FRANKL, V.E. Apud *Handbuch der Neurosenlehre und Psychotherapie* [Manual das Teorias das Neuroses e da Psicoterapia]. Munique: Urban und Schwarzenberg, 1959.

14. FRANKL, V.E. *Der unbedingte Mensch* [*O homem incondicionado*]. Viena: Franz Deuticke, 1949, p. 88.

mente. Hoje, ele sofre menos de um sentimento de inferioridade, e mais de um sentimento de falta de sentido[15]. Geralmente, esse sentimento de falta de sentido vem acompanhado de um sentimento de vazio, de um "vácuo existencial"[16]. Pode-se demonstrar que esse sentimento de que a vida não tem mais sentido está se propagando. Alois Habinger conseguiu comprovar, com base em uma população idêntica de quinhentos aprendizes, que o sentimento da falta de sentido aumentou mais que o dobro em poucos anos (comunicação pessoal). Kratochvil, Vymetal e Kohler salientaram que o sentimento de falta de sentido não se restringe aos países capitalistas, mas que é perceptível também em estados comunistas, em que penetrou "sem visto". E a referência a que esse sentimento já pode ser observado nos países em desenvolvimento devemos a L.L. Klitzke[17] e a Joseph L. Philbrick[18].

Se indagarmos pelas causas desse vácuo existencial, oferecem-se as seguintes explicações: ao contrário do que sucede ao animal, os instintos e impulsos não dizem ao ser humano o que ele tem que fazer. E, ao contrário das épocas anteriores, hoje as tradições não lhe dizem mais o que ele deve fazer. Sem saber o que tem que fazer nem o que deve fazer, ele tampouco sabe ao certo o que realmente quer. E qual é a consequência? Ou ele quer apenas o que os outros fazem, e isso é conformismo. Ou, ao contrário, ele faz apenas o que os outros querem – o que querem dele. E aí se trata de totalitarismo (Nota 1). Além disso, há ainda uma outra consequência do vácuo existencial que é um neuroticismo específico, a saber, a "neurose noógena"[19], que deve ser atribuída etiologicamente ao sentimento da falta de sentido, à dúvida a respeito de um sentido da vida, ou seja, ao desespero de saber se de alguma forma tal sentido existe (Nota 2).

Com isso não se pretende afirmar que esse desespero em si já seja patológico. Perguntar pelo sentido da própria existência, inclusive questionar esse sentido, é antes um mérito humano do que um sofrimento neurótico;

---

15. FRANKL, V.E. "The Feeling of Meaninglessness". *The American Journal of Psychoanalysis*, 32, 1972, p. 85.

16. FRANKL, V.E. *Pathologie des Zeitgeistes* [Patologia do espírito da época]. Viena: Franz Deuticke, 1955.

17. "Students in Emerging Africa – Logotherapy in Tanzania". *American Journal of Humanistic Psychology*, 9, 1969, p. 105.

18. "A Cross-Cultural Study of Frankl's Theory of Meaning-in-Life."

19. FRANKL, V.E. "Über Psychotherapie" [Sobre a psicoterapia]. *Wiener Zeitschrift für Nervenheilkunde*, 3, 1951, p. 461.

pelo menos, manifesta-se com isso uma maturidade mental: já não se assume mais sem críticas e sem perguntas, ou seja, de forma irrefletida, uma oferta de sentido entregue pelas mãos da tradição, mas o sentido quer ser descoberto e encontrado de maneira autônoma e independente. Por isso, de antemão o modelo da medicina não é aplicável à frustração existencial. Quando acaso se tratar de uma neurose, então a frustração existencial será uma neurose sociogênica. É, pois, um fato sociológico que a perda da tradição gera uma insegurança existencial muito grande no ser humano de hoje.

Há também formas mascaradas de frustração existencial. Menciono apenas os casos de suicídio, tão frequentes particularmente entre os jovens universitários, a dependência de drogas, o tão disseminado alcoolismo e a crescente criminalidade (juvenil). Atualmente, consegue-se demonstrar sem dificuldade o importante papel que a frustração existencial desempenha nesses casos. Sob a forma do teste PIL[20], desenvolvido por James C. Crumbaugh, temos à diposição um instrumento de medição que nos auxilia a quantificar o grau de frustração existencial; e, recentemente, Elisabeth S. Lukas, com seu Logoteste, ofereceu uma nova contribuição à pesquisa exata e empírica da logoterapia[21] (Nota 3).

No que diz respeito aos suicídios, a Universidade Idaho State analisou 60 estudantes que haviam tentado se suicidar e, em 85% dos casos, verificou que: "Life meant nothing to them" (A vida não tinha para eles sentido algum)[22]. Constatou-se que, dos estudantes que sofriam de um sentimento de falta de sentido, 93% se encontravam numa excelente condição de saúde física, eram ativamente engajados na vida social, alcançaram ótimos resultados nos estudos e tinham uma boa relação com a sua família[23].

Quanto à dependência de drogas, William J. Chalstrom, diretor do Naval Drug Rehabilitation Center, não tem dúvida em afirmar: "more than

---

20. Que pode ser obtido através da Psychometric Affiliates, Post Office Box 3167, Munster, Indiana 46321, EUA.

21. "Zur Validierung der Logotherapie" [Para a validação da Logoterapia]. In: FRANKL, V.E. *Der Wille zum Sinn* [*A vontade de sentido*]. Berna: Hans Huber, 1972

22. Tudo parece indicar que Imannuel Kant tinha razão quando disse certa vez: "O vazio percebido por si mesmo nas sensações provoca quase que o pressentimento de uma morte lenta" (*Anthropologie in pragmatischer Hinsicht* [Antropologia em sentido pragmático], 1798). E parece que o ser humano, afetado pelo sentimento de vazio e falta de sentido, prefere a essa morte "lenta" uma morte repentina na forma de suicídio.

23. Comunicação pessoal de Vann A. Smith.

60% of our patients complain that their lives lack meaning"[24]. Betty Lou Padelford[25] comprovou estatisticamente que a dependência de drogas de modo algum é causada pela "weak father image" [imagem paterna frágil], implicada nesse contexto pela perspectiva da psicanálise; ao contrário, demonstrou, com base nos 416 estudantes testados por ela, que existe uma correlação significativa entre o grau de frustração existencial e o índice de consumo de drogas: nos casos sem frustração existencial este índice alcançou a média de 4,25, ao passo que nos casos com frustração existencial atingiu a média de 8,9, portanto, mais do que o dobro. Esses resultados da investigação coincidem também com as constatações de Glenn D. Shean e Freddie Fechtman[26].

É evidente que uma reabilitação que leva em consideração a frustração existencial como fator etiológico e que a supera por meio de uma intervenção logoterapêutica promete ter êxito. Dessa forma se entende que, segundo o Medical Tribune (ano 3, n. 19, 1971), de 36 dependentes de drogas atendidos pela Clínica Neurológica da Universidade de Viena, após um tratamento de 18 meses de duração, apenas 2 haviam superado a dependência – o que corresponde a um percentual de 5,5%. Na Alemanha, de "todos os adolescentes dependentes de drogas que estão em tratamento médico, pode-se contar com a cura de menos de 10%"[27]. Nos Estados Unidos, são em média 11%. No entanto, Alvin R. Fraiser, que dirige o Narcotic Addict Rehabilitation Center da Califórnia, com base em uma abordagem logoterapêutica, pode apresentar um índice de 40%.

Na questão do alcoolismo, sucede algo análogo. Nos casos graves de alcoolismo crônico, constatou-se que 90% sofriam de um profundo sentimento de falta de sentido[28]. Não é de se admirar que James C. Crumbaugh, tendo conseguido objetivar, com base em testes, o êxito da logoterapia em grupos nos casos de alcoolismo e, comparando-o com o êxito de outos mé-

---

24. "Mais de 70% de nossos pacientes se queixam que sua vida não tem sentido" (Comunicação pessoal).

25. Dissertação. United States International University, 1973.

26. "Purpose in Life Scores of Student Marihuana Users". *Journal of Clinical Psychology*, 27, 1971, p. 112.

27. *Österreichische Ärztezeitung*, 1973.

28. FORSTMEYER, A. *The Will to Meaning as a Prerequisite for Self-Actualization*. California Western University, 1968 [Dissertação de mestrado].

todos de tratamento, pôde afirmar: "only logotherapy showed a statistically significant improvement"[29].

No que diz respeito à criminalidade, W.A.M. Black e R.A.M. Gregson, de uma universidade da Nova Zelândia, descobriram que criminalidade e sentido da vida estão em relação inversamente proporcional. Conforme a medição do teste do sentido da vida de Crumbaugh, os detentos recolhidos repetidamente à prisão se diferenciavam da média da população na proporção de 86 para 115[30].

Em outras passagens apontamos[31] que tanto o conceito de agressão fundado psicologicamente no sentido da psicanálise de Sigmund Freud como o fundado biologicamente no sentido da pesquisa comportamental comparativa de Konrad Lorenz carecem da perspectiva da intencionalidade, que caracteriza a vida psíquica do ser humano e, desse modo, também a sua vida instintiva enquanto tal, enquanto humana. Como dissemos, na dimensão dos fenômenos humanos, não há simplesmente uma agressão, que está aí numa determinada quantidade, que pressiona sobre uma válvula impelindo-me, como "sua vítima indefesa", a buscar por quaisquer objetos em que enfim possa descarregá-la, "ab-reagi-la". No plano humano, a agressão se orienta para algo completamente distinto: no plano humano, eu odeio! E o ódio, justamente em contraposição à agressão, é dirigido intencionalmente para algo que eu odeio.

Enquanto a pesquisa sobre a paz interpretar apenas o fenômeno sub-humano da "agressão" e não analisar o fenômeno humano do "ódio", estará fadada a ser estéril. O ser humano não deixará de odiar se o convencermos que é dominado por mecanismos e impulsos, mas superará sua agressividade apenas se lhe demonstrarmos que é responsável por se identificar com essa sua agressividade ou se distanciar dela[32]. Podemos perceber que o último é uma manifestação da capacidade especificamente humana do auto-

---

29. "Somente a logoterapia mostrou uma melhora estatisticamente significativa" ("Changes in Frankl's Existential Vacuum as a Measure of Therapeutic Outcome". *Newsletter for Research in Psychology* 14, 1972, p. 35).

30. "Purpose in Life and Neuroticism in New Zealand Prisoners". *Br. J. Soc. Clin. Psychol.*, 12, 1973, p. 50.

31. FRANKL, V.E. *Der Mensch auf der Suche nach Sinn* [O ser humano em busca de sentido]. Friburgo: Verlag Herder, 1972.

32. FRANKL, V.E. *Der Wille zum Sinn*. Berna: Hans Huber, 1972 [Em português: FRANKL, V.E. *A vontade de sentido*: fundamentos e aplicações da logoterapia. São Paulo: Paulus, 2011]. • "Encounter". *The Journal of the American Academy of Psychoanalysis*, 1, 1973, p. 1973.

distanciamento, ao passo que a outra capacidade especificamente humana, a de autotranscendência, se manifesta na mencionada intencionalidade do ódio (em contraposição à não intencionalidade da agressão).

Soma-se a isso que as considerações sobre os "potenciais agressivos" indicam a intenção de canalizá-los e sublimá-los. "Mas a realidade é diferente", para citar o *Münchner Merkur* (15/16, dez./1973), que menciona experimentos que sugerem uma conclusão contrária: "O esporte gera agressividade. Se os jogadores de uma equipe ab-reagissem durante um jogo, o lógico seria que no início do jogo houvessem mais faltas do que pouco antes do apito final. Pois, até ali, o excedente de energia acumulado já deveria ter-se descarregado há tempo" (ibid.) No entanto, Volkamer, professor de Educação Física em Osnabrück, teria "comprovado em 600 jogadores de basquete que, durante os últimos cinco minutos de jogo, o número de faltas é cinco vezes maior do que o valor médio de todo o tempo de jogo, ou seja, a agressividade aumenta" (ibid.). E Volkamer observou algo semelhante em cerca de dois mil jogadores de futebol. O Prof. M. Gluckmann, de Manchester, também é da opinião que os jogos mais estimulam do que reduzem a agressividade[33].

Pelo visto, a teoria da cartarse – uma concepção que remonta a Aristóteles e segundo a qual observar cenas de violência leva à redução das tendências agressivas no observador – não se sustenta. Antes, "a agressividade do ser humano pode surgir e aumentar pela observação de ações agressivas. Em especial, pessoas frágeis e, sobretudo, carentes de modelos que lhes transmitam comportamentos alternativos para serem concretizados na vida, aprendem de exemplos agressivos a atitude de que a vida não é muito mais que uma cadeia de cenas agressivas de brigas e assassinatos". Com base em estudos de campo, essa teoria da aprendizagem chega à conclusão de que "o comportamento agressivo está determinado de forma decisiva por modelos agressivos divulgados pelos meios de comunicação de massa"[34]. Até o "TV Guide" (fev./1974) admite: "A few early scientific studies suggested that TV violence might actually make viewers less aggressive. Later research has contradicted this theory. There is little doubt that, by

---

33. "Kein Ersatzkrieg". *Euro-med*, 12, 1972.

34. STEFEN, R. "Gewaltkriminalität durch Gewaltdarstellungen in Massenmedien?" ["A criminalidade é causada pela violência apresentada pelos meios de comunicação?"]. *Medien & Sexual-Pädagogik*, 1, 1973, p. 3.

displaying forms of aggressions or mode of criminal and violent behavior, the media are 'teaching' and people are 'earning'"[35].

Como conseguiram comprovar os pesquisadores do comportamento da escola de Konrad Lorenz, a agressividade, que – por exemplo, na tela da televisão – deveria ser desviada para objetos inofensivos e ab-reagida neles, na realidade está efetivamente sendo provocada e, como um reflexo, dessa maneira ainda mais estimulada. Também a National Commission on the Causes and Prevention of Violence de Milton S. Eisenhower publicou, no final dos anos de 1960, um relatório que afirmou categoricamente: A violência na televisão promove condutas violentas. Essa afirmação confirmou o que as pesquisas psicológicas haviam identificado há muito tempo: quando se mostra a uma pessoa filmes de violência, ela se comporta, a seguir, de maneira mais agressiva e hostil do que antes[36]. Bromley H. Kniveton e Geoffrey M. Stephenston, em seus experimentos com crianças, às quais foram exibidos filmes com atos agressivos, conseguiram igualmente comprovar um aumento efetivo na agressividade das crianças. Como realçou Frederic Wertham[37], constatou-se o seguinte: "The constant diet of violent behavior on television has an adverse effect on human character and attitudes. TV violence was found in hundreds of cases to have harmful effects. Clinical studies have demonstrated adverse effects on children and youth of television violence, brutality, and sadism"[38]. Wertham acaba também com o preconceito e a ideia supersticiosa de que precisamos da brutalidade na televisão para descarregar impulsos agressivos e evitar uma agressividade real desse tipo – crença piedosa que ele classifica como "the old getting-rid-of-aggression notion".

---

35. "Alguns dos primeiros estudos científicos sugerem que a violência na TV poderia fazer com que os espectadores ficassem menos agressivos. Estudos posteriores contradisseram essa teoria. Não há dúvida que, ao mostrar formas de agressão e um modo de comportamento criminoso e violento, os meios de comunicação estão 'ensinando' e as pessoas estão 'aprendendo'".

36. FEINSTEIN, P. *Alles über* Sesame Street – Die Geschichte der revolutionären Fernsehreihe für Kinder [*Tudo sobre* Sesame Street – A história da revolucionária série da televisão para crianças]. Munique: Wilhelm Heyne, 1972.

37. "Critique of the Report to the Surgeon General from The Committee on Television and Social Behavior". *American Journal of Psychotherapy*, 26, 1972, p. 216.

38. "A constante exposição a comportamentos violentos na televisão tem o efeito adverso no caráter e na atitude humanos. Constatou-se que a violência na TV tem efeitos prejudiciais em centenas de casos. Estudos clínicos demonstraram os efeitos adversos em crianças e jovens da violência, da brutalidade e do sadismo na televisão."

A socióloga Carolyn Wood Sherif, da Universidade Pennsylvania State, formula de forma mais ampla: "There is a substantial body of research evidence that the successful execution of aggressive actions far from reducing subsequent aggression, is the best way to increase the frequency of aggressive responses (Scott, Berkowitz, Pandura, Ross and Walters). Such studies have included both animal and human behavior"[39].

A Profa. Sherif relatou ainda, em referência aos Estados Unidos, que a crença popular, segundo a qual a competição esportiva é um sucedâneo da guerra sem derramamento de sangue, é falsa: Três grupos de jovens num acampamento fechado desenvolveram agressões mútuas justamente por meio das competições esportivas, em vez de reduzi-las. Porém, o decisivo vem agora: Uma única vez os acampados esqueceram por completo as agressões mútuas; foi quando os jovens tiveram de empurrar um carro atolado com o qual seriam transportados os alimentos para o acampamento; a "entrega a uma tarefa"[40], ainda que desgastante, mas com sentido, levou-os a, literalmente, "esquecer" as suas agressões[41].

Com isso já nos encontramos diante das possibilidades de uma intervenção logoterapêutica que, como tal, como logoterapêutica, tem o objetivo de superar o sentimento de falta de sentido ao desencadear processos de busca de um sentido. De fato, Louis S. Barber, no centro de reabilitação para criminosos por ele dirigido, conseguiu aumentar num período de quatro meses o nível de realização de sentido, apurado com base em testes, de 86,13 para 103,46, ao transformar o centro de reabilitação num "ambiente logoterapêutico". Enquanto que a taxa de reincidência média nos Estados Unidos é de 40%, Barber alcançou um percentual de 17%.

Depois de abordar as múltiplas e variadas formas de manifestação e expressão da frustração existencial, teríamos que indagar agora como deve

---

39. "Há um corpo substancial na investigação que evidencia que a execução de ações agressivas, longe de reduzir agressões subsequentes, é a melhor maneira de aumentar a frequência de respostas agressivas (Scott, Berkowitz, Pandura, Ross e Walters). Esses estudos incluíram tanto o comportamento animal como o humano" (Intergroup Conflict and Competition: Social-Psychological Analysis. Conferência, Congresso Científico, 20ª Olimpíada. Munique, 22/08/1972).

40. Isso pode ser aplicado também à humanidade como um todo: também para ela, em última instância, só há esperança se conseguir dedicar-se a tarefas comuns, a uma preocupação unificadora – unida por uma vontade comum para um sentido compartilhado. É aqui que vejo muito mais um enfoque profícuo para a pesquisa sobre a paz do que no ruminar interminável do discurso sobre os potenciais agressivos, conceito com que se faz as pessoas acreditarem que a violência e a guerra seriam seu destino.

41. FRANKL, V.E. *Anthropologische Grundlagen der Psychotherapie*. Berna: Hans Huber, 1975 [Em português: FRANKL, V.E. *Fundamentos antropológicos da psicoterapia*. Rio de Janeiro: Zahar, 1978].

ser constituída a existência humana – qual é o pressuposto ontológico para que, por exemplo, os 60 estudantes que foram analisados pela Universidade de Idaho State, sem que existam quaisquer motivos de ordem psicofísica ou socioeconômica, tivessem tentado o suicídio. Em síntese, como deve ser constituída a existência humana para que seja possível algo como a frustração existencial. Em outras palavras, ou seja, nas palavras de Kant, perguntamos pela "condição da possibilidade" da frustração existencial; e não estamos errados quando admitimos que o ser humano está estruturado de tal maneira, que sua constituição é tal que ele simplesmente não subsiste sem sentido. Em uma palavra, só se consegue entender a frustração de uma pessoa quando se compreende sua motivação. E a presença ubíqua do sentimento de falta de sentido pode nos servir de indicador na hora de encontrar a motivação primária – aquilo que, em última instância, o ser humano quer.

A logoterapia ensina que o ser humano, no fundo, está permeado por uma "vontade de sentido"[42]. No entanto, essa teoria da motivação pode ser definida operacionalmente inclusive antes de sua verificação e validação empíricas mediante a seguinte explicação: Designamos vontade de sentido simplesmente aquilo que está sendo frustrado no ser humano sempre que ele é acometido pela falta de sentido e pelo sentimento de vazio.

James C. Crumbaugh e Leonard T. Maholick[43], da mesma forma que Elisabeth S. Lukas[44], com base em testes em milhares de pessoas, envidaram esforços para alcançar a fundamentação empírica da teoria da vontade de sentido. Atualmente, conhece-se um número cada vez maior de estatísticas que atestam a legitimidade de nossa teoria da motivação. A partir da grande quantidade de material obtida no período recente, seleciono apenas os resultados de um projeto de pesquisa levado a cabo pelo American Council on Education em conjunto com a Universidade da Califórnia. Entre 189.733 estudantes de 360 universidades, o interesse primário de

---

42. FRANKL, V.E. *Der unbedingte Mensch* [O homem incondicionado]. Viena: Franz Deuticke, 1949.

43. Eine experimentelle Untersuchung im Bereich der Existenzanalyse: Ein psychometrischer Ansatz zu Viktor Frankls Konzept der "noogenen Neurose". In: PETRILOWITSCH, N. (ed.). *Die Sinnfrage in der Psychotherapie* [A questão do sentido na psicoterapia]. Darmstadt: Wissenschaftliche Buchgesellschaft, 1972.

44. *Logotherapie als Persönlichkeitstheorie* [Logoterapia como teoria da personalidade]. Viena, 1971 [Dissertação de mestrado].

73,7% – trata-se do percentual mais elevado – está voltado para um único objetivo: "developing a meaningful philosophy of life" – alcançar uma visão de mundo a partir da qual a vida tenha sentido. O relatório foi publicado em 1974. Em 1972 esse percentual era apenas de 68,1% (JACOBSON, R.L. *The Chronicle of Higher Education*).

Devemos nos reportar aqui também ao resultado de uma pesquisa estatística realizada durante dois anos e publicada pela mais alta instância de pesquisa psiquiátrica dos Estados Unidos, o National Institute of Mental Health, segundo a qual, de 7.948 estudantes entrevistados em 48 universidades americanas, cerca de 16% consideravam seu objetivo "to make a lot of money" – ganhar muito dinheiro; ao passo que o grupo majoritário – trata-se de 78% – queria apenas uma coisa: "to find a meaning and purpose to my life" – encontrar um sentido na sua vida.

78%. E esse é exatamente o percentual que encontramos em outro contexto: uma pesquisa de opinião entre adolescentes que vivem em um Estado comunista apresentou como resultado que eles "consideram como o objetivo de vida mais elevado melhorar seu padrão de vida". Aqui, na minha visão, torna-se manifesto um perigo que ameaça um levantamento baseado na teoria da motivação quando ele não é refletido criticamente. Pois é evidente que alguém que está doente queira primeiro ficar saudável para, depois de haver recuperado a saúde, poder fazer, enfim, o que dá sentido à sua vida. Num caso como esse, seria errado classificar a saúde como algo que "é considerado o objetivo de vida mais elevado". Ao contrário, eu teria primeiro de "questionar" tal objetivo em cada caso, para usar um termo de Fritz Zawadil; e quer parecer que isso, na verdade, não pode ser realizado de outra forma do que através de um diálogo socrático. Lamentavelmente, aqui tampouco ajuda a teoria sobre a hierarquia das necessidades, de Abraham Maslow. O que se precisa aqui não é uma divisão em necessidades "superiores" e "inferiores", mas uma análise para definir, em cada caso, se se trata de um sentido, de um fim, ou apenas de um meio para um fim. É claro que tal análise se torna desnecessária quando – como no caso dos estudantes americanos (ao contrário dos comunistas) – desde o princípio são feitas formulações críticas.

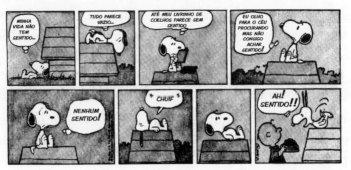

Figura 1

Também fica nítido o erro de avaliação que se comete ao negligenciar a diferenciação entre meio e fim – é só olhamos para a *Comic Strips* tirada da famosa série *Peanuts* (Figura 1): o cachorro Snoopie sofre, aparentemente – e, pelo visto, ao contrário de nossa teoria da humanidade específica da autotranscendência e da vontade de sentido – de um sentimento de falta de sentido e de vazio (em inglês: "feeling of meaninglessness" e "emptiness"). Aí Charlie Brown lhe traz a ração, e, de repente, a vida parece ter sentido de novo. Nós rimos. E por quê? Exatamente porque não nos havia ocorrido ver no alimento mais do que um meio para um fim. O que é uma condição para continuar com vida ainda está longe de ser capaz de dar também um sentido para a vida.

Vamos nos dedicar, a partir de agora, à pergunta sobre o que podemos fazer frente à frustração existencial, portanto, frente à frustração da vontade de sentido e frente à neurose noógena – visto que acabamos de falar de dar sentido. Na verdade, o sentido não pode ser dado, e muito menos é o terapeuta que pode dá-lo – dar um sentido à vida do paciente ou endereçar esse sentido ao paciente. O sentido tem de ser encontrado, e ele só pode ser encontrado pela própria pessoa. E isso é proporcionado pela própria consciência [*Gewissen*]. Nesse sentido, designamos a consciência como o "órgão do sentido"[45].

Portanto, o sentido não pode ser prescrito; mas o que poderíamos muito bem fazer é uma descrição do que se passa no ser humano sempre que ele se encontra em busca de sentido[46]. Evidencia-se que a busca de senti-

---

45. FRANKL, Viktor E. Logotherapie und Religion [Logoterapia e religião]. In: BITTER, W. (ed.). *Psychotherapie und religiöse Erfahrung* [*Psicoterapia e experiência religiosa*]. Stuttgart: Ernst Klett,1965.

46. "What is it ultimately about, human life, that is? We hear this question again and again in our psychotherapy sessions. Who can tell whom what? All we can do is study the lives of people who seem to have found their answers as against those who have not. The study of these lives seems to me to

do desemboca na percepção de uma figura [*Gestaltwahrnehmung*] – inteiramente no sentido de Max Wertheimer e Kurt Lewin, que já se referem a um "caráter de exigência" inerente a determinadas situações. Só que a figura de sentido [*Sinngestalt*] não é uma "figura" que salta aos nossos olhos diante de um "plano de fundo", mas o que se percebe na busca do sentido é – sobre o plano de fundo da realidade – uma possibilidade: a possibilidade de mudar a realidade de uma ou de outra maneira.

Agora fica manifesto que a pessoa simples e comum – portanto, não alguém exposto durante anos a doutrinações, seja como estudante em uma universidade, seja como paciente em um divã – sempre sabe que caminhos trilhar para encontrar sentido, para preencher a vida com sentido. Primeiro, pelo fato de realizar um ato ou produzir uma obra, ou seja, de forma criativa. Além disso, através de uma vivência, portanto, através do fato de vivenciarmos algo – algo ou alguém, e vivenciar alguém em toda sua unicidade e singularidade significa amar. Mas a vida se revela incondicionalmente plena de sentido e permanece plena de sentido – ela tem sentido e o conserva sob todas as condições e em todas as circunstâncias. Com efeito, em virtude de uma autocompreensão ontológica pré-reflexiva, da qual se pode destilar toda uma axiologia, o homem da rua sabe[47] que, também ou exatamente quando está confrontado com um fato imutável e precisamente ao lidar com essa situação, pode dar provas da sua condição humana, pode dar testemunho do que o ser humano é capaz. O que importa, então, é a atitude e postura com que ele absorve os ineludíveis golpes do destino da sua vida. Extrair e obter sentido dessa vida é permitido e concedido ao ser humano até o último suspiro.

---

be a basically important method for the humanistic psychologist" ["Do que se trata, em última instância, na vida humana? Ouvimos essa questão reiteradamente em nossas sessões psicoterapêuticas. Quem pode indicar algo a alguém? Tudo que podemos fazer é estudar a vida das pessoas que parecem ter encontrado suas respostas, em contraste com as que não encontraram. O estudo dessas vidas parece-me um método de importância fundamental para o psicólogo humanista"] (CHARLOTTE, B. "Basic Theoretical Concepts of Humanistic Psychology". *American Psychologist*, 26, abr./1971, p. 378).

47. Graças à autocompreensão ontológica pré-reflexiva, o homem da rua sabe, de início, que cada situação particular representa uma pergunta à qual ele tem de responder, de modo que, na realidade, ele sequer consegue perguntar pelo sentido de sua existência, pois "é a própria vida que formula perguntas para o homem: Não é ele quem pergunta; ele é, antes, indagado pela vida, precisa responder à vida – assumir sua responsabilidade pela vida" (FRANKL, V.E. *Ärztliche Seelsorge*. Viena: Franz Deuticke, 1946).

Essa logoteoria – ou seja, a teoria dos originalmente assim chamados "valores de criatividade, vivência e atitude"[48] –, desenvolvida originalmente de modo intuitivo no marco da logoterapia, foi, nesse meio-tempo, verificada e validada empiricamente. Desse modo, Brown, Casciani, Crumbaugh, Dansart, Durlak, Kratochvil, Lukas, Lunceford, Mason, Meier, Muphy, Planova, Popielski, Richmond, Roberts, Ruch, Sallee, Smith, Yarnell e Young comprovaram que a busca e a realização do sentido independem de idade e grau de formação, sexo, assim como de alguém ser ou não religioso e, se professar uma religião, independente também da confissão que professa. E o mesmo se aplica ao QI[49]. Por fim, Bernard Dansart pôde legitimar empiricamente, com auxílio de um teste desenvolvido por ele, a introdução do conceito "valores de atitude"[50].

Como essa logoteoria está sendo aplicada na prática? Nesse contexto, quero mencionar o caso de uma enfermeira que me foi apresentada por ocasião de um seminário que ministrei para o Departamento de Psiquiatria da Universidade de Stanford: Essa paciente sofria de um câncer que não podia ser operado, e ela sabia de sua enfermidade. Ela entrou chorando na sala em que estavam reunidos os psiquiatras da Stanford e, com a voz embargada, falou de sua vida, de seus filhos talentosos e bem-sucedidos e da dificuldade de se despedir de tudo isso. Para ser sincero, até esse momento eu não havia encontrado nenhum ponto de partida para introduzir ideias logoterapêuticas na discussão. Mas a partir de agora, o que aos seus olhos parecia mais negativo, ou seja, o fato de ter que deixar no mundo o que para ela era mais valioso, pode ser convertido em algo positivo e entendido e interpretado como algo pleno de sentido: eu precisava apenas lhe perguntar o que deveria dizer uma mulher que não tinha filhos. Eu estava convencido de que a vida de uma mulher sem filhos de forma alguma tinha de carecer de sentido. Mas eu conseguiria muito bem imaginar que tal mulher entre inicialmente em desespero, porque não há nada nem ninguém para "deixar no mundo" quando chegar a hora de se despedir dele. Nesse instante, os traços da paciente se iluminaram. De repente, ela tomou

---

48. FRANKL, V.E. "Zur geistigen Problematik der Psychotherapie". *Zentralblatt für Psychotherapie*, 10, 1938, p. 33.

49. FRANKL, V.E. *Der unbewusste Gott*. Munique: Kösel, 1974 [Em português: FRANKL, V.E. *A presença ignorada de Deus*. Trad. de Walter O. Schlupp e Helga H. Reinhold. 10. ed. rev. São Leopoldo/ Petrópolis: Sinodal/Vozes, 2007].

50. *Development of a Scale to Measure Attitudinal Values as Defined by Viktor Frankl*. Northern Illinois University, 1974 [Dissertação de mestrado].

consciência de que o importante não é se temos de despedir-nos, pois mais cedo ou mais tarde cada um de nós terá de fazê-lo. O que importa é que exista algo de que temos que nos despedir. Algo que possamos deixar no mundo, com que possamos realizar um sentido e a nós mesmos no dia em que se completar o nosso tempo. É difícil descrever o alívio da paciente, depois que nosso diálogo socrático deu um giro copernicano.

Gostaria agora de fazer uma comparação entre o estilo logoterapêutico de intervenção e o estilo psicanalítico, conforme apresentado no trabalho de Edith Weisskopf-Joelson (uma seguidora americana da psicanálise, que hoje professa sua adesão à logoterapia): "O efeito desmoralizador da negação de um sentido da vida, sobretudo do sentido profundo que é potencialmente inerente ao sofrimento, pode ser ilustrado com base em uma psicoterapia que um freudiano adotara no caso de uma mulher que sofria de um câncer incurável". E Weisskopf-Joelson cita K. Eissler: "Ela comparava a plenitude de sua vida anterior com a falta de sentido da fase atual; mas mesmo agora, quando não podia mais exercer sua profissão e tinha que ficar deitada durante muitas horas por dia, acreditava no sentido de sua vida na medida em que sua presença era importante para seus filhos e, dessa forma, ela mesma tinha uma tarefa a cumprir. No entanto, quando fosse internada no hospital sem perspectiva de algum dia voltar para casa, e não estivesse mais em condições de sair da cama, ela se converteria num monte de carne sem serventia e em decomposição, e sua vida perderia todo sentido. Ela estava disposta a suportar todas as dores enquanto isso ainda tivesse algum sentido; mas por que eu queria condená-la a suportar seu sofrimento quando a vida há muito não tinha mais sentido? Respondi que, na minha opinião, ela estava cometendo um grave erro, pois toda sua vida carecia de sentido e havia carecido de sentido desde sempre, ainda antes de ter ficado doente. Disse-lhe que os filósofos teriam buscado sempre em vão encontrar um sentido da vida, e que a diferença entre sua vida anterior e a atual consistia única e exclusivamente no fato de que, na fase anterior, ela acreditava num sentido da vida, ao passo que, na fase atual, não estava mais em condições de fazê-lo. Na realidade, insisti com ela, ambas as fases de sua vida careciam totalmente de sentido. Em vista dessa revelação, a paciente reagiu, atônita, alegou que não me entendera muito bem e começou a chorar"[51].

---

51. EISSLER, K. *The Psychiatrist and the Dying Patient*. Nova York, 1955, p. 190s.

Eissler não apenas deixou de ajudar a paciente a crer que o seu sofrimento pode ter um sentido, mas ainda lhe tirou a crença de que a vida inteira pudesse ter pelo menos o mais ínfimo sentido. Mas não nos perguntemos apenas como um psicanalista, mas também como um terapeuta comportamental aborda os casos de tragédia humana, como a própria morte iminente ou a morte de outra pessoa. Um dos representantes mais importantes da modificação do comportamento fundada na teoria da aprendizagem nos explica: Nesses casos, "o paciente deveria atender chamadas telefônicas, aparar a grama ou lavar a louça, e todas essas atividades deveriam ser elogiadas e premiadas pelo terapeuta"[52].

Como é que uma psicoterapia que obtém sua compreensão do ser humano a partir de experimentos com ratos consegue fazer face ao fato antropológico fundamental de que o ser humano, por um lado, possa cometer suicídio em meio a uma sociedade de abundância e, por outro lado, esteja disposto a sofrer, desde que seu sofrimento tenha sentido? Diante de mim está a carta de um jovem psicólogo que me relata como tentou animar interiormente sua mãe moribunda. "Para mim era amargo reconhecer" – escreve – "que não podia utilizar nada de tudo o que aprendi em 7 longos anos de estudo para aliviar o caráter severo e definitivo de seu destino" – nada além do que havia aprendido durante sua formação logoterapêutica subsequente "sobre o sentido do sofrimento e sobre a rica colheita guardada no aconchego do passado". E, em vista disso, ele teve de reconhecer que esses "argumentos em parte acientíficos, porém sábios, possuem o peso maior na última instância humana" (Nota 4).

Tampouco pode ser excluída a possibilidade de que uma psicoterapia que deixa de lado a problemática especificamente humana, que a projeta para fora do espaço humano para o plano sub-humano, não apenas seja impotente frente a frustração existencial, mas que contribua para sua repressão e, com isso, inclusive para o surgimento de uma neurose noógena. Pelo visto, Zev W. Wanderer, do Center for Behavior Therapy (Beverly Hills, Califórnia) não se preocupou com essas reservas quando aplicou num caso de "existential depression" a técnica da terapia comportamental da "thought-stopping"[53].

---

52. WOLPE, J. In: *American Journal of Psychotherapy*, 25, 1971, p. 362.

53. J. *Behav. Ther. & Exp. Psychiat.* 3,111,1972.

No entanto, o fato de que não só um tratamento de terapia comportamental, mas também um tratamento psicanalítico pode deixar de lado a problemática especificamente humana e que isso pode suceder não só a um paciente, mas também a um terapeuta, fica evidente no seguinte relato: "Since the summer of 1973 I have been employed as an assistant psychologist by two psychiatrists in San Diego. During my supervision sessions I often disagreed with the psychoanalytic theory that my employers sought to teach me. Yet, as their manner was very authoritarian, I was fearful of expressing my contrary opinions. I feared that I might lose my job. I therefore suppressed my own opinions to a large degree. After several months of this self-suppression, I began to feel anxiety during my supervision session. I began to accept the therapeutic aid of some of my friends. However, we succeeded only in making the anxiety problem worse; for what did we do but approach the problem in a somewhat psychoanalytic manner. We sought to uncover the early traumas in me that were causing my transference anxiety with my supervisors. We studied my early relationship to my father etc., to no avail. Thus, I increasingly found myself in a state of hyper-reflection, and my condition grew worse. My anxiety rose to such a level at my supervision sessions that I had to mention it to the psychiatrists in order to explain my behavior. They recommended that I see a psychoanalytically oriented psychotherapist for personal therapy in order to get to the hidden meaning of this anxiety. Not being able to afford such professional help, my friends and I increased our efforts to uncover the deep hidden meaning of my anxiety; and I became worse. I often had extreme anxiety attacks. My recovery began with Dr. Frankl's class *Man's Search for Meaning* on January 8th, 1974. I heard Dr. Frankl speak of the difficulties encountered when one tries to psychoanalytically unmask an authentic response. During that 4-hour class I began to see how the therapy I had undergone had increased my problem: an iatrogenic neurosis almost. I began to see that it was my own self-suppression in the supervision sessions that had caused my anxiety. My disagreement with the psychiatrists and my fear of expressing this disagreement had caused my reaction. I quickly ended the therapy and felt better upon doing so. Yet, the real change carne during my next supervision session. During this session I began to express my opinions and disagreements with the psychiatrists when I actually felt such disagreements. I felt no fear of losing my job, for my peace of mind had become far more important than my job. As I began to express myself in this session, I immediately felt my anxiety beginning to decrease. In the past two weeks, my anxiety has decrease by about 90%"[54].

Entretanto, deve ter ficado claro que somente uma psicoterapia que se atreve a ir além da psicodinâmica e da pesquisa comportamental e entrar na dimensão dos fenômenos especificamente humanos, em síntese, uma psicoterapia reumanizada, estará em condições de entender os sinais do tempo e enfrentar as adversidades do momento. Em outras palavras, deve ter ficado claro que, para poder pelo menos diagnosticar uma frustração existencial ou até uma neurose noógena, temos de ver no ser humano um ser que – em virtude de sua autotranscendência – está continuamente em busca de sentido. Porém, no que diz respeito não à diagnose, mas à terapia, e não à terapia da neurose noógena, mas à da neurose psicógena, a fim de esgotar todas as possibilidades temos de recorrer à capacidade de autodistanciamento, não menos característica do ser humano, e a encontramos, não por último, na forma de sua capacidade para o humor. Uma psicoterapia humana, humanizada, reumanizada, pressupõe que tenhamos em vista a autotranscendência e tenhamos controle sobre o autodistanciamento. Ambos, porém, são impossíveis quando vemos no ser humano um

---

54. "Desde o verão de 1973, estive empregado como psicólogo-assistente de dois psiquiatras em San Diego. Durante as minhas sessões de supervisão, frequentemente discordei da teoria psicanalítica que meus empregadores buscavam me ensinar. Porém, como seu estilo era muito autoritário, temia expressar minhas opiniões contrárias. Temia perder meu emprego. Por isso, reprimi minhas opiniões em grande medida. Depois de vários meses de autorrepressão, comecei a sentir ansiedade durante minhas sessões de supervisão. Comecei a aceitar a ajuda terapêutica de alguns de meus amigos. No entanto, só conseguimos piorar o problema da ansiedade; porque nos limitamos a abordar o problema de uma forma psicanalítica. Buscamos desvendar os traumas prévios que havia em mim e que causavam minha ansiedade de transferência para meus superiores. Estudamos minha relação prévia com meu pai etc., mas em vão. Assim, encontrei-me num crescente estado de hiper-reflexão, e minha condição ficou ainda pior. Minha ansiedade aumentou a tal nível nas sessões de supervisão que tive de mencioná-la aos psiquiatras para explicar meu comportamento. Eles me recomendaram que buscasse um psicoterapeuta de orientação psicanalítica para uma terapia pessoal com o objetivo de entender o significado oculto dessa ansiedade. Uma vez que não estava em condições de custear esse tipo de ajuda profissional, meus amigos e eu aumentamos nossos esforços para desvendar o significado oculto de minha ansiedade; e fiquei pior. Seguidamente tive ataques de ansiedade extrema. Minha recuperação teve início com a conferência do Dr. Frankl *O homem em busca de sentido*, de 8 de janeiro de 1974. Ouvi a fala do Dr. Frankl a respeito das dificuldades encontradas quando alguém tenta descobrir de forma psicanalítica uma resposta autêntica. Durante as 4 horas de conferência, comecei a entender como a terapia a que havia me submetido aumentou o problema: quase uma neurose iatrogênica. Comecei a ver que foi minha própria autorrepressão nas sessões de supervisão que causou a minha ansiedade. Minha discordância com os psiquiatras e meu temor de expressá-la havia causado minha reação. Logo encerrei a terapia e me senti melhor por haver feito isso. Assim, a mudança real veio durante minha próxima sessão de supervisão. Durante a sessão, comecei a expressar minhas opiniões e discordâncias com os psiquiatras sempre que realmente as sentia. Não temi perder meu emprego, porque minha paz de espírito se tornou muito mais importante do que meu emprego. Assim que comecei a expressar minhas opiniões nessa sessão, imediatamente senti minha ansiedade diminuir. Nas duas últimas semanas, minha ansiedade diminuiu 90%."

animal. Nenhum animal se preocupa com o sentido da vida, e nenhum animal pode rir. Com isso não se disse que o ser humano é somente ser humano e não é também animal. A dimensão do ser humano é superior em relação a do animal, e isso significa que ela inclui a dimensão inferior. A constatação dos fenômenos especificamente humanos no ser humano e o simultâneo reconhecimento de fenômenos sub-humanos nele não se contradizem de forma alguma, pois entre o humano e o sub-humano não existe exclusão alguma, mas – se é que posso expressá-lo dessa forma – uma relação de inclusão.

A técnica da intenção paradoxal

O objetivo da técnica logoterapêutica da intenção paradoxal é justamente mobilizar a capacidade de autodistanciamento no contexto do tratamento da neurose psicógena, ao passo que a outra técnica logoterapêutica, a derreflexão, se baseia no outro fato antropológico fundamental, a autotranscendência. A fim de entender esses dois métodos de tratamento, temos de partir da teoria das neuroses da logoterapia.

Nós distinguimos três padrões de reação patógenos. O primeiro pode ser descrito da seguinte forma: O paciente reage a um dado sintoma (Figura 2) com o temor de que possa reaparecer, portanto, reage com ansiedade antecipatória, e essa ansiedade antecipatória traz consigo que o sintoma realmente reapareça – um fato que somente confirma no paciente o seu temor original.

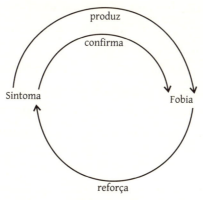

Figura 2

Aquilo cujo reaparecimento o paciente tanto teme, pode, em certas circunstâncias, ser a própria ansiedade. Os nossos pacientes falam aqui bem

39

espontaneamente de uma "ansiedade da ansiedade". O que motiva neles essa ansiedade? Normalmente temem desmaiar, sofrer um ataque cardíaco ou um acidente vascular cerebral. Mas como reagem à ansiedade da ansiedade? Fogem. Evitam sair de casa. De fato, a agorafobia é o paradigma desse primeiro padrão de reação da neurose de ansiedade.

Mas por que esse padrão de reação tem de ser "patógeno"? Numa palestra proferida a convite da American Association for the Advancement of Psychotherapy (Nova York, 26 de fevereiro de 1960) apresentei a seguinte formulação: "Phobias and obsessive-compulsive neuroses are partially due to the endeavor to avoid ther situation in wich anxiety arise"[55]. No entanto, a nossa interpretação, de que a fuga da ansiedade para evitar a situação que causa a angústia é decisiva para perpetuar o padrão de reação da neurose de angústia, tem sido reiteradamente confirmada também pelos terapeutas comportamentais. L.M. Marks[56] afirma o seguinte: "The phobia is maintained by the anxiety reducing mechanism of avoidance"[57]. Não podemos ignorar que a logoterapia tenha antecipado muitas das coisas que, mais tarde, a terapia comportamental assentou sobre um sólido fundamento experimental. Já em 1947, defendemos a seguinte opinião: "É conhecido que a neurose pode ser concebida, em determinado sentido e com certa razão, também como um mecanismo de reflexo condicionado. Todos os métodos psicoterapêuticos de orientação precipuamente analítica se ocupam de forma preponderante em elucidar no nível da consciência as condições primárias do reflexo condicionado, ou seja, a situação exterior e interior da primeira manifestação de um sintoma neurótico. Nós, porém, somos da opinião de que a neurose propriamente dita – a neurose manifesta, já fixada – não é causada somente pela sua condição primária, mas pela sua facilitação (secundária). O que se facilita, porém, é o reflexo condicionado, como tentamos conceber agora o sintoma neurótico, através do círculo vicioso da ansiedade antecipatória. Quando queremos, por assim dizer, "tirar dos trilhos" um reflexo já assentado, temos que eliminar sempre a ansiedade

---

55. "As fobias e neuroses obsessivo-compulsivas se devem em parte ao esforço de evitar a situação em que surge a ansiedade" (FRANKL, V.E. "Paradoxial Intention: A Logotherapeutic Technique" [Intenção paradoxal: uma técnica logoterapêutica]. *American Journal of Psychotherapy*, 14, 1960, p. 520).

56. "The Origins of Phobic States". *American Journal of Psychotherapy* 24, 1970, p. 652.

57. "A fobia é mantida pelo mecanismo de evitação para reduzir a ansiedade."

antecipatória, e fazê-lo da forma indicada, aquela cujo princípio nós assinalamos como a intenção paradoxal"[58].

O segundo padrão de reação patógena não se observa nos casos de neurose de angústia, mas de neurose compulsiva. O paciente está sob a pressão (Figura 3) das ideias compulsivas que o atacam e ele reage a elas tentando reprimi-las. Ele busca, portanto, exercer uma pressão contrária. Essa pressão contrária, no entanto, só aumenta a pressão original. Novamente fecha-se o círculo, e mais uma vez o paciente se encerra nesse círculo vicioso. O que caracteriza a neurose compulsiva, porém, não é uma fuga, como no caso da neurose de angústia, mas a luta, o enfrentamento com as ideias compulsivas. Mais uma vez, deveríamos nos perguntar o que o move e o que enseja essa atitude. Constata-se que o paciente teme que as ideias compulsivas poderiam ser mais do que uma neurose, indicando uma psicose, ou ele teme colocar em prática as ideias compulsivas de conteúdo criminoso ao fazer alguma coisa a alguém – ou a si mesmo. De uma forma ou de outra, o paciente que sofre de uma neurose compulsiva não tem medo do próprio medo, mas medo de si mesmo.

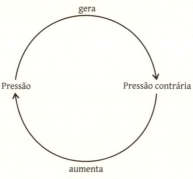

Figura 3

A tarefa da intenção paradoxal é romper, arrebentar, desarticular os dois mecanismos circulares. E isso sucede tirando a força dos temores do paciente, ou seja, como expressou um paciente em certa ocasião, "pegando o touro pelos chifres". No entanto, nisso temos de levar em conta que o neurótico de angústia teme algo que poderia lhe suceder, ao passo que o neurótico obsessivo teme algo que ele poderia fazer. Ambos os aspectos são considerados quando definimos a intenção paradoxal da seguinte for-

---
58. FRANKL, V.E. *Die Psychotherapie in der Praxis* [A psicoterapia na prática]. Viena: Franz Deuticke, 1947.

ma: O paciente é indicado a desejar (neurose de angústia) ou a se propor (neurose compulsiva) exatamente aquilo que sempre tanto temia.

Como vemos, na intenção paradoxal trata-se de uma inversão daquela intenção que caracteriza os dois padrões de reação patógenos, a saber, a de evitar a ansiedade fugindo dela, e a de evitar a obsessão lutando contra ela. Mas é exatamente isto que hoje também os terapeutas comportamentais consideram decisivo: I.M. Marks, por exemplo, apresenta, em conexão com sua hipótese de que a fobia é mantida pelos mecanismos de evitação que reduzem a ansiedade, a seguinte recomendação terapêutica: "The phobia can then be properly overcame only when the patient faces the phobic situation again"[59]. E para isso se oferece exatamente a intenção paradoxal. Num estudo elaborado em conjunto com S. Rachman e R. Hodgson, Marks realça que o paciente precisa ser convencido e incentivado a se envolver com aquilo que mais o inquieta[60]. Igualmente em um trabalho redigido em colaboração com J.P. Watson e R. Gaind, ele recomenda de forma terapêutica que o paciente se aproxime o mais perto e rápido possível dos objetos de seus temores, e que não se esquive mais deles[61].

O fato de que a logoterapia, na forma da intenção paradoxal descrita já em 1939, havia aplicado há muito tempo essas recomendações terapêuticas, é reconhecido hoje também por terapeutas comportamentais de destaque: "Ainda que a intenção paradoxal parta de um enfoque totalmente distinto do da teoria da aprendizagem", escrevem H. Dilling, H. Rosefeldt, G. Kockott e H. Heyse, do Instituto de Psiquiatria Max Plank, seu "efeito poderia ser explicado a partir de princípios simples da psicologia da aprendizagem". Depois de admitir que, com a intenção paradoxal, "foram alcançados resultados positivos e em parte bastante rápidos", os autores interpretam esses êxitos na perspectiva da psicologia da aprendizagem ao "aceitar uma dissolução do nexo condicionado entre o estímulo desencadeador e a ansiedade. Para estabelecer novas e mais adequadas formas de reação diante de determinadas situações, é preciso abandonar o comporta-

---

59. "A fobia somente pode ser superada adequadamente se o paciente enfrenta novamente a situação fóbica" (op. cit.).

60. "The Treatment of Chronic Obsessive-Compulsive Neurosis". *Behav. Res. Ther.*, 9, 1971, p. 237.

61. "Prolonged Exposure". *Brit. Med. J.*, 1, 1971, p. 13.

mento de evitação com seu efeito de constante reforço, e a pessoa tem de adquirir novas experiências com os estímulos que desencadeiam a ansiedade"[62]. Esse trabalho é propiciado pela intenção paradoxal. De igual modo, Arnold A. Lazarus confirma seus êxitos e os esclarece do ponto de vista da terapia comportamental da seguinte forma: "When people encourage their anticipatory anxieties to erupt, they nearly always find the opposite reaction coming to the fore – their worst fears subside and when the method is used several times, their dreads eventually disappear"[63].

A intenção paradoxal foi praticada por mim já em 1929[64], mas descrita somente em 1939[65] e publicada sob esse nome apenas em 1947[66]. A semelhança com métodos de tratamento da terapia comportamental que surgiram mais tarde no mercado, como *anxiety provoking* [provocação da ansiedade], *exposure in vivo* [exposição ao vivo], *flooding* [inundação], *implosive therapy* [terapia implosiva], *induced anxiety* [ansiedade induzida], *modeling* [modelação], *modification of expectations* [modificação das expectativas], *negative practice* [prática negativa], *satiation* [saciedade] e *prolonged exposure* [exposição prolongada], é inegável e tampouco passou despercebida para alguns terapeutas comportamentais. De acordo com Dilling, Rosefeldt, Kockott e Heyse, "embora não tenha sido concebido originalmente na perspectiva da psicologia da aprendizagem, o método da intenção paradoxal segundo V.E. Frankl se baseia possivelmente num mecanismo de ação semelhante às formas de tratamento chamadas *flooding* [inundação] e *implosive therapy* [terapia implosiva]. E, no que diz respeito à última forma de tratamento, I.M. Marks salienta inclusive "certain similarities to the parado-

---

62. "Verhaltenstherapie bei Phobien, Zwangsneurosen, sexuellen Störungen und Süchten" ["A terapia comportamental no caso de fobias, neuroses compulsivas, distúrbios sexuais e vícios"]. *Fortschr. Neurol. Psychiat.*, 39, 1971, p. 293.

63. "Quando as pessoas incentivam o surgimento de suas ansiedades antecipatórias, quase sempre a reação oposta passa para o primeiro plano – seus piores medos diminuem e, quando o método é utilizado diversas vezes, seus pavores finalmente desaparecem" (*Behavior Therapy and Beyond*. Nova York: McGraw-Hill, 1971).

64. PONGRATZ, L.J. *Psychotherapie in Selbstdarstellungen*. Berna: Hans Huber, 1973.

65. FRANKL, V.E. "Zur medikamentösen Unterstützung der Psychotherapie bei Neurosen". *Schweizer Archiv für Neurologie und Psychiatrie*, 43, 1939, p. 26.

66. FRANKL, V.E. *Die Psychotherapie in der Praxis*. Viena: Franz Deuticke, 1947.

xical intention technique"[67], bem como o fato de que a técnica da intenção paradoxal "closely resembled that now termed modeling"[68] (Nota 5).

Se alguém tem o direito de reivindicar uma prioridade em relação à intenção paradoxal, trata-se, na minha opinião, dos seguintes autores: Rudolf Dreikurs, a quem devo a indicação de um "truque" análogo, descrito por ele já em 1932[69] e ainda antes por Erwin Wexberg, que cunhou *ad hoc* a expressão "antissugestão". Em 1965, tomei conhecimento que H. Hattingberg também menciona para uma experiência análoga: "Quem consegue desejar conscientemente o surgimento de um sintoma nervoso, contra o qual até agora se defendeu ansiosamente, pode eliminar, através dessa atitude volitiva, a ansiedade e, por fim, inclusive o sintoma. Portanto, é possível expulsar o diabo por meio do belzebu. Claro que semelhante experiência é acessível na prática somente para poucos. No entanto, dificilmente existe uma experiência que seja mais instrutiva para o psiquicamente inibido"[70].

Tampouco se supõe que a intenção paradoxal, caso realmente deva ser eficaz, não tenha tido seus antecessores e precursores. O mérito que pode ser atribuído à logoterapia é somente que, a partir de um princípio, ela desenvolveu um método e o integrou em um sistema.

Tanto mais notável é o fato de que a primeira tentativa de comprovar experimentalmente a eficácia da intenção paradoxal foi levada a cabo por terapeutas comportamentais. Foram os professores L. Solyom, J. Garza-Perez, B.L. Ledwidge e C. Solyom, da Clínica Psiquiátrica da Universidade McGill, que em casos de neuroses obsessivas crônicas escolhiam dois sintomas de igual intensidade e, então, tratavam um deles, o sintoma de finalidade, recorrendo à intenção paradoxal, ao passo que o outro, sintoma de "controle", permanecia sem tratamento. E, de fato, o resultado foi que desapareceram única e exclusivamente os sintomas que foram tratados, e

---

67. "Certas semelhanças com a técnica da intenção paradoxal" (*Fears and Phobias*. Nova York: Academic Press, 1969).

68. "Guarda estreita semelhança com o que agora se denomina modelação" (Treatment of Obsessive-Compulsive Disorders. In: STRUPP, H.H. et al. (ed.). *Psychotherapy and Behavior Change*. Chicago: Aldine Publishing Company, 1974).

69. *Das nervöse Symptom* [O sintoma nervoso]. Viena/Leipzig: Verlag Moritz Perles.

70. Über die Liebe [Sobre o amor]. Munique/Berlim, 1940.

desapareceram em poucas semanas. Além disso, em nenhum caso apareceram sintomas substitutivos[71] (Nota 6).

Entre os terapeutas comportamentais, foi novamente Lazarus que percebeu "an integral element in Frankl's paradoxical intention procedure": "the deliberate evocation of humor. A patient who fears that he may perspire is enjoined to show his audience what perspiration is really like, to perspire in gushes of drenching torrents of sweat which will moisturize everything within touching distance"[72] (op. cit.) E, como já observamos ao tratar da mobilização da capacidade de autodistanciamento – de fato, o humor, com o qual o paciente tem de formular em cada situação a intenção paradoxal, faz parte da essência dessa técnica; o humor faz com que ela se diferencie também dos métodos de tratamento da terapia comportamental mencionados.

Foi igualmente um terapeuta comportamental que recentemente comprovou que estávamos certos em apontar de forma constante e repetida o significado do humor para o sucesso da intenção paradoxal. Trata-se de Iver Hand, do Hospital Mausdley de Londres, que observou que pacientes que sofriam de transtornos de agorafobia, que – reunidos em grupos – haviam sido confrontados com situações que até o momento evitavam, pois lhes causavam ansiedade, de maneira completamente espontânea incitavam a si mesmos e uns aos outros a superar com humor sua ansiedade: "They used humor spontaneously as one of their main coping mechanisms"[73]. (Palestra no Simpósio de Logoterapia de Montreal, organizado pela American Psychological Association no seu encontro anual de 1973.) Em síntese, os pacientes "inventaram" a intenção paradoxal – e assim também foi interpretado seu "mecanismo" de reação pela equipe de pesquisadores de Londres!

Agora, porém, queremos nos ocupar com a intenção paradoxal e em como ela, *lege artis*, é posta em prática segundo as regras da logoterapia. E isso será explicado lançando mão da casuística. Nesse contexto permi-

---

71. "Paradoxical Intention in the Treatment of Obsessive Thoughts: A Pilot Study". *Comprehensive Psychiatry*, 13, 1972, p. 291.

72. "Um elemento integral no procedimento da intenção paradoxal de Frankl: a evocação deliberada do humor. Um paciente que teme que possa transpirar é instado a mostrar ao seu público o que realmente é transpirar, a deixar o suor jorrar em torrentes abundantes que umedecerão tudo que estiver ao seu alcance."

73. "Eles utilizavam humor espontaneamente como um dos seus principais mecanismos de superação."

to-me remeter, em primeiro lugar, para os casos tratados em meus livros *Theorie und Therapie der Neurosen*[74], *Der Wille zum Sinn*[75] e Ärztliche Seelsorge[76]. A seguir, porém, nos concentramos em material ainda não publicado.

Spencer Adolph M., de San Diego, Califórnia, nos escreve: "Dois dias depois de ter lido o seu livro *Man's Search for Meaning*, encontrava-me numa situação que me ofereceu a oportunidade de pôr a logoterapia à prova. Na universidade, participei de um seminário sobre Martin Buber, e, durante o primeiro encontro, não usei meias-palavras, pois acreditava ter de afirmar exatamente o contrário do que os outros haviam dito. Em certa ocasião, comecei a suar intensamente. E, logo que percebia, começava a lidar com a ansiedade de que os outros poderiam perceber a situação, de modo que aí mesmo começava a suar para valer. De repente, ocorreu-me o caso de um médico que o havia consultado por causa de seu medo de transpirar, e imaginei que a minha situação era semelhante. Mas não dava muita importância para a psicoterapia, e menos ainda para a logoterapia. Porém, tanto mais a minha situação pareceu-me uma oportunidade única de experimentar a intenção paradoxal. O que foi mesmo que você aconselhou ao seu colega? Que ele, para variar, desejasse e pretendesse mostrar para as pessoas o quanto ele consegue suar: 'Até agora suei apenas um litro, mas agora quero suar 10 litros', consta em seu livro. E enquanto continuava a falar no seminário, disse para mim mesmo: Mostra aos teus colegas, Spencer, como sabes suar! Mas sua para valer – isso ainda não é nada – tens que suar muito mais! E não se passaram mais do que alguns segundos e pude observar como minha pele estava seca. Tive de rir interiormente. Não esperava que a intenção paradoxal tivesse efeito, e, muito menos, imediato. Diabos, disse para mim mesmo, alguma coisa tem que haver nessa intenção paradoxal – ela funcionou, ainda que eu fosse tão cético em relação à logoterapia".

Um relato de Mohammed Sadiq contém o seguinte caso: "Sra. N., uma paciente de 48 anos, sofria de tremores a ponto de ser incapaz de segurar uma xícara de café ou um copo de água sem derramar algo. Tampouco conseguia escrever ou segurar um livro suficientemente quie-

---

74. Em português: FRANKL, V.E. *Teoria e terapia das neuroses*. São Paulo: É Realizações, 2016.

75. Em português: FRANKL, V.E. *A vontade de sentido*: fundamentos e aplicações da logoterapia. São Paulo: Paulus, 2011.

76. Em português: FRANKL, V.E. *Psicoterapia e sentido da vida*: fundamentos da logoterapia e análise existencial. Trad. de Alípio Maia de Castro. 6. ed. São Paulo: Quadrante, 2016.

to para poder lê-lo. Uma manhã sucedeu que estávamos sentados frente a frente e ela novamente começou a tremer. Então decidi testar a intenção paradoxal, e a apliquei realmente com humor. Comecei assim: 'Sra. N., que tal fazermos uma competição de tremores?' – Ela: 'O que você quer dizer com isso?' – Eu: 'Vamos ver quem consegue tremer mais rápido e por mais tempo'. – Ela: 'Eu não sabia que você também sofre de tremores'. – Eu: 'Não, não, de forma alguma; mas quando quero, consigo tremer'. (E comecei a tremer – e como!) – Ela: 'Sim, você consegue realmente tremer mais rápido do que eu'. (E, sorrindo, ela começou a acelerar seus tremores.) – Eu: 'Mais rápido, vamos, Sra. N., precisa tremer muito mais rápido'. – Ela: 'Mas eu não consigo – pare, não posso continuar'. – Ela realmente havia se cansado. Levantou-se, foi à cozinha e voltou – com uma xícara de café. E bebeu tudo sem derramar uma gota sequer. Desde então, sempre que a encontrava tremendo, bastava dizer-lhe: 'E então, Sra. N., que tal uma competição de tremores?' Ao que ela respondia: 'Está bem, está bem'. E isso sempre ajudava".

George Pynummootil (Estados Unidos) relata o seguinte: "Um jovem me procurou para uma consulta por causa de um grave tique de piscar, que sempre surgia quando ele tinha de conversar com alguém. Como as pessoas costumavam perguntar-lhe o que se passava, ele ficava cada vez mais nervoso. Eu o mandei para um psicanalista. No entanto, depois de toda uma série de sessões, ele retornou para me informar que o psicanalista não havia conseguido encontrar a causa e muito menos ajudá-lo. Em vista disso, recomendei-lhe que, da próxima vez que precisasse conversar com alguém, piscasse o mais que pudesse para mostrar ao seu interlocutor o quanto era bom em fazê-lo. Ele achou, porém, que eu teria ficado louco ao lhe fazer tais recomendações, pois algo desse tipo só iria piorar sua condição. E ele foi embora. Durante algumas semanas, ele não apareceu de novo. No entanto, um dia ele retornou para me contar, cheio de entusiasmo, o que havia acontecido nesse meio-tempo: Como ele não tinha levado minha proposta a sério, tampouco pensou em colocá-la em prática. Porém, o piscar piorava e, numa noite, ao recordar o que lhe havia dito, ele disse a si mesmo: Já tentei de tudo o que existe, e de nada adiantou. O que pode te suceder – tente uma vez o que ele te recomendou. E no dia seguinte, quando encontrou a primeira pessoa, propôs-se a piscar o máximo possível – e, para sua enorme surpresa, foi simplesmente incapaz de piscar o mínimo sequer. A partir desse momento, o tique de piscar nunca mais voltou a aparecer".

Um assistente universitário nos escreve: "Eu tinha de me apresentar em certo lugar depois de me candidatar a um cargo que muito me interessava, pois possibilitava que eu buscasse minha mulher e meus filhos para viver comigo na Califórnia. Porém, eu estava muito nervoso e me esforcei imensamente para deixar uma boa impressão. Sempre quando fico nervoso, os músculos das minhas pernas começam a se contrair com tanta intensidade que os presentes devem percebê-lo. E assim sucedeu também dessa vez. No entanto, dessa vez eu disse: Agora vou forçar esses malditos músculos a se contraírem de tal forma que não consiga mais ficar sentado, mas tenha de me levantar de um salto e dançar por toda a sala por tanto tempo que as pessoas acreditem que fiquei louco. Esses malditos músculos se contrairão hoje como nunca aconteceu antes – hoje haverá um recorde de contrações. Pois bem, durante a entrevista, os músculos não se contraíram nem uma única vez; eu obtive o cargo e minha família estará em breve aqui na Califórnia".

Dois exemplos de Arthur Jores[77] se encaixam bem nesse contexto: Uma assistente social do hospital procurou Jores "queixando-se de que, sempre que precisava ir à sala do médico para falar algo com ele, ficava ruborizada. Praticamos juntos a intenção paradoxal e, alguns dias mais tarde, recebi uma carta com a feliz notícia de que funcionava muito bem". Em outra ocasião, Jores foi procurado por um estudante de medicina "para quem era extremamente importante alcançar um bom resultado no exame intermediário do Curso de Medicina para obter uma bolsa de estudo. Ele se queixava do medo do exame. Também com ele se praticou a intenção paradoxal e durante o exame se manteve completamente calmo, sendo aprovado com uma boa nota" (p. 52).

A Larry Ramirez devemos a seguinte contribuição casuística: "The technique which has helped me most often and worked most effectively in my counseling sessions is that of paradoxical intention. One such example I have illustrated below. Linda T., an attractive nineteen years old college student, had indicated on her appointment card that she was having some problems at home with her parents. As we sat down, it was quite evident to me that she was very tense. She stuttered. My natural reaction would have

---

77. *Der Kranke mit psychovegetativen Störungen* [O doente com distúrbios psicovegetativos]. Göttingen: Vandenhoeck.

been to say, 'relax, it's alright', or 'just take it easy', but from past experience I knew that asking her to relax would only serve to increase her tension. Instead, I responded with just the opposite, 'Linda, I want you to be as tense as you possibly can. Act as nervously as you can'. 'O.K.', she said, 'being nervous is easy for me'. She started by clenching her fists together and shaking her hands as though they were trembling. 'That's good', I said, 'but try to be more nervous'. The humor of the situation became obvious to her and she said, 'I really was nervous, but I can't be any longer. It's odd, but the more I try to be tense, the less I'm able to be'. In recalling this case, it is evident to me that it was the humor that came from using paradoxical intention which helped Linda realize that she was a human being first and foremost, and a client second, and that I, too, was first a person, and her counselor second. Humor best illustrated our humanness"[78].

Na Royal Society of Medicine, J.F. Briggs profere uma palestra da qual extraímos o seguinte texto: "I was asked to see a young man from Liverpool, a stutterer. He wanted to take up teaching but stuttering and teaching do not go together. His greatest fear and worry was his embarrassment by the stuttering so that he went through mental agonies every time he had to say anything. I remembered a short time before having read an article by Viktor Frankl, who wrote about a reaction of paradox. I then gave the following suggestions – 'You are going out into the world this weekend and you are going to show people what a jolly good stutterer you are'. He carne up the following week and was obviously elated because his speech was so much better. He said, 'What do you think happened!' I went into a pub with some friends and one of them said to me 'I thought you used to be a stutte-

---

78. "A técnica que me ajudou com mais frequência e atuou de maneira mais efetiva nas minhas sessões de aconselhamento foi a da intenção paradoxal. Abaixo apresento um exemplo ilustrativo. Linda T., uma atraente estudante universitária de dezenove anos, havia indicado em seu cartão de compromisso que estava enfrentando alguns problemas em casa com seus pais. Quando nos reunimos, era evidente para mim que ela estava muito tensa. Ela gaguejava. Minha reação natural teria sido dizer 'relaxe, está tudo bem', ou 'não se preocupe', mas por experiência própria sabia que lhe pedir que relaxasse somente serviria para aumentar sua tensão. Em vez disso, respondi-lhe justamente o contrário, 'Linda, quero que fique o mais tensa que possa. Aja da forma mais nervosa que possa'. 'De acordo', ela disse, 'ficar nervosa é fácil para mim'. Ela começou a apertar os punhos e a sacudir as mãos como se estivesse tremendo. 'Bom', disse-lhe, 'mas tente ficar mais nervosa'. O humor da situação ficou óbvio e ela disse: 'Eu realmente estava nervosa, mas não consigo continuar. É estranho, mas quanto mais tento ficar tensa, menos sou capaz de ficar'. Ao recordar esse caso, é evidente que foi o humor decorrente do uso da intenção paradoxal que ajudou Linda a realizar que ela era um ser humano antes de tudo e acima de todas as coisas, e somente em segundo lugar uma cliente, e que eu, também, era primeiro uma pessoa e somente em segundo lugar um conselheiro. O humor foi o que melhor ilustrou nossa condição humana."

rer' and I said, 'I did – so what'! It was an instance where I took the bull by the horns and it was successful"[79].

Outro caso de gagueira tem a ver com um estudante na Duquesne University, que nos escreveu o seguinte: "Durante 17 anos, sofri de uma severa gagueira. Havia épocas em que eu era completamente incapaz de falar. Estive em tratamento reiteradas vezes, mas sem êxito. Certo dia um professor me incumbiu a tarefa de comentar seu livro *Man's Search for Meaning* em um seminário. Foi quando li o livro e me deparei com a intenção paradoxal. Em vista disso, decidi testá-la também no meu próprio caso e já na primeira vez teve um efeito fabuloso. Não havia qualquer rastro de gagueira. Então decidi me colocar naquelas situações em que sempre havia gaguejado, mas de novo a gagueira deixava de se apresentar assim que aplicava a intenção paradoxal. Algumas vezes, porém, não a utilizei e imediatamente a gagueira voltava. Vejo nisso uma prova de que realmente foi a intenção paradoxal que me libertou da gagueira".

Devo a Uriem Meshoulam, um logoteraupeuta da Universidade de Harvard, o seguinte relato com aspectos picantes: Um de seus pacientes foi convocado pelas forças armadas australianas e estava convencido de que seria dispensado em virtude de sua grave gagueira. Durante o exame médico, ele tentou por três vezes demonstrar ao médico a gravidade de sua gagueira, mas foi totalmente incapaz de gaguejar. Por fim, ele foi liberado, mas devido à pressão alta. "The Australian army probably doesn't believe him until today" – assim conclui o relato – "that he is a stutterer"[80].

O uso da intenção paradoxal em casos de gagueira tem sido bastante discutido na literatura. Manfred Eisenmann dedicou ao tema sua dissertação na Universidade de Freiburg im Breisgau (1960). J. Lehembre, ao publicar sua experiência com crianças, destaca que apenas uma única vez surgiram sintomas de substituição[81], o que coincide com as observações

---

79. "Solicitaram que visse um jovem de Liverpool, que era gago. Queria se dedicar ao ensino, mas gagueira e ensino não são compatíveis. Seu maior temor e preocupação era seu constrangimento com a gagueira, de modo que passava por uma agonia mental cada vez que tinha de dizer algo. Lembrei de ter lido há pouco tempo um artigo de Viktor Frankl, que escreveu sobre uma reação paradoxal. Então, sugeri o seguinte: 'Neste final de semana, você sairá para o mundo e mostrará para as pessoas que maravilhoso gago você é'. Ele retornou na semana seguinte e estava obviamente eufórico porque sua fala estava bem melhor. Ele disse 'Sucedeu o que você imaginou! Fui a um bar com alguns amigos e um deles disse-me 'Pensei que você fosse gago' e eu disse 'Sim, e daí?' Foi o instante em que peguei o touro pelos chifres e foi um sucesso."

80. "É provável que o Exército australiano não acredita até hoje que ele seja gago."

81. "L'intention paradoxale, procédé de psychothérapie". *Acta Neurol. Belg.*, 64, 1964, p. 725.

de L. Solyom, Garza-Perez, Ledwidge e C. Solyom, que – após o uso da intenção paradoxal – não constataram sintomas de substituição em nenhum caso (op. cit.) (Nota 7).

Jores (op. cit.) "tratou certa vez uma paciente que vivia com a ideia fixa de precisar dormir sempre o suficiente. Estava casada com um homem com compromissos sociais importantes, sendo, assim, inevitável que seguidamente dormia bem tarde. Ela contou que sempre passava mal nesses momentos. Às vezes, era acometida já de noite, por volta da 1 hora, ou no mais tardar na manhã seguinte, de uma crise de enxaqueca. A superação dessas crises, associadas ao fato de dormir tarde, foi possível por meio da intenção paradoxal. Recomendou-se à paciente dizer a si mesma: 'Pois bem, agora terás uma verdadeira e bela crise de enxaqueca'". A partir de então, segundo relata Jores, as crises desapareceram.

Esse caso nos leva à aplicação da intenção paradoxal a casos de perturbações do sono. Sadiq, que já citamos, tratou certa vez uma paciente de 54 anos que se tornara dependente de soníferos e, então, fora internada num hospital: "Às 22h ela saiu de seu quarto e pediu um sonífero. – Ela: 'Podes me dar meus comprimidos?' – Eu: 'Sinto muito – eles acabaram hoje e a enfermeira esqueceu de encomendar novos a tempo'. – Ela: 'E agora, como vou conseguir dormir?' – Eu: 'Hoje terá de dormir sem soníferos'. Duas horas mais tarde ela apareceu de novo. –Ela: 'Simplesmente não funciona'. – Eu: 'Que tal se você voltar a se deitar e, para variar, tentar não dormir, mas – ao contrário – ficar acordada a noite toda?' – Ela: 'Sempre achei que eu fosse louca, mas me parece que você também é'. – Eu: 'Sabe de uma coisa, às vezes gosto de ser louco, ou você não consegue entender isso?' – Ela: – 'Você falou sério?' – Eu: 'O quê?' – Ela: 'Que devo tentar não dormir'. – Eu: 'Claro que falei sério. Tente uma vez! Queremos ver se você consegue passar a noite inteira acordada. Que tal?' – Ela? 'O.K.' E quando a enfermeira entrou no quarto na manhã seguinte para lhe levar o café, a paciente ainda não estava acordada".

A propósito, há uma anedota, extraída do conhecido livro de Jay Haley *Strategies of Psychotherapy*[82], que merece ser citada nesse contexto: Durante uma palestra do famoso hipnotizador e terapeuta Milton H. Erickson, um jovem se levantou e lhe disse: "Talvez você consiga hipnotizar a outras pessoas, a mim certamente não". Em seguida, Erickson convidou o jovem a

---

82. Nova York: Grune & Stratton, 1963.

subir ao palco e tomar lugar, e então lhe disse: "Você está muito acordado – você continuará acordado – ficará cada vez mais acordado, mais acordado, mais acordado..." E, de imediato, a "pessoa de experimentação" caiu em um profundo transe.

R.W. Medlicott, psiquiatra da Universidade da Nova Zelândia, foi o primeiro a aplicar a intenção paradoxal não só ao ato de dormir, mas também ao de sonhar. Ele já havia tido muito sucesso com ela, inclusive – como ele destaca – no caso de uma paciente que exercia a profissão de psicanalista. Aí havia, porém, uma paciente que sofria regularmente de pesadelos, ou seja, sonhava que era perseguida e, por fim, esfaqueada. Então ela gritava, acordando também seu marido. Medlicott a encarregou de fazer tudo para sonhar até o final esses sonhos terríveis, até o desfecho do esfaqueamento. E o que aconteceu? Os pesadelos deixaram de ocorrer, mas o sono do marido continuava perturbado: a paciente não gritava mais enquanto dormia, mas passou a rir tão alto que o marido também agora não conseguia dormir tranquilamente[83].

Algo semelhante nos relata uma leitora dos Estados Unidos: "Na quinta-feira de manhã acordei deprimida e pensei que já não tinha mais cura. No decorrer da manhã comecei a chorar e simplesmente caí em desespero. Nesse momento, lembrei-me da intenção paradoxal e disse para mim mesma: Vejamos quão deprimida posso ficar. Vou chorar tanto que todo o apartamento será inundado pelas lágrimas. E imaginei minha irmã chegando em casa e se queixando: Diabos! Era necessária essa inundação de lágrimas? Ri tanto disso que fiquei com medo. E não me restou outra coisa que dizer para mim mesma: O riso se tornará tão ruidoso que os vizinhos acudirão para ver quem está rindo tão alto. Enquanto isso deixei de ficar deprimida e convidei minha irmã para sair comigo; como disse, era quinta-feira, e hoje é sábado, e continuo me sentido magnificamente bem. Creio que, há dois dias, a intenção paradoxal funcionou como uma tentativa de chorar e ao mesmo tempo de olhar-me no espelho – sabe Deus por que, mas simplesmente é impossível continuar a chorar". E, pelo visto, ela não está inteiramente equivocada. Ambos – a intenção paradoxal e o ato de olhar-se no espelho – são um veículo da capacidade humana de autodistanciamento.

Reiteradamente observa-se que a intenção paradoxal funciona também em casos graves e crônicos, de longa duração, e o mesmo ocorre quando

---

83. "The Management of Anxiety". *New Zealand Medical Journal*, 70, 1969, p. 155.

o tratamento é de curta duração. Assim, foram descritos casos de neurose compulsiva que persistiram durante 60 anos até que, com a intenção paradoxal, se propiciou uma melhora decisiva[84]. Os êxitos terapêuticos que podem ser alcançados com essa técnica são impressionantes e notáveis, pelo menos quando confrontados com o pessimismo generalizado com o qual o psiquiatra de hoje enfrenta neuroses obsessivas graves e crônicas. Assim, L. Solyom, Garza-Perez, Ledwidge e C. Solyom (op. cit.) apontam para o resultado de 12 investigações contínuas, realizadas em sete países diferentes, segundo as quais em 50% dos casos ficou demonstrado que é impossível influenciar terapeuticamente a neurose compulsiva. Os autores consideram o prognóstico da neurose compulsiva pior do que o de qualquer outra forma de neurose e, na sua opinião, a terapia comportamental não produziu mudança alguma, pois somente 46% dos casos publicados pelos terapeutas comportamentais obtiveram melhora. Mas também D. Henkel, C. Schmook e R. Bastine[85], invocando psicanalistas experientes, afirmam "que neuroses obsessivas especialmente graves se mostram intratáveis apesar de esforços terapêuticos intensivos", ao passo que a intenção paradoxal, ao contrário da psicanálise, "permite reconhecer claramente possibilidades de influir, num prazo consideravelmente mais curto, nos transtornos neuróticos obsessivos".

Friedrich M. Benedikt demonstrou em sua dissertação *Zur Therapie angst- und zwangs-neurotischer Symptome mit Hilfe der paradoxen Intention und Dereflexion nach V.E. Frankl* [Sobre a terapia de sintomas neuróticos de ansiedade e compulsão com auxílio da intenção paradoxal e da derreflexão segundo V.E. Frankl"][86] que a aplicação da intenção paradoxal em casos graves e crônicos requer um enorme engajamento pessoal. Nesse contexto, porém, queremos reiterar que "o efeito terapêutico da intenção paradoxal depende de que o médico tenha também a coragem de demonstrar ao paciente sua utilização"[87], o que já foi demonstrado com base em um caso concreto. Com efeito, a terapia comportamental reconhece a im-

---

84. KOCOUREK, K.; NIEBAUER, E. & POLAK, P.P. In: *Ergebnisse der klinischen Anwendung der Logotherapie, Handbuch der Neurosenlehre und Psychotherapie*. Ed. por Viktor E. Frankl, Victor E.von Gebsattel e J.H. Schultz. Munique/Berlim: Urban & Schwarzenberg, 1959.

85. *Praxis der Psychotherapie*, 17, 1972, p. 236.

86. Munique, 1968.

87. FRANKL, V.E. *Die Psychotherapie in der Praxis*. Viena: Franz Deuticke, 1961.

portância desse procedimento, chegando até a criar uma expressão específica, ao falar do *modeling* [modelação].

A seguinte casuística quer comprovar que também em casos de longa duração a intenção paradoxal pode ajudar, inclusive abreviando o período de tratamento. Ralph G. Victor e Carolyn M. Krug[88], do Departamento de Psiquiatria da Universidade de Washington, empregaram essa técnica no caso de um homem que era um jogador declarado desde os 14 anos de idade. Eles o orientaram a jogar durante três horas por dia, apesar de que, depois de três semanas, perdeu tanto que o dinheiro acabou. E o que fizeram os terapeutas? Recomendaram-lhe friamente que vendesse seu relógio. De qualquer forma: foi a primeira vez depois de mais de 20 anos ("after 20 years and five psychiatrists", como consta literalmente na publicação), que o paciente conseguiu livrar-se da sua paixão pelo jogo.

No livro *Clinical Behavior Therapy*[89], editado por Arnold A. Lazarus, Max Jacobs apresenta o seguinte caso: Há pelo menos 15 anos, a Sra. K. sofria de uma grave claustrofobia, quando o procurou na África do Sul, uma semana antes de voltar para a Inglaterra, a sua terra natal. Ela era cantora de ópera e tinha de viajar muito pelo mundo para cumprir com seus compromissos contratuais. Com isso, a claustrofobia se concentrava justamente em aviões, elevadores, trens, restaurantes e... teatros. "Frankl's technique of paradoxical intention was then brought in"[90], consta a seguir, e, de fato, Jacobs orienta a paciente a procurar as situações que desencadearam sua fobia e a desejar o que sempre tanto havia temido, ou seja, asfixiar-se. Quero morrer asfixiada aqui mesmo – ela tinha de dizer para si mesmo – vamos, "let it do its damndest"[91]. Além disso, a paciente foi instruída em "progressive relaxation" [relaxamento progressivo] e "desensitization" [desensibilização]. Dois dias mais tarde, ficou evidente que ela já estava em condições de, sem problemas, frequentar um restaurante, usar um elevador ou até de andar num ônibus. Quatro dias mais tarde, ela pôde ir sem receio ao cinema e esperava sem ansiedade antecipatória o seu voo de retorno para a Inglaterra. A partir de Londres, ela conta então

---

88. "Paradoxical Intention in the Treatment of Compulsive Gambling". *American Journal of Psychotherapy*, 21, 1967, p. 808.

89. Nova York: Brunner-Mazel, 1972.

90. "Então, aplicou-se a técnica da intenção paradoxal de Frankl."

91. "Façamos todo o possível."

que estava até em condições de, pela primeira vez depois de muitos anos, voltar a andar de metrô. Quinze meses depois desse tratamento tão breve, constatou-se que a paciente continuava sem sentir incômodo.

Jacobs descreve a seguir um caso em que não se tratava de uma neurose de angústia, mas de uma neurose compulsiva. O Sr. T. havia sofrido durante 12 anos de uma neurose e havia se submetido sem sucesso tanto a uma psicanálise como a tratamento com eletrochoques. Seu principal temor era asfixiar-se, ao comer, ao beber ou ao atravessar uma rua. Jacobs o aconselha a fazer exatamente aquilo que sempre tanto temia: "Using the technique of paradoxical intention, he was given a glass of water to drink and told to try as hard as possible to make himself choke" – no sentido da intenção paradoxal, Jacobs entregou ao paciente um copo de água e o convidou a fazer de tudo para se asfixiar. "He was instructed to try to choke at least 3 times a day" – ele devia tentar se engasgar pelo menos três vezes ao dia. Além disso, ele praticou o relaxamento, e durante a 12ª sessão o paciente pôde relatar que estava completamente livre do transtorno.

Reiteradamente se coloca a pergunta a respeito das condições e pressupostos sob os quais seria possível uma formação no método logoterapêutico. Mas é precisamente a técnica da intenção paradoxal que confirma que, às vezes, é suficiente familiarizar-se com ela tomando por base a literatura existente. De qualquer forma, entre aqueles psiquiatras e psicólogos que lidam com a intenção paradoxal da forma mais exitosa e apropriada estão também aqueles que não haviam entrado em contato conosco nem uma única vez. Como eles conhecem a intenção paradoxal somente a partir de nossas publicações, ficamos sabendo de seus sucessos e de suas experiências apenas a partir de suas publicações. Mas é interessante constatar como os diferentes autores modificam a intenção paradoxal e a combinam com outras técnicas. Essa constatação só reforça a nossa convicção de que a psicoterapia, portanto, não só a logoterapia, depende da constante disposição para a improvisação. Onde há a possibilidade de promover a formação na forma de demonstração clínica, é justamente essa improvisação que precisa ser ensinada e pode ser aprendida.

É surpreendente a frequência com que também os leigos aplicam com êxito a si mesmos a intenção paradoxal. Temos diante de nós a carta de uma paciente que sofria há 14 anos de agorafobia e que esteve em tratamento psicanalítico ortodoxo durante três anos, sem sucesso. Durante dois anos foi tratada por um hipnotizador, sendo que sua agorafobia melhorou um pouco. No entanto, precisou inclusive ser internada por um período de seis semanas. Nada a ajudava realmente. Assim, a paciente escreve: "Nothing has really changed in 14 years. Every day of those years was hell"[92]. Aí sucedeu que a situação novamente chegou a tal ponto que, ao sair à rua, quis regressar para casa, tão intensa era a agorafobia que lhe sobreveio. Nesse momento lhe ocorreu o que havia lido no meu livro *Man's Search for Meaning*, e ela disse para si mesmo: "Agora vou mostrar para todas as pessoas ao meu redor aqui na rua que sou excelente em fazer estas coisas: entrar em pânico e sofrer um colapso". E, de imediato, ela se acalmou, seguiu seu caminho até o supermercado e fez suas compras. Mas, quando chegou a hora de pagar, começou a transpirar e a tremer. Aí ela disse a si mesma: "Vou mostrar ao caixa quanto realmente consigo suar. Ele ficará espantado". Somente no caminho de volta, ela se deu conta de como estava calma. E assim a situação continuou. Depois de poucas semanas, ela estava em condições de, com o auxílio da intenção paradoxal, dominar a agorafobia de tal forma que, às vezes, nem conseguia acreditar que algum dia esteve doente. "I have tried many methods, but none gave me the quick relief your method did. I believe in paradoxical intention, because I have tried it on my own with just a book"[93]. E, para mencionar um aspecto curioso desse caso, a paciente – agora recuperada – teve o interesse de complementar seu conhecimento em intenção paradoxal adquirido a partir da leitura de um único livro. Chegou inclusive a colocar um anúncio no *Chicago Tribune*, publicado ao longo de uma semana. O recorte do jornal estava anexo à sua carta. O anúncio tinha o seguinte conteúdo: "Would like to hear from anyone having knowledge of or treated by paradoxical intention for agoraphobia"[94]. Mas ninguém respondeu ao anúncio.

Torna-se compreensível que o leigo possa aplicar a intenção paradoxal e, ainda mais, possa aplicá-la a si mesmo quando levamos em conta que ela recorre a *coping mechanisms*, que – como comprovam também as já citadas observações de Hand – estão disponíveis no ser humano. Desse modo consegue-se entender também um caso como o seguinte: Ruven A.K., de Israel,

---

92. "Nada havia realmente mudado em 14 anos. Cada dia desses anos foi um inferno."

93. "Havia tentado diversos métodos, mas nenhum me proporcionou um alívio tão rápido como o seu método. Acredito na intenção paradoxal porque a testei em mim mesmo com base somente num livro."

94. "Gostaria de saber de alguém que tenha conhecimento a respeito ou foi tratado de agorafobia mediante a intenção paradoxal."

que estuda na Universidade U.S. Internacional, foi convocado para prestar o serviço militar na idade de 18 anos. "I was looking forward to serving in the army. I found meaning in my country's struggle for survival. Therefore, I decided to serve in the best way I could. I voluntered to the top troops in the army, the paratroopers. I was exposed to situations where my life was in danger. For example, jumping out of the plane for the first time. I experienced fear and was literally shaking and trying to hide this fact made me shake more intensively. Then I decided to let my fear show and shake as much as I can. And after a while the shaking and trembling stopped. Unintentionally I was using paradoxical intention and surprisingly enough it worked"[95].

No entanto, a intenção paradoxal não é inventada somente por alguns indivíduos *ad usum proprium*. O princípio em que ela se baseia foi descoberto já pela psiquiatria pré-científica. J.M. Ochs proferiu na Pennsylvania Sociological Society na Villanova University uma palestra (*Logotherapy and Religious Ethnopsychiatric Therapy*, 1968), em que defendeu a ideia de que a etnopsiquiatria emprega princípios que, mais tarde, foram sistematizados pela logoterapia. Em particular, a medicina popular dos Ifaluk seria manifestamente logoterapêutica. "The Shaman of Mexican-American folk psychiatry, the curandero, is a logotherapist"[96]. Ochs se reporta também a Wallace e Vogelson, para os quais a medicina popular aplica em geral princípios que desempenham um papel também na psiquiatria moderna. "It appears that logotherapy is one nexus between the two systems"[97].

Essas hipóteses se tornam plausíveis quando comparamos dois relatos como os seguintes. O primeiro trata de um esquizofrênico de 24 anos que sofria de alucinações acústicas. Ouvia vozes que o ameaçavam e zombavam dele. O nosso informante tratou dele durante uma internação num hospital. "O paciente deixava seu quarto no meio da noite para queixar-se de que as vozes não o deixavam dormir. Fora-lhe recomendado ignorá-las, mas isso

---

95. "Eu estava ansioso para servir no exército. Encontrava sentido na luta de meu país pela sobrevivência. Por isso, decidi servir da melhor maneira que pudesse. Ofereci-me como voluntário para atuar nas tropas de elite do exército, os paraquedistas. Era exposto a situações em que minha vida estava em perigo. P. ex., saltar do avião pela primeira vez. Tinha medo e tremia literalmente, e tentar esconder esse fato só fez o tremor ficar mais intenso. Então decidi mostrar meu medo e tremi o máximo que pude. E depois de um tempo meus tremores cessaram. Involuntariamente, estava utilizando a intenção paradoxal e, para minha surpresa, funcionava."

96. "O xamã da psiquiatria popular mexicano-americana, o curandeiro, é um logoterapeuta."

97. "Parece que a logoterapia é um nexo entre ambos os sistemas."

seria simplesmente impossível. Desenrolou-se, então, o seguinte diálogo. Médico: 'Que tal, se você tentasse algo diferente?' Paciente: 'O que quer dizer com isso?' Médico: 'Vai se deitar agora e procure acompanhar com a maior atenção possível o que as vozes lhe dizem – não deixe escapar nenhuma das palavras, entendeu?' Paciente: 'Está falando sério?' Médico: 'Claro que estou falando sério. Não vejo por que você não deveria desfrutar uma vez, para variar, dessas malditas vozes' ('these God damn things')? Paciente: 'Eu havia pensado...' Médico: 'Agora tente uma vez, depois continuamos a conversar'. – Quarenta e cinco minutos mais tarde, ele havia adormecido. Pela manhã, estava entusiasmado – as vozes haviam-no deixado em paz pelo resto da noite."

E agora o relato análogo. Jack Huber[98] frequentou numa ocasião uma clínica dirigida por psiquiatras zen. O lema que orienta o trabalho desses psiquiatras é o seguinte: "Emphasis on living with the suffering rather than complaining about it, analyzing, or trying to avoid it"[99]. Um dia deu entrada uma freira budista que se encontrava num grave estado de confusão mental. Estava nervosa e assustada, pois acreditava que serpentes rastejavam ao redor dela. Médicos, psiquiatras e psicólogos europeus já haviam dado o caso por perdido e numa última tentativa se recorreu ao psiquiatra zen. "O que está acontecendo?", perguntou ele. "Tenho tanto medo das serpentes – por toda parte há serpentes ao redor de mim." O psiquiatra zen refletiu por algum tempo e então disse: "Lamentavelmente, agora tenho de ir, mas em uma semana estarei de volta. Durante essa semana, quero que observe bem detidamente as serpentes – quando a visitar de novo, preciso que descreva bem detalhadamente cada um dos movimentos das serpentes". Uma semana mais tarde, a freira estava restabelecida e realizava suas tarefas. "Como vai?", perguntou o psiquiatra zen. "Eu observei as serpentes com toda a atenção possível, mas não por muito tempo, pois quando mais as observava, tanto mais desapareciam" (Nota 8).

Restou ainda abordar o terceiro padrão de reação patógeno. Ao passo que o primeiro é característico para os casos de neuroses de angústia e o segundo para os casos de neuroses obsessivas, no terceiro padrão de reação patógeno trata-se de um mecanismo que encontramos nas neuroses

---

98. *Through an Eastern Window*. Nova York: Bantam Books, 1968.

99. "Por ênfase em viver com o sofrimento mais do que queixar-se dele, analisá-lo ou tentar evitá-lo."

sexuais, ou seja, nos casos em que há distúrbios da potência e do orgasmo. E observamos nesses casos de novo, assim como nas neuroses obsessivas, que o paciente luta, mas no caso das neuroses sexuais ele não luta contra algo – havíamos dito que o neurótico obsessivo luta contra a obsessão. O neurótico sexual luta por algo, e ele o faz ao lutar por obter, justamente na forma da potência e do orgasmo, o prazer sexual. Mas lamentavelmente, quanto mais se busca o prazer, tanto menos é alcançado. Pois ele escapa ao acesso direto. O prazer não é o fim real nem a meta possível do nosso comportamento e da nossa ação; pelo contrário, é na realidade um efeito, um efeito colateral, que se instala por si só sempre que vivemos nossa autotranscendência, entregando-nos em amor a outra pessoa ou em serviço a uma causa. Porém, assim que não temos mais em mente o parceiro, mas somente o prazer, essa nossa vontade de prazer interpõe-se no nosso próprio caminho. E a automanipulação fracassa. O caminho para a obtenção do prazer e a autorrealização passa pela autoentrega e pelo autoesquecimento. Quem considera que esse caminho é um desvio, é tentado a escolher um atalho, buscando o prazer como se fosse um fim. No entanto, o atalho revela ser um beco sem saída.

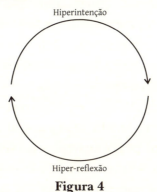

Figura 4

E novamente podemos observar como o paciente se enreda num círculo vicioso. A luta pelo prazer, a luta pela potência e pelo orgasmo, a vontade de prazer, uma intenção forçada, uma hiperintenção (Figura 4) de prazer, não apenas faz com que se perca o prazer, mas traz consigo uma hiper-reflexão igualmente forçada: durante o ato a pessoa começa a se observar e, provavelmente, observar também o parceiro. E então se perde a espontaneidade.

Quando perguntamos o que pode ter desencadeado a hiperintenção nos casos de distúrbios da potência, pode-se constatar reiteradamente que o paciente vê no ato sexual um desempenho que se lhe exige. Numa palavra, o ato sexual tem para ele o caráter de uma exigência. Já em 1946[100], indicamos que o paciente "se sente obrigado à consumação do ato sexual", e que "essa compulsão à sexualidade pode ser uma compulsão proveniente do próprio eu ou de uma situação". A compulsão poderia partir também da parceira ("fogosa", sexualmente exigente). A importância desse terceiro momento já foi confirmada experimentalmente inclusive em animais. Assim, Konrad Lorenz pôde levar uma fêmea de peixe de briga siamês a não se afastar coquetemente do macho durante o acasalamento, mas a nadar energicamente em sua direção, diante do que o macho, conforme consta, reagiu de maneira humana: o aparato de acasalamento se fechou de forma reflexa.

A essas três instâncias pelas quais os pacientes se sentem obrigados à sexualidade acrescentam-se atualmente mais dois fatores. Em primeiro lugar, o valor que a sociedade competitiva confere à capacidade de desempenho sexual. A *peer pressure*, ou seja, a dependência do indivíduo dos seus semelhantes e daquilo que os outros, o grupo ao qual pertence, consideram "in", essa *peer pressure* leva a que a potência e o orgasmo sejam objeto de uma pretensão forçada. Dessa forma se cultiva em escala coletiva não só a hiperintenção, mas também a hiper-reflexão. O resto de espontaneidade que a *peer pressure* deixou intocada é tirada do ser humano de hoje pelos *pressure groups*. Referimo-nos às indústrias da diversão e da informação sexuais. A pressão delas para o consumo sexual é exercida por meio dos *hidden persuaders*, e os meios de comunicação de massa se prestam a isso. Porém, é paradoxal que também o jovem de hoje concorde em ser conduzido dessa maneira pelo capital industrial e que aceite ser balançado pela onda do sexo, sem perceber quem o está manipulando. Quem se rebela contra a hipocrisia deveria fazê-lo também onde a pornografia, para que não suceda um desajuste nos negócios, é apresentada como se fosse arte ou informação.

A situação tem se agravado ultimamente na medida em que um número cada vez maior de autores vem observando um aumento da impotência entre os jovens e atribuem esse aumento à moderna emancipação da mulher. Assim, J.M. Stewart relata sobre a "impotence at Oxford": as jovens, consta ali, correm por aí demandando seus direitos sexuais ("demanding sexual rights"), e os jovens temem ser considerados amantes medíocres pe-

---

100. FRANKL, V.E. *Ärztliche Seelsorge*. Viena: Franz Deuticke.

las parceiras com muita experiência[101]. Mas também George L. Ginsberg, William A. Frosch e Theodore Shapiro publicaram uma obra intitulada *A nova impotência*, em que dizem expressamente que "o jovem de hoje se vê exigido na medida em que, como demonstra a pesquisa, nesses casos de uma nova forma de impotência, a iniciativa para o ato sexual partiu do lado feminino"[102].

A derreflexão

Em termos logoterapêuticos, confronta-se a hiper-reflexão com uma derreflexão, ao passo que, para se combater a hiperintenção, tão patógena nos casos de impotência, conta-se com uma técnica logoterapêutica que remonta ao ano de 1947[103]. Recomendamos que o paciente seja motivado ao ato sexual "proposto não de forma programática, mas que se dê por satisfeito com carinhos fragmentários, por exemplo, no sentido de um prelúdio sexual mútuo". Também sugerimos "ao paciente que ele explique à sua parceira que nós tínhamos proibido rigorosamente qualquer coito – na realidade nós esperamos que o paciente mais cedo ou mais tarde desrespeite a nossa ordem e que ele – livre da pressão das exigências sexuais que lhe foram apresentadas até então pela parceira – comece a aproximar-se sempre mais da satisfação do instinto, e isto enquanto corre o perigo que a sua parceira – alegando a nossa proibição de coito – o rejeite. Quanto mais ele for recusado, maior será a sua recuperação".

William S. Sahakian e Barbara Jacquelyn Sahakian[104] são da opinião que os resultados da pesquisa de W. Masters e V. Johnson confirmam inteiramente as nossas próprias conclusões. De fato, o método de tratamento desenvolvido por Masters e Johnson em 1970 é parecido em muitos pontos à técnica de tratamento que publicamos em 1947 e que acabamos de descrever. A seguir nossas considerações serão novamente documentadas a partir da casuística.

---

101. *Psychology and Life Newsletter*, 1, 1972, p. 5.
102. *Arch. Gen. Psych.* 26, 1972, p. 218.
103. FRANKL, V.E. *Die Psychotherapie in der Praxis*. Viena: Franz Deuticke.
104. "Logotherapy as a Personality Theory". *Israel Annals of Psychiatry* 10, 1972, p. 230.

Godfryd Kaczanowski[105] relata sobre um casal que o procurou para uma consulta. Estavam casados há poucos meses. O marido revelou que era impotente e estava profundamente deprimido. Eles haviam casado por amor, e o marido estava tão feliz que tinha apenas um objetivo: fazer a mulher tão feliz quanto possível, inclusive sexualmente, possibilitando-lhe um orgasmo o mais intenso possível. Após algumas sessões, ele foi convencido por Kaczanowski que justamente essa hiperintenção em relação ao orgasmo da parceira impossibilitava forçosamente a sua própria potência. Também entendeu que se entregasse a "si mesmo" para a sua mulher, daria a ela muito mais do que o orgasmo, uma vez que este sucederia automaticamente caso ele não buscasse produzi-lo. De acordo com as regras da logoterapia, Kaczanowski ordenou, até segunda ordem, uma proibição do coito, o que aliviou visivelmente o paciente de sua ansiedade antecipatória. Como esperado, poucas semanas depois sucedeu que o paciente ignorou a proibição do coito, a esposa resistiu por algum tempo, mas aí assentiu e, desde então, a vida sexual do casal se normalizou por completo.

Darrell Burnett apresenta um caso análogo que não trata de impotência, mas de frigidez: "A woman suffering from frigidity kept observing what was going on in her body during intercourse, trying to do everything according to the manuals. She was told to switch her attention to her husband. A week later she experienced an orgasm"[106]. Assim como no caso do paciente de Kaczanowski a hiperintenção foi suspensa por meio da intenção paradoxal, ou seja, da proibição do coito, no caso da paciente de Burnett a hiper-reflexão foi eliminada por meio da derreflexão, o que somente podia acontecer se a paciente encontrasse o caminho de volta à autotranscendência. Algo semelhante sucedeu no seguinte caso, que tomei de minha própria casuística. A paciente me procurou por causa de sua frigidez. Na infância ela fora abusada sexualmente pelo próprio pai. "Isso terá consequências", era a convicção da paciente. Presa a essa ansiedade antecipatória, toda vez que tinha um encontro íntimo com seu parceiro, era como se ela estivesse "à espreita", pois queria finalmente demonstrar e confirmar a sua feminilidade. No entanto, justamente com isso sua atenção estava dividida entre o parceiro e ela mesma. Tudo isso, porém, tinha necessariamente de

---

105. "Logotherapy: A New Psychotherapeutic Tool." *Psychosomatics*, 8, 1967, p. 158.

106. "Uma mulher que sofria de frigidez observava o que acontecia com seu corpo durante a relação sexual, tentando fazer tudo de acordo com os manuais. Ela foi aconselhada a centrar sua atenção no seu marido. Uma semana depois, experimentou um orgasmo."

frustrar o orgasmo; pois na medida em que se presta atenção ao ato sexual, nessa mesma medida já se é incapaz de se entregar. Convenci-a de que, no momento, não teria tempo para assumir o tratamento, e pedi que voltasse em dois meses. Contudo, sugeri a ela que, até lá, não continuasse a se preocupar com sua capacidade ou incapacidade para o orgasmo – dela falaríamos amplamente por ocasião do tratamento –, mas que, durante a relação sexual, dedicasse uma atenção ainda maior ao seu parceiro. E o desenrolar dos acontecimentos mostrou que eu tinha razão. O que eu esperava, aconteceu. A paciente retornou não só depois de dois meses, mas já depois de dois dias – e estava curada. O simples fato de desviar a atenção de si mesma, de sua própria capacidade ou incapacidade de ter orgasmo – em resumo: uma derreflexão – e a entrega tanto mais despreocupada ao parceiro teriam bastado para provocar pela primeira vez o orgasmo!

Às vezes só podemos usar o nosso "artifício" quando nenhum dos dois parceiros o conhece. O seguinte relato – que devo ao meu ex-aluno Myron J. Horn – ilustra que é preciso ser engenhoso em semelhante situação: "Um jovem casal me procurou por causa da impotência do marido. Sua mulher havia lhe dito reiteradamente que ele era um amante miserável ('a lousy lover') e que ela estava decidida a procurar outros homens para finalmente encontrar a satisfação sexual verdadeira. Pedi a ambos que, durante uma semana, passassem toda noite pelo menos uma hora juntos nus na cama fazendo tudo o que quisessem, exceto, sob nenhuma circunstância, o coito. Uma semana mais tarde eu os reencontrei. Eles disseram que haviam tentado seguir minhas recomendações, mas 'lamentavelmente' haviam realizado o coito três vezes. Mostrei-me aborrecido e insisti que pelo menos na semana seguinte se ativessem às minhas instruções. Passaram-se apenas alguns dias e telefonaram para me contar que, mais uma vez, foram incapazes de seguir minhas orientações e que agora realizam o coito inclusive várias vezes por dia. Um ano mais tarde fiquei sabendo que o êxito alcançado também havia permanecido".

É possível, no entanto, que seja preciso explicar o nosso "artifício" não ao paciente, mas à sua parceira. Assim sucedeu no seguinte caso. A participante de um seminário sobre logoterapia, realizado por Joseph B. Fabry na Universidade de Berkeley, aplicou, seguindo a orientação de Fabry, a nossa técnica ao seu próprio parceiro que exercia a profissão de psicólogo e, como tal, dirigia um serviço de orientação sexual. (Ele havia sido formado por Masters e Johnson.) Revelou-se que esse orientador sexual sofria, ele mesmo, de distúrbios de potência. "Using a Frankl technique" – de acordo com o relato – "we decided that Susan should tell her friend that she was under doctor's care who had given her some medication and told her not to have intercourse for a month. They were allowed to be physically close and do everything up to actual intercourse. Next week Susan reported that it had worked"[107]. Em seguida, porém, houve uma recaída. No entanto, Susan, a aluna de Fabry, foi suficientemente inventiva para, dessa vez, resolver por conta própria o distúrbio de potência de seu parceiro: "Since she could not have repeated the story about doctor's orders she had told her friend that she had had seldom, if ever, reached orgasm and asked him not to have intercourse that night but to help her with her problem of orgasm"[108]. Ela assumiu, portanto, o papel de paciente para forçar seu parceiro a assumir o papel de orientador sexual e, desse modo, guiá-lo à autotranscendência. Com isso, no entanto, já se introduziu a derreflexão e se desativou a tão patógena hiper-reflexão. "Again, it worked. Since then no more problem with impotence occurred"[109].

Gustave Ehrentraut, um orientador sexual na Califórnia, teve de tratar em certa ocasião um paciente que, há 16 anos, sofria de ejaculação precoce. Inicialmente, o caso foi abordado com a terapia comportamental, mas depois de dois meses não havia obtido êxito. "I decided to attempt Frank's paradoxical intention"[110], consta a seguir. "I informed the patient that he wasn't going to be able to change his premature ejaculation, and that he should, therefore, only attempt to satisfy himself"[111]. Quando Ehrentraut recomendou que o paciente fizesse o coito durar o menos possível, a intenção paradoxal teve o efeito de prolongar a duração do coito por quatro vezes. Desde então, não houve uma recaída.

---

107. "Utilizando uma técnica de Frankl, decidimos que Susan deveria dizer a seu parceiro que estava sob cuidado de um médico que lhe havia dado certa medicação e lhe havia dito para não ter relações sexuais por um mês. Eles podiam ter contato íntimo e fazer tudo, menos ter relações sexuais. Na semana seguinte, Susan contou que havia funcionado."

108. "Visto que não podia repetir a história das ordens do médico, ela disse ao parceiro que só havia chegado ao orgasmo raras vezes, se é que chegou alguma vez, e lhe pediu que esta noite não tivessem relações sexuais, mas que ele a ajudasse com seu problema com o orgasmo."

109. "Funcionou de novo. Desde então, não ocorreram mais problemas de impotência."

110. "Decidi tentar aplicar a intenção paradoxal de Frankl."

111. "Disse ao paciente que ele não seria capaz de superar sua ejaculação precoce, e que deveria, portanto, somente tentar satisfazer a si mesmo."

Claude Farris, outro orientador sexual californiano, entregou-me um relato que demonstra que a intenção paradoxal também pode ser aplicada a casos de vaginismo. Para a paciente, educada em um convento católico, a sexualidade era um rígido tabu. Ela buscou tratamento por causa de dores intensas durante o coito. Farris instruiu-a a não relaxar a zona genital, mas a contrair o máximo possível a musculatura vaginal, de modo a tornar impossível ao seu marido penetrá-la. Ele, por sua vez, foi instruído a fazer de tudo para superar essa resistência. Uma semana mais tarde, os dois apareceram novamente para relatar que, pela primeira vez no seu matrimônio, o coito havia transcorrido sem dores. Não foi indicada nenhuma reincidência. Digno de nota nesse relato é a ideia de recorrer à intenção paradoxal para provocar relaxamento. Nesse contexto, deve ser mencionado também um experimento de David L. Norris, um pesquisador californiano, no qual a pessoa de experimentação, de nome Steve, foi orientada a relaxar o mais possível, o que tentou sem sucesso, uma vez que se lançou de forma demasiadamente ativa em busca desse objetivo. Norris pôde fazer a observação de forma bastante precisa, uma vez que a pessoa de experimentação estava conectada a um eletromiógrafo que indicava constantemente 50 microamperes. Assim continuou até que Norris disse para Steve que dessa maneira não conseguiria durante a vida toda realmente relaxar. Aí Steve exclamou: "Para o diabo com o relaxamento. Não me importo com ele!" E de imediato o indicador do eletromiógrafo baixou rapidamente para 10 microampere. "With such speed", relatou Norris, "that I thought the unit had become disconnected. For the succeeding sessions Steve was successful because he was no trying to relax"[112].

Em resumo, pode-se dizer que a logoterapia abrange cinco âmbitos de indicação. Ou seja, como terapia do *logos*, do sentido, indicada primeiramente nos casos de neurose noógena que enquanto tal, enquanto noógena, surgiu principalmente em virtude de uma perda de sentido. Nesse primeiro âmbito de indicação devemos considerar a logoterapia como uma terapia específica.

---

112. "E tão rapidamente que pensei que a unidade havia se desconectado. Nas sessões seguintes, Steve obteve sucesso porque não tentou relaxar." • Algo análogo se aplica também aos diversos métodos, para não dizer seitas, da meditação que hoje não é menos moda que o relaxamento. Assim escreve uma professora de Psicologia dos Estados Unidos: "I was recently trained in doing Transcendental Meditation but I gave it up after a few weeks because I feel I meditate spontaneously on my own, but when I start meditating formally I actually stop meditating" [Recentemente, recebi formação em Meditação Transcendental, e desisti depois de algumas semanas, porque senti que medito espontaneamente por mim mesma, mas quando começo a meditar formalmente deixo, na realidade, de meditar"].

O segundo âmbito de indicação é distinto: Nos casos de neurose psicógena, em que é aplicada na forma de derreflexão e intenção paradoxal, atua como uma terapia inespecífica, na medida em que os diversos padrões de reação patógenos que está tão interessada em resolver não têm nada a ver com o problema do sentido. Com isso não se está dizendo de modo algum que semelhante terapia inespecífica seja apenas uma terapia sintomática. Pois, derreflexão e intenção paradoxal – nos casos em que realmente são indicadas – atacam a raiz da neurose, ou seja, ali onde os mecanismos circulares a serem rompidos haviam se tornado tão patógenos. Assim, a logoterapia, ainda que não seja uma terapia específica, continua sendo sempre, enquanto psicoterapia, uma terapia causal, que ataca as causas.

O terceiro âmbito de indicação também é distinto: aí a logoterapia deixa por completo de ser uma terapia, e isso ocorre pela simples razão de que, nesse âmbito de indicação, não se trata só em geral de sofrimentos somatógenos, mas em particular de doenças somatógenas incuráveis, nas quais, desde o princípio, o único objetivo pode ser possibilitar ao doente, em seu sofrimento, até o final, a descoberta do sentido, e na forma de realização de valores de atitude. Como dissemos, já não se trata, nem pode se tratar de uma terapia; no entanto, ninguém pode negar que semelhante pastoral médica[113] pertence justamente ao âmbito de funções do tratamento e da atividade médica. Contrapõe-se nesse sentido ao quarto âmbito de indicação da logoterapia, em que a logoterapia não é mais, como no terceiro âmbito de indicação, um tratamento médico (ainda que de sofrimentos e doenças incuráveis), mas é confrontada com fenômenos sociógenos, como o sentimento de falta de sentido, o sentimento de vazio e o vácuo existencial, portanto, com fenômenos aos quais não se pode aplicar o modelo médico, uma vez que em si ainda não são patológicos, por mais patógenos que possam ser, ou seja, especificamente nos casos em que levam a uma neurose noógena.

Por fim, o quinto âmbito de indicação da logoterapia: Confrontada com a dúvida e o desespero sociógeno de um sentido da vida, ela se ocupa nesse caso, não com o tratamento médico de doentes, mas com o cuidado humano de pessoas que sofrem. No quinto âmbito de indicação, não se trata de uma terapia específica ou inespecífica de neuroses noógenas ou psicógenas, nem do tratamento ou do cuidado de casos somatógenos ou socióge-

---

113. "O que fazemos" – disse Freud – "é cura de almas no melhor sentido".

nos, mas sim de uma prevenção, a saber, da prevenção de neuroses iatrógenas. Na realidade, porém, teríamos de falar de neuroses psiquiatrógenas. Aqui nos referimos aos casos em que o médico (ἰατρός) ou psiquiatra se faz cúmplice de uma intensificação da frustração existencial na medida em que transmite ao paciente modelos ideológicos completamente sub-humanistas, de modo que, *nolens volens*, a psicoterapia desemboca numa doutrinação de cunho reducionista.

Após essa visão sistemática ousamos apresentar uma síntese histórica. W. Soucek se referiu à logoterapia como a terceira escola vienense da psicoterapia[114] e, como tal, a situou como sucessora da psicanálise e da psicologia individual. Se é assim, não se deve ignorar nem esquecer que a lei fundamental da biogenética de Ernst Haeckel também é válida para a logoterapia. Como, de acordo com Haeckel, o desenvolvimento ontogenético recapitula o filogenético, assim houve na vida pessoal do fundador da logoterapia fases em que se produziram publicações cujos manuscritos foram enviados pessoalmente por Freud e Adler para as redações das revistas internacionais de psicanálise ou psicologia individual, onde foram publicadas em 1924 e em 1925, respectivamente[115].

Seja como for: Sigmund Freud escreveu certa vez: "Todas as nossas exposições aguardam ser complementadas, ampliadas e, assim, corrigidas". T.P. Millar é da opinião, no entanto, que a situação atual contradiz a ideia de que uma revisão teórica digna de menção provenha das próprias fileiras[116]. Ao contrário, ele concorda com Ernest Hilgard, segundo o qual a genuína reformulação da teoria psicanalítica parta principalmente de pessoas que justamente não estão comprometidas com organizações e instituições psicanalíticas. A urgência de tal "reformulação", porém, pode ser inferida das seguintes declarações. J. Marmor, presidente da American Academy of Psychoanalysis, escreve: "Nos últimos dez anos, parece que o prestígio da psicanálise nos círculos acadêmicos e científicos de nosso país refluiu de maneira significativa"[117]. E o editor do *American Journal of Psychoanalysis*,

---

114. "Die Existenzanalyse Frankls, die dritte Richtung der Wiener psychotherapeutischen Schule". *Deutsche Medizinische Wochenschrift* 73, 1948, p. 594.

115. PONGRATZ, L.J. *Psychotherapie in Selbstdarstellungen*. Berna: Hans Huber, 1973.

116. *British Journal of Psychiatry*, 115, 1969, p. 421.

117. "The Current Status of Psychoanalysis in American Psychiatry". *American Journal of Psychiatry*, 125, 1968, p. 131.

Harold Kelman, confrontou a American Psychiatric Association com os seguintes fatos: em 1945, praticamente todos os futuros psiquiatras desejavam se submeter a uma análise como parte de sua aprendizagem. Em 1960, um entre sete desejou-a e, em 1969, um entre vinte[118]. Da mesma forma, "24 de 31 psicanalistas norte-americanos relatam a respeito de uma diminuição do interesse pela psicanálise em seu âmbito de observação"[119].

Ainda assim, continua valendo o que escrevi em um de meus livros elaborados em inglês e ainda não traduzidos para o alemão[120]: que a psicanálise será a base também para a psicoterapia do futuro[121], por mais que, como qualquer fundamento arquitetônico, desapareça cada vez mais da vista na medida em que se ergue sobre ela essa obra da psicoterapia do futuro. Assim, a contribuição de Freud para a fundamentação da psicoterapia é eterna, e sua obra, inigualável: Quando visitamos a mais antiga sinagoga do mundo, a Sinagoga Velha Nova, em Praga, o guia nos mostra dois assentos: no primeiro, estava sentado o famoso e lendário Rabino Löw (do qual se diz que teria criado o Golem de um montão de barro) e, no outro, sentaram-se todos os rabinos desde então; pois nenhum ousou considerar-se igual ao Rabino Löw e ocupar o seu lugar. E foi assim que o assento do Rabino Löw permaneceu desocupado durante os séculos. Creio que, com Freud, nos sucede algo semelhante: ninguém jamais poderá comparar-se com ele.

---

118. "How Does Psychoanalysis Fit into the Total Concept of Care?" *Psychiatric Spectator*, 3, p. 8.

119. WITTKOWER, E.D. & NAIMAN, J. "Psychoanalyse in internationaler Sicht". *Zeitschrift für Psychosomatische Medizin und Psychoanalyse*, 19, 1973, p. 220.

120. *The Will to Meaning*. Nova York: New American Library, 1969.

121. WEISSKOPF-JOELSON, E. "Logotherapy: The Psychotherapy of the Future". *Symposion on Logotherapy* – Annual Meeting of the Psychological Association. Montreal, 1973.

PARTE TEÓRICA

O respeito pela autoridade é com certeza uma das melhores qualidades da natureza humana. Mas deve ceder diante do respeito pelos fatos. Não devemos nos intimidar em expressar quando a adesão a uma autoridade dá lugar ao juízo adquirido por meio do estudo dos fatos.

FREUD, S. *Wien. Med. Wschr.*, 39, 1889.

Fundamentos da análise existencial e da logoterapia

Em primeiro lugar, é preciso evitar mal-entendidos: Análise existencial [*Existenzanalyse*] e logoterapia são na realidade a mesma coisa – pelo menos, na medida em que representam um aspecto da mesma teoria. No entanto, as expressões alemãs *Existenzanalyse* e *Daseinsanalyse* não são menos que idênticas. As traduções para o espanhol, inglês e francês dos nomes de ambas as escolas são iguais. Inclusive na medida em que ambas as orientações se esforçam por algo como um esclarecimento existencial (Karl Jaspers), a *Daseinsanalyse* – como Paul Polak conseguiu demonstrar num estudo comparativo sobre a *Daseinsanalyse* de Ludwig Binswanger e a *Existenzanalyse* – coloca a ênfase no esclarecimento existencial no sentido de um esclarecimento do ser, ao passo que a *Existenzanalyse*, para além do esclarecimento do ser, tenta avançar para um esclarecimento do sentido, de modo que a ênfase do esclarecimento se desloca do esclarecimento das realidades do ser em direção ao esclarecimento das possibilidades do sentido. Será por isso que a *Existenzanalyse* vai além de qualquer mera análise e constitui uma terapia, e precisamente uma logo-terapia, sendo diferente da *Daseinsanalyse* que – pelo menos de acordo com as definições genuínas dos seus principais teóricos – não representa em si e enquanto tal uma (psico)terapia no sentido próprio do termo. Com efeito, "*logos*" significa principalmente o sentido, e "logoterapia", uma psicoterapia orientada no sentido – e que reorienta o paciente a partir do sentido.

A análise existencial não quer ser apenas uma análise da pessoa concreta, ou seja, uma análise em sentido ôntico, mas também uma análise no sentido ontológico, ou seja, uma análise, uma explicação, um desenvolvimento da essência da existência pessoal – no que se deixa fora de consideração o autodesenvolvimento da existência pessoal, como acontece no âmbito da biografia.

Uma característica da existência humana é sua transcendência. O ser humano transcende não só seu entorno chegando até um mundo, até o mundo, mas transcende também seu ser chegando até um dever. E cada vez que o ser humano transcende a si mesmo dessa maneira, eleva a si mesmo por cima de sua própria realidade psicofísica, deixa o plano do somático e do psíquico e entra no espaço do propriamente humano, que é constituído por uma nova dimensão, a dimensão noética, a dimensão do espírito, pois nem o somático nem o psíquico isolados constituem o propriamente humano. Ambos representam, antes, apenas dois aspectos do ser humano, e, além disso, dois aspectos em relação aos quais os achados não raramente se contradizem, de modo que não se pode falar de um paralelismo no sentido de dualismo e menos ainda de uma identidade no sentido de monismo. No entanto, apesar de toda a diversidade ontológica do somático, psíquico e noético, pode-se preservar e salvar a unidade e totalidade antropológica da essência do ser humano logo que se passe da análise existencial para uma ontologia dimensional. Os resultados são contraditórios por toda a parte: onde quer que abramos o livro da realidade – em cada página retrata-se a realidade de forma distinta (Figura 5) e as diversas figuras nas páginas individuais não se sobrepõem se virarmos a página (Figura 6).

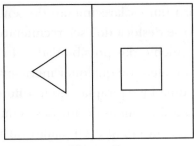
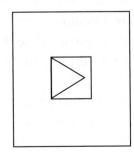

Figura 5 **Figura 6**

Somente quando incorporamos a dimensão imediatamente superior, isto é, quando levantarmos a página com a figura da esquerda e a colocarmos de forma perpendicular ao plano do livro aberto ou da figura da direita (Figura 7), revela-se a possibilidade de uma superação das contradições, e as próprias contradições revelam-se necessárias; pois fica evidente que a figura da direita e a da esquerda, o triângulo e o quadrado, representam, cada uma delas, uma projeção de uma pirâmide a partir do espaço em dois planos (Figura 8). Mas não se pode afirmar que uma pirâmide se compõe ou consiste em um triângulo e de um quadrado, pois, em termos dimensionais, é mais do que isso. Ainda menos se pode dizer que o ser humano se compõe ou consiste em corpo e alma. Antes, a essência do ser humano não se esgota no corpo nem na alma e não se perde no plano do somático ou do psíquico. Ao contrário, é apenas de maneira tensa e forçada que ela pode ser arrastada para o interior desses planos e projetada neles a partir do espaço do propriamente humano.

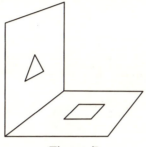

Figura 7

Até um certo ponto e num certo sentido é inerente à essência da ciência realizar tais projeções numa determinada dimensão, o que significa, por princípio e método, deixar de lado a dimensionalidade plena da realidade e se ater à ficção de um mundo unidimensional. Esse é o destino e a tarefa da ciência e, neste aspecto, ela não pode se deter diante do ser humano, mas tem de projetar também ele a partir do espaço noológico para o plano biológico ou psicológico, dependendo do caso. Se, por exemplo, tenho de examinar um paciente que me é encaminhado por causa de um tumor no cérebro, é evidente que tenho de desativar a visão da totalidade das dimensões que envolvem a realidade do ser humano concreto e fazer como se se tratasse de um sistema fechado de reflexos mais ou menos condicionados. No entanto, assim que colocar de lado o martelo dos reflexos, ativo novamente a visão e posso levar em conta a humanidade do paciente, que eu havia ignorado.

Exatamente desse modo pode ser legítimo projetar o ser humano a partir do espaço noológico que lhe corresponde, não no plano fisiológico, como no caso do exame neurológico, mas no plano psicológico; é o que ocorre, por exemplo, no âmbito da pesquisa psicodinâmica. No entanto, se isso não ocorrer em plena consciência do método, pode muito bem induzir em erro. Sobretudo, devo ter em vista em cada ocasião o que dessa maneira eu filtro, pois no sistema de coordenadas de uma consideração parcial e exclusivamente psicodinâmica não posso, por princípio, chegar a ver no ser humano algo mais ou algo distinto de um ser aparentemente movido apenas por seus impulsos ou em busca de satisfação para eles. Num sistema de referências desse tipo, o propriamente humano, porém, se representa necessariamente de forma distorcida; sim, certos fenômenos humanos escapam por completo da minha consideração. Pensemos somente em algo como o sentido e os valores: eles têm de desaparecer do meu campo de visão, assim que eu considere apenas os impulsos e as suas forças, e deve ser assim pelo simples motivo de que valores não impelem, mas atraem! E entre ambos existe uma enorme diferença, que não podemos deixar de reconhecer caso, no sentido de uma análise fenomenológica, buscamos um acesso à realidade total, íntegra do ser humano[122].

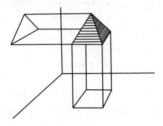

Figura 8

Ou, para ter em mente outro exemplo, deve parecer questionável se podemos falar de um instinto impulso moral no mesmo sentido que falamos de um impulso sexual, ou de um impulso religioso "como falamos de um impulso de agressão" (H. Bänziger). Com efeito, isso nos levaria a ter de ver a essência de algo como a moralidade na satisfação de um impulso moral – ou no apaziguamento do superego ou ainda na tranquilização da consciência. No entanto, uma boa pessoa não é boa por causa de uma boa consciência, mas em virtude de uma causa – a "boa" causa! – ou por amor a uma pessoa – ou pelo amor a Deus. Se uma boa pessoa fosse realmente boa apenas para ter uma boa consciência, estaríamos lidando simplesmente com um caso de farisaísmo. Ter uma boa consciência jamais pode ser a razão para eu ser bom, mas somente a consequência. Tampouco se pode aceitar a suposição de que os santos teriam se tornado santos se tivessem atuado com essa intenção. Nesse caso, eles teriam se tornado perfeccionistas, e o perfeccionismo é, sem dúvida, um dos típicos obstáculos no caminho para a perfeição. Claro que, como diz o provérbio, uma boa cons-

---

122. Trata-se aqui da diferença entre psicodinâmica e noodinâmica, como pretendo chamá-la. Esta última não é, como a primeira, uma psicomecânica: que me deixe "atrair" por valores pressupõe a liberdade de aceitar ou rejeitar a uma oferta de valor, de realizar ou frustrar uma possibilidade de valor.

ciência é o melhor travesseiro; apesar disso, temos de nos precaver de fazer da moral um sonífero e do *ethos* um tranquilizante.

O que em última instância e propriamente está na base de tudo isso é a concepção ou, melhor dito, a interpretação equivocada da psique humana como algo dominado essencialmente por um princípio de compensação e de equilíbrio; em uma palavra, a definição do princípio da homeostase como um princípio de regulação. No entanto, o princípio da homeostase não tem validade absoluta sequer no âmbito da biologia – algo apontado recentemente por Charlotte Bühler, seguindo L. von Bertalanffy –, muito menos no âmbito da psicologia – ao que se referiu Gordon W. Allport, entre outros. Contudo, essa concepção antropológica faz como se a alma do ser humano fosse um sistema fechado e como se o próprio ser humano estivesse atuando para estabelecer ou restabelecer estados intrapsíquicos, por exemplo, por meio da reconciliação e satisfação das exigências dos impulsos, do Id e do Superego. Desse modo, porém, a antropologia deslizaria para uma monadologia, pois o verdadeiro ser humano não está interessado em quaisquer estados em sua alma, mas nos objetos no mundo: ele está estruturado e orientado primariamente para eles, e somente o ser humano neurótico, diferentemente do ser humano normal, deixa de se orientar para os objetos e passa a se interessar pelos estados da alma. No entanto, uma psicoterapia que reconhece exclusivamente o princípio da homeostase e se deixa guiar por uma imagem monadológica do ser humano, somente o confinaria ainda mais ao "espaço interior do psíquico" (Philipp Lersch) reforçando o seu escapismo.

Nesse contexto, não podemos deixar de fazer uma observação crítica no que diz respeito à expressão corrente de autorrealização: é impossível que a autorrealização seja o fim último da vida ou o objetivo último do ser humano – ao contrário, quando mais se guia rumo a ela, menos a encontra. Acontece aqui ao ser humano como em toda orientação para estados anímicos – por exemplo, algo como o "sentimento de estado" (Max Scheler) do prazer: quanto mais o ser humano busca o prazer, tanto mais o perde, e não são poucas as neuroses sexuais que têm por base etiologicamente esse princípio. Sair à caça da felicidade já a afugenta.

O que realmente importa para o ser humano não é realizar a si mesmo, mas realizar um sentido e concretizar valores. E só na medida em que realiza o sentido concreto e pessoal da sua existência realizará também a si mesmo. No entanto, nesse caso, a autorrealização se introduz por si só: não *per intentionem*, mas *per effectum*.

Mas quando é que o ser humano está tão interessado na autorrealização? Quando ele está, nesse sentido, refletido sobre si mesmo? Não é assim que essa reflexão sobre si mesmo expressa uma intenção de sentido fracassada? O anseio forçado por autorrealização não revela um anseio frustrado por realização de sentido? Nesse contexto, ocorre-me, por analogia, o bumerangue, cuja finalidade, considera-se em geral, seja regressar ao caçador que o lançou. Mas isso não está certo, pois somente retorna ao caçador o bumerangue que errou seu alvo, a presa. Do mesmo modo, o único ser humano que retorna repetidamente para si mesmo e dirige sua atenção ao seu próprio estado, seja porque quer ter uma boa consciência, seja porque quer ter seu prazer e sua tranquilidade, o único ser humano, digo, que, nesse sentido, dirige sua atenção a si mesmo e ao estado de sua alma, é aquele que esqueceu que lá fora, no mundo, o aguarda um sentido concreto e pessoal, que lá fora o aguarda uma missão, a qual pode ser cumprida por ele e somente por ele; pois o ser humano apenas pode realmente "estar em si" na medida em que está junto às coisas no mundo, em que está no mundo – e o mundo existe.

Memorizemos: somente quando fracassa a orientação primária para as coisas, entra em cena o interesse por aquele estado anímico tão característico da existência neurótica. Assim, também o anseio pela autorrealização não é, de modo algum, algo primário; antes, vemos nele um modo deficiente de existência humana, pois primariamente importa ao ser humano não a realização de si mesmo, mas a realização do sentido. Na logoterapia falamos aqui de uma vontade de sentido – com o que designamos o anseio do ser humano de realizar o máximo de sentido possível em sua existência, de concretizar o máximo de valores possíveis em sua vida –, e colocamos ao lado da vontade de sentido tanto uma vontade de prazer, a saber, o "princípio do prazer" da psicanálise, como a "necessidade de se impor" da psicologia individual, portanto, a vontade de poder.

Tudo isso se situa num ponto cego no marco da concepção do ser humano da psicologia dinâmica; projetado a partir da dimensão noológica, que caracteriza o ser humano, para o interior do plano meramente psicológico, aí não se vê refletido. No sistema fechado de um "aparato psíquico" (Freud) dominado pelo princípio do prazer não há espaço para a vontade de sentido, que detona o "espaço interior do psíquico" ao ordenar e orientar o ser humano para o mundo, para um mundo ordenado – um cosmo – de sentido e valores. Diante disso, o princípio do prazer, ou seja, a luta pelo prazer ou contra o desprazer (a luta pelo equilíbrio ou contra todas as emoções e tensões que perturbam o equilíbrio) não significa algo primário, mas secundário, algo derivado, ou seja, uma mera etapa de resignação, de modo que, primeiro, se exige uma frustração da vontade de sentido – como algo original e próprio do ser humano! – para que se chegue a formar uma vontade de prazer.

É algo constitutivo da neurose a substituição da orientação para os objetos de sentido e de valor pelo interesse relacionado a estados de prazer e desprazer. Em especial, nos casos de neurose sexual revela-se que a luta por sentido e valores é substituída pela luta pelo prazer ou contra o desprazer. Os pacientes afetados falam espontaneamente de um "onanismo com a mulher". Eles se referem a um ato sexual que representa um mero meio para um fim, para alcançar a descarga da excitação sexual: a essa "meta do impulso" serve o "objeto do impulso" (Freud). Instintivamente consideram o autêntico ato sexual aquele em que estão orientados para o parceiro, entregues amorosamente a ele e em que – na medida em que não têm sua atenção voltada para o ato ou o prazer – são capazes de realizar o ato livres de qualquer perturbação e desfrutar o prazer livres de qualquer inibição. Mas quanto mais estiverem interessados no estado de satisfação do impulso, tanto menos estarão interessados no objeto do impulso enquanto tal; ao contrário, somente estarão interessados no objeto na medida em que é um meio para o fim de (r)estabelecer um estado. No entanto, se é assim, o que importa não é mais se o estado de equilíbrio é (r)estabelecido agora com o auxílio de um verdadeiro objeto ou por meio de um acontecimento masturbatório. Só que esse caminho não passa pelo mundo, mas justamente ao evitá-lo representa um curto-circuito intrapsíquico. Os objetos intramundanos servem apenas como meio para o fim de (r)estabelecer os estados intrapsíquicos. No marco dessa inversão de um fim – encontro com o mundo e seus objetos – em um meio – satisfação do impulso no serviço do autoapaziguamento – o relevo de valor do mundo se funde num plano de indiferença. Assim, os objetos do mundo enquanto pertencentes ao mundo do sentido e dos valores se tornam meios indiferentes a serviço do princípio do prazer[123].

---

123. O princípio do prazer serve a um princípio universal de equilíbrio que tende a equilibrar toda tensão. A física conhece algo parecido, em sua teoria da entropia, como o estado final cósmico a ser esperado. Poderíamos contrapor à "morte térmica" o estado de nirvana como um correlato psicológico. O equilíbrio de toda tensão psíquica pela liberação de todas as sensações de desprazer seria considerado

Portanto, a vontade de sentido é algo original, algo próprio, algo autêntico, e enquanto tal deveria ser levada a sério também pela psicoterapia. Uma psicologia que se autodenomina "desmascaradora" pretende desmascarar tal vontade, por exemplo, classificando a pretensão do ser humano a uma existência o mais plena de sentido possível como um disfarce de impulsos inconscientes e negando-a como uma mera "racionalização". O que faz falta aqui, gostaria de dizer, é desmascarar os desmascaradores. A tendência de desmascarar deveria se deter diante do autêntico; se não o fizer, então por trás da tendência de desmascarar se encontra a própria tendência desvalorizadora do psicólogo "desmascarador".

O que menos a psicoterapia pode se permitir é ignorar a vontade de sentido – em vez de apelar para ela. Essa vontade é, com efeito, um recurso psicoterapêutico de primeira ordem, e apelar para ela pode eventualmente ter o efeito não só, por exemplo, de manter a saúde da alma ou do corpo, mas até de salvar a vida. A esse respeito há experiências e observações tanto clínicas como de outras esferas, mas nem por isso menos empíricas e práticas: no *experimentum crucis* dos prisioneiros de guerra e dos campos de concentração foi demonstrado que dificilmente há algo no mundo que torna o ser humano tão capaz de sobreviver a todas essas "situações limítrofes" (Karl Jaspers) como saber que tem uma tarefa na vida. As palavras de Friedrich W. Nietzsche se confirmaram: "Quem tem um porquê para viver, suporta quase qualquer como". No entanto, se essas palavras estão certas, não pode se tratar de uma tarefa qualquer, mas da tarefa única e singular da vida, cujo caráter único e inigualável corresponde ao fato de que cada vida humana é única em seu ser-aí [*Da-sein*] e singular em seu ser-assim [*So-sein*][124].

---

o equivalente microcósmico da entropia macrocósmica, o nirvana seria algo como a entropia "vista desde dentro". O princípio do equilíbrio em si, no entanto, representa o contrário do "princípio de individuação", do princípio que tenderia a conservar todo ser como um ser individualizado, como um ser-diferentemente [*Anderssein*] (*Ärztliche Seelsorge*. Viena, 1946, p. 30). (Von Schrödinger apresenta uma teoria análoga não sobre o ser, mas sobre a vida.) "Podemos definir a posição preferencial que o ser humano ocupa no campo do ser, o modo de ser humano como algo especial, com base em nossa tese segundo a qual "ser = ser-diferentemente" (op. cit., p. 3), com a seguinte frase: ser pessoa (ser-aí, existência humana) significa ser-diferentemente absoluto. Pois a singularidade essencial e valiosa de cada ser humano individual não significa nada mais que ele é diferente em relação a todos os outros seres humanos (op. cit., p. 56 e 57). Enquanto cada ser humano, frente a todos os outros, é "absolutamente diferente", no que diz respeito ao seu ser-assim [*Sosein*], é singular; ao mesmo tempo, cada ser humano, no que diz respeito ao seu ser-aí [*Dasein*], é único, e assim também o sentido de cada ser-aí [*Da-sein*] é único e singular.

124. É claro que não basta prescrever aos nossos pacientes, em relação ao sentido da sua existência, o *hobby* tão citado nesse contexto: se alguém em seu país é o colecionador de selos de número x ou de número x mais 1 será certamente irrelevante do ponto de vista existencial. Ao contrário, trata-se

A vontade de sentido do ser humano também pode ser frustrada, e na logoterapia falamos de uma frustração existencial, uma vez que parece justificado designar como existencial o que está relacionado com o sentido da vida ou com a vontade de sentido. Pelo visto, o sentimento de que seu ser não tem sentido domina o homem comum da atualidade pelo menos tanto como o sentimento de que ele tem menos valor do que outros, portanto, tanto como o sentimento de inferioridade tão mencionado na psicologia individual. No entanto, exatamente como o sentimento de inferioridade, tampouco esse sentimento de falta de sentido – que hoje prevalece sobre o sentimento de inferioridade – representa algo patológico: é algo humano – sim, o mais humano que pode haver, e não algo demasiadamente humano, algo doentio. E precisamos aprender a distinguir entre o humano e o mórbido se não quisermos confundir duas coisas essencialmente distintas, a saber, a necessidade anímica e a enfermidade psíquica. E em si a frustração existencial não é algo patológico[125].

Hoje em dia, a frustração existencial desempenha um papel mais importante do que nunca. Basta pensar o quanto o ser humano de hoje sofre não apenas por causa de uma progressiva perda do instinto, mas também de uma perda da tradição: na dimensão vital, as tarefas da vida são atribuídas pelos instintos e na dimensão social, pelas tradições. Mas ao ser humano que foi expulso do paraíso da proteção e da segurança pelos instintos e, em especial, ao ser humano de hoje, que – para além dessa perda dos instintos – foi entregue a si mesmo pela perda da tradição, nem os instintos revelam o que tem de fazer, nem as tradições o que deve fazer: a partir de sua vontade de sentido sabe, contudo, que quer dever. Mas muitas vezes não sabe mais o que deve querer. Em outras palavras, não sabe mais a respeito do sentido mesmo. Ao contrário, ele é confrontado com um fenômeno que na logoterapia denominamos de vazio existencial, a saber, com o

---

do sentido concreto e pessoal da vida de cada um, cujo cumprimento é pedido e atribuído a cada um individualmente: é unicamente esse sentido que tem dignidade terapêutica.

125. Conhecemos um paciente, um professor universitário de Viena, que nos foi indicado porque se torturava com a pergunta pelo sentido de sua vida. Constatou-se que ele sofria de uma depressão endógena reincidente. Porém, de modo algum teve preocupações ou dúvidas sobre o sentido de sua vida durante as fases de sua enfermidade psíquica, mas sim nos intervalos, ou seja, no período em que gozava de saúde.

vazio interior e a falta de conteúdo, com o sentimento de perda do sentido da existência e do conteúdo da vida[126].

O vácuo existencial pode tanto tornar-se manifesto como permanecer latente. Torna-se manifesto no estado de tédio, e se Arthur Schopenhauer pensou certa vez que a humanidade estava destinada a oscilar constantemente entre os dois extremos, o da carência e o do tédio, pode-se dizer que ele não só tinha razão, mas acrescentar que aos psiquiatras o tédio dá mais trabalho que a carência, não se excluindo, mas se incluindo aqui a necessidade sexual. Vivemos numa época de incipiente automatização, e ela proporciona ao ser humano cada vez mais tempo livre. Mas o ser humano não sabe muito bem o que fazer com esse tempo livre. Não só as horas de lazer, mas também o estágio final da vida coloca o ser humano diante da pergunta de como deverá preencher seu tempo: também o envelhecimento da população confronta o ser humano, muitas vezes arrancado abruptamente de sua atividade profissional, com seu vácuo existencial. Afinal, é, ao lado da velhice, na juventude que podemos ver seguidamente como frustra-se a vontade de sentido, pois o abandono da juventude provavelmente pode ser atribuído só em parte à aceleração corporal: a concomitante frustração espiritual é, como se reconhece cada vez mais, igualmente decisiva.

Encontramos formas latentes de frustração existencial sob o quadro clínico da doença do executivo, bem como do alcoolismo que se dissemina cada vez mais na grande massa da população. No caso da doença do executivo, a vontade de sentido frustrada é compensada de forma vicária pela vontade de poder forçada, ao passo que, no caso do alcoolismo, cede diante da exagerada vontade de prazer. Na verdade, no primeiro caso se trata de uma manifestação mais antiga da vontade de poder, a saber, a vontade de dinheiro, e no segundo caso, de uma vontade de prazer "negativo" (assim chamada por Artur Schopenhauer), em que – ao contrário

---

126. Uma amostragem estatística aleatória que meus colaboradores realizaram com pacientes psiquicamente saudáveis e neuróticos de nossa clínica apresentou como resultado que 55% deles vivenciaram e experimentaram em si o vácuo existencial. É evidente que, entre as pessoas que se dedicam a uma tarefa, digamos, ao estudo da medicina, motivados pela vontade de ajudar seus semelhantes, o percentual médio de pessoas existencialmente frustradas será menor do que em um grupo composto pela média. E assim é compreensível que, por ocasião de uma amostragem estatística elaborada com base em questionários, constatou-se que, entre os ouvintes de minhas aulas em alemão sobre a teoria e a terapia das neuroses, i. é, entre estudantes de medicina e outros estudantes da Europa Central, o resultado foi o de algo mais do que 40%. Tanto mais espantoso foi o resultado de uma sondagem análoga junto aos ouvintes de minhas aulas em inglês sobre logoterapia, segundo a qual, entre esses estudantes dos Estados Unidos pode-se constatar que um percentual de não menos que o dobro havia vivido e experimentado em si mesmo algo parecido a uma falta de sentido última e profunda em sua existência.

do assim chamado prazer "positivo" – se trata de uma mera liberdade em relação ao desprazer.

A frustração existencial pode levar também a enfermidades neuróticas. E, nesse caso, falamos na logoterapia de neuroses noógenas – designação usada para aquelas neuroses causadas, original e propriamente, por um problema espiritual, um conflito de consciência ou uma crise existencial –, e à neurose noógena contrapomos heuristicamente a neurose no sentido estrito, que, por definição, é uma enfermidade psicógena.

É evidente que a terapia específica das neurores noógenas só pode ser uma psicoterapia que acompanha a pessoa e também o doente na dimensão noética, e a logoterapia entende a si mesma como essa terapia que ousa entrar na dimensão do espiritual também no que diz respeito à etiologia das enfermidades neuróticas, no que "*logos*" significa não só o sentido, mas também o espiritual[127]. Claro que essa contraposição entre psicoterapia em sentido estrito e logoterapia é meramente heurística.

No entanto, uma terapia noética é indicada não só nos casos de neurose noógena; ao contrário, não é raro que uma neurose psicógena representa a proliferação psíquica num vácuo espiritual, de modo que sua psicoterapia só pode ser concluída quando o vácuo existencial é preenchido ou a frustração existencial é reduzida – sim, mais do que isso: nós mesmos pudemos demonstrar que há também (pseudo)neuroses somatógenas das quais apresentamos três grupos que descrevemos como basedovoide, adisonoide e tetanoide. Foi possível demonstrar ainda como essas (pseudo)neuroses respondem a um tratamento medicamentoso direcionado e, dependendo do caso, à medicação com sulfato de diidroergotamina, acetato de desoxicorticosterona ou éter o-Metoxifenil gliceril. Mas tampouco isso é suficiente se não ousamos entrar na dimensão noética.

Em todos esses casos: tanto nas neuroses psicógenas como nas (pseudo) neuroses somatógenas – a logoterapia é aplicável, não como uma terapia específica, mas inespecífica. Enquanto tal, ela se ocupa menos com o sintoma do que com a atitude do paciente em relação ao sintoma; pois, muitas vezes, o propriamente patogênico é uma atitude equivocada correspondente. A logoterapia distingue aqui distintos padrões de atitude e busca provocar

---

127. A vontade de sentido tem um cunho espiritual subjetivo e o sentido em si tem um cunho espiritual objetivo; ao menos, ele é objetivo na medida em que se trata de "encontrá-lo" e de modo algum de "dá--lo". Igualmente, só pode residir na objetividade do sentido o fato de que ele tenha de ser descoberto e não possa ser inventado.

uma mudança de atitude do paciente; em outras palavras, ela é de fato uma terapia transformadora. Nesse sentido, a logoterapia dispõe de um método e de uma técnica específicos; eu me limito a destacar aqui os métodos da derreflexão e da intenção paradoxal.

Em todo caso: seja como uma terapia específica, seja como inespecífica – a logoterapia busca orientar o paciente para buscar um sentido concreto e pessoal. Porém, ela não está aí para dar um sentido à existência do paciente – afinal de contas, ninguém pode esperar ou exigir que a psicanálise – que se ocupa tanto com a sexualidade – intermedeie casamentos, ou que a psicologia individual – que se ocupa tanto com a sociedade – intermedeie postos de trabalho; assim tampouco a logoterapia intermedia valores. Com efeito, não se trata de dar um sentido à existência do paciente, mas única e exclusivamente de colocá-lo em condições de encontrar o sentido da existência e de ampliar seu campo de visão, de modo que ele tome consciência do espectro completo das possibilidades pessoais e concretas de sentido e valor.

Contudo, se o paciente deve tomar consciência de um possível sentido, então é em primeiro lugar o próprio médico que deve tomar consciência de todas as possibilidades de sentido, e isto significa que ele precisa conhecer algo como o sentido do sofrimento, ou seja, do sofrimento por causa de um destino que se tornou inalterável ou até inevitável, por exemplo, do sofrimento por causa de uma doença incurável; pois semelhante sofrimento abriga em si não só uma ou a última possibilidade de realização de sentido ou de valor, mas a possibilidade de realizar o sentido mais profundo e o valor mais elevado, com o que a vida não deixa de ter um sentido até o último momento. No entanto, a logoterapia não se interessa apenas pela recuperação da capacidade de trabalho, de desfrute e de vivência do paciente, mas também pelo estabelecimento de sua capacidade de sofrimento, a saber, de sua capacidade de realizar o possível sentido do sofrimento.

Mas entre as coisas que parecem tirar o sentido da vida humana estão não só o sofrer, mas também o morrer não só a miséria, mas também a morte. Não devemos nos cansar de salientar que, na realidade, só as possibilidades são transitórias: logo que realizadas, nós as salvamos no passado, onde ficam preservadas da transitoriedade. Pois no passado não há nada que esteja irremediavelmente perdido; pelo contrário, tudo está protegido de maneira que não possa se perder. A transitoriedade de nossa existência não faz, portanto, de modo algum que ela careça de sentido. Mas ela constitui a nossa responsabilidade, pois agora se trata justamente de também realizar as possibilidades (transitórias). E é assim que entendemos também o imperativo categórico da logoterapia, que tem o seguinte teor: "Vive como se já vivesses pela segunda vez e como se, na primeira vez, tivesses feito tudo tão errado como estás a ponto de fazê-lo!" E nos parece que nada possa colocar tanto o ser humano em condições de tomar consciência de sua responsabilidade do que esse lema.

Assim, não cabe ao ser humano perguntar pelo sentido de sua vida. Na realidade, o ser humano deveria se compreender como destinatário da pergunta. E, com efeito, é a própria vida que lhe faz a pergunta e é ele que tem de responder e se responsabilizar pela sua vida. De fato, a análise existencial vê no ser-responsável a essência do ser-aí humano, a essência da existência.

Ser responsável significa mais do que um mero ser livre, de modo que o ser humano é livre de algo, ao passo que é responsável por algo ou diante de algo. Mas a logoterapia apenas faz o paciente tomar consciência do seu ser-responsável deixando-o decidir por si mesmo como interpretar sua própria existência enquanto ser-responsável, ou seja, pelo que é responsável e diante de que, se em geral diante de algo (da consciência ou da sociedade) e não diante de alguém (de Deus).

De qualquer forma, o logoterapeuta será o último a tirar do paciente a responsabilidade a respeito de semelhante decisão, ou a admitir que o paciente transfira sua responsabilidade para o psicoterapeuta.

Em geral, a logoterapia é concebida como um complemento e não como um substituto da psicoterapia em sentido estrito. Sendo assim, a logoterapia também quer contribuir para complementar a imagem do ser humano, no sentido de uma imagem do ser humano "completo", do ser humano em todas as suas dimensões, de uma imagem que inclua a dimensão propriamente humana, a dimensão espiritual.

Antes, falamos da frustração existencial; agora, ela se parece com um niilismo vivido. Ao seu lado pode-se colocar o niilismo erudito – e podemos dizer: somente poderá acolher e superar o niilismo vivido uma psicoterapia que se mantenha livre – ou que se liberte – do niilismo erudito, ou seja, daquela antropologia implícita, que vê no ser humano tão somente a resultante de um paralelogramo de forças, em que os componentes são apresentados, dependendo do caso, segundo as condições biológicas, psicológicas e sociológicas. No âmbito dessa imagem, o ser humano é apresentado como o simples produto de impulsos, da herança e do ambiente. Mas o ser humano não é de modo algum um produto. O que é produto ainda não é o ser humano, mas apenas um homúnculo. O homunculismo é um signo do espírito da época. Se a psicoterapia deve permanecer uma terapia e não se tornar um sintoma no interior da patologia do espírito da época, então ela necessita de uma imagem correta do ser humano, e a necessita pelo menos tanto quanto de um método e uma técnica exatos[128]. No entanto, o médico que supervaloriza e idolatra o método e a técnica e entende o seu papel como um *médicin technicien* apenas comprova que vê o ser humano como um mecanismo e uma máquina – "L'homme machine"! (Julien O. de Lamattrie) –, e não por detrás do doente, um ser humano.

Um sonho de meio século acabou: a saber, o sonho de uma mecânica da alma e de uma técnica da medicina mental ou, em outras palavras, uma explicação da vida da alma com base em mecanismos e um tratamento do sofrimento da alma com auxílio de tecnicismos. Mas o que começa a se delinear na aurora não são os contornos de uma medicina psicologizada, mas os de uma psiquiatria humanizada.

Resumo

Não importa ao ser humano, primariamente, o (r)estabelecimento de quaisquer estados intrapsíquicos da alma, por exemplo, pela satisfação dos instintos ou da reconciliação das pretensões do Id e do Superego, mas importam os objetos do mundo, e num mundo do sentido e dos valores, num mundo não só dado, mas também incumbido como tarefa. Somente quando fracassa a orientação primária para os objetos, o seu estar-orientado-para-algo, a transcendência da existência, então entra em cena o interesse pelo estado anímico que caracteriza tão bem a existência neurótica. O que importa ao ser humano é realizar um sentido e concretizar valores. Na logoterapia, falamos aí de uma vontade de sentido. Assim, tampouco o anseio de autorrealização é em absoluto algo primário; somente na medida em que o ser humano realiza o sentido concreto e pessoal de sua existência,

---

128. Pode ser que a logoterapia dê pouco valor ao método e à técnica. O que é decisivo, principalmente na psicoterapia, é a relação humana, o encontro entre o médico e o doente. Mas também a forma desse encontro pode ser ensinada e aprendida. Podemos ensiná-la através do exemplo que damos, e o bom exemplo desencadeia uma reação em cadeia, pela qual é dada a cada um uma oportunidade ímpar: a oportunidade de ser o primeiro a avançar com o bom exemplo.

realiza também a si mesmo. A vontade de sentido do ser humano pode também ser frustrada, e na logoterapia falamos nesse caso de um vácuo existencial. Também pode levar a enfermidades neuróticas. E, com efeito, falamos na logoterapia de neuroses noógenas, para as quais a logoterapia se considera a terapia específica. Mas não se trata de dar ao paciente um sentido da sua existência, mas de colocá-lo em condições de encontrar o sentido da existência, de ampliar o seu campo de visão de modo que ele tenha consciência do espectro completo das possibilidades concretas e pessoais do sentido e dos valores. Assim, não cabe ao ser humano perguntar pelo sentido de sua vida. Na realidade, o ser humano deveria se compreender como destinatário da pergunta. E, com efeito, é a própria vida que lhe faz a pergunta e é ele que tem de responder e se responsabilizar pela sua vida. De fato, a análise existencial vê no ser-responsável a essência do ser-aí humano, a essência da existência.

Referências

ALLPORT, G.W. *Becoming, Basic Considerations for a Psychology of Personality.* New Haven: Yale University Press, 1955.

ARNOLD, M.B. & GASSON, J.A. The Human Person. Nova York: Ronald Press, 1954, cap. 16: "Logotherapy and Existential Analysis". Nova York: Ronald Press, 1954.

BANZIGER, H. Persönliches und Archetypisches im Individuationsprozess. *Schweiz. Z. Psychol.*, 6, 1947, p. 272-283.

BERTALANFFY, L. *Problems of Life.* Nova York: J.W. Wiley, 1952.

BUEHLER, C. Zur Psychologie des menschlichen Lebenslaufes. *Psychol. Rundsch.*, 8, 1956, p. 1-15.

DIENELT, K. *Erziehung zur Verantwortlichkeit* – Die Existenzanalyse V.E. Frankls und ihre Bedeutung für die Erziehung. Viena: Osterreichischer Bundesverlag, 1955.

FRANKL, V.E. *Das Menschenbild der Seelenheilkunde* – Drei Vorlesungen zur Kritik des dynamischen Psychologismus. Stuttgart: Hippokrates-Verlag, 1959.

_____. *Theorie und Therapie der Neurosen* – Einführung in Logotherapie und Existenzanalyse. Viena: Urban & Schwarzenberg, 1956.

_____. Philosophie und Psychotherapie – Zur Grundlegung einer Existenzanalyse. *Schweiz. Med. Wschr.*, 69, 1939, p. 707.

KOCOUREK, K.; NIEBAUER, E. & POLAK, P. Ergebnisse der klinischen Anwendung der Logotherapie. In: FRANKL, V.E.; GEBSATTEL, V.E. & SCHULTZ, J.H. *Hb. der Neurosenlehre und Psychotherapie.* Vol. 3. Munique/Berlim: Urban & Schwarzenberg, 1959.

LERSCH, P. *Seele und Welt* – Zur Frage der Eigenart des Seelischen. 2. ed. Leipzig: J.A. Barth, 1943.

POLAK, P. *Frankls Existenzanalyse in ihrer Bedeutung für Anthropologie und Psychotherapie.* Innsbruck/Viena/Munique: Tyrolia-Verlag, 1949.

_____. Existenz und Liebe – Ein kritischer Beitrag zur ontologischen Grundlegung der medizinischen Anthropologie durch die "Daseinsanalyse" Binswangers und die "Existenzanalyse" Frankls. *Jb. Psychol. Psychother.*, 1, 1953, p. 355-364.

PARTE DIAGNÓSTICA

O diagnóstico neurológico diferencial "orgânico-funcional"

Antes de tudo, temos que nos perguntar com que direito se fala particularmente do diagnóstico neurológico diferencial entre quadros orgânicos e funcionais. Pois esse diagnóstico diferencial não é igualmente tema também das outras disciplinas de Medicina? Por exemplo, o especialista em medicina interna não está, pelo menos com a mesma frequência, diante do problema do diagnóstico diferencial? Pois bem, é provável que assim seja; no entanto, de fato – mas não de direito – é o neurólogo que, na maioria das vezes, se vê diante da questão de saber se, no caso concreto, se trata de um distúrbio funcional, e por quê. Já o conceito de funcional leva ao âmbito do psicógeno, e esse conceito, por sua vez, leva ao âmbito do neurótico e, por conseguinte, ao domínio da neuropsiquiatria.

Já nesse ponto teríamos de inserir uma observação crítica preliminar. É preciso sim perguntar se e até que ponto os conceitos "funcional" e "neurótico" coincidem ou se talvez se sobreponham mutuamente. Para responder essa pergunta, temos de, em primeiro lugar, passar em revista os possíveis opostos do conceito de "enfermidade funcional"; perguntemos, pois: em oposição a que se utiliza de modo pertinente o termo "funcional"? O que será excluído ao qualificarmos algum quadro clínico como funcional?

Antes de tudo, entende-se por "funcional" um estado do qual podemos afirmar que, em nossa opinião, não tem origem orgânica, nem base somatógena; portanto, não é fisiógeno (Gerstmann). Já nesse ponto, porém, seria preciso observar que o âmbito da causalidade orgânica de modo algum pode ser definido de uma vez por todas; ao contrário, pode-se observar, por toda a parte, em todas as especialidades, que as fronteiras do que chamamos de fisiógeno se deslocaram consideravelmente no decorrer da história da pesquisa médica, e não só em prol de uma psicogênese redefinida em termos mais nítidos, mas também em prol da fisiogênese recentemente descoberta. Quantas coisas não eram consideradas anteriormente como funcionais simplesmente porque, até aquele momento, era desconhecida a sua base orgânica! Basta pensar em doenças outrora consideradas "enfermidades neurológicas funcionais" ou até "neuroses", como a epilepsia! No entanto, também no âmbito da medicina interna, em especial desde os relevantes trabalhos de G. Bergmann, tende-se a conceber que muitas das coisas que hoje seguem sendo consideradas funcionais algum dia demonstrarão sua base e sua etiologia orgânicas. É claro que tal base orgânica não precisa consistir em uma modificação estrutural morfológica demonstrável e em um desvio da norma; ao contrário, frequentemente os "distúrbios funcionais" do organismo descritos por G. Bergmann somente se manifestarão em modificações de forma substanciais, para as quais foram conduzidas nesse meio-tempo, depois de uma existência mais ou menos prolongada, ou seja, "com o tempo". Pois exatamente como a função "constrói" o órgão, assim também o distúrbio da função, ou seja, o distúrbio originalmente só funcional, desmantela o órgão.

Assim, nesse primeiro sentido, funcional significa, acima de tudo, não fisiógeno; depois, significa fisiógeno não demonstrável; e, por fim, não primariamente fisiógeno (ainda que – facultativamente – conduza a modificações orgânicas secundárias). Como vemos, esse conceito de "funcionalidade" coincide incidentalmente com o que se qualifica no uso geral, tradicional e corrente da linguagem como "nervoso" – entretanto, só na medida em que se refere a "sintomas nervosos" e não a "caráter nervoso" (A. Adler) – ou seja, a uma qualificação psicológica da pessoa que produz o respectivo sintoma. E, com isso, já teríamos chegado ao segundo ponto em que precisaríamos contrapor o conceito de "funcional" a um conceito oposto mais amplo: o conceito de psicógeno. Pois não devemos perder de vista que, ao qualificar qualquer transtorno como funcional no sentido que se acabou de esboçar, de modo algum está se afirmando que se considera positivamente o transtorno – "não fisiógeno" – como psicógeno. Tudo o que não tem uma causa orgânica, ou que sua causa orgânica ainda não seja conhecida, não tem por que ter, só por isso, uma causa psíquica. A partir da presumida ou comprovada negatividade do achado orgânico não se pode em absoluto inferir, de forma direta e positiva, que se trate de uma psicogênese. Ao contrário, a psicogênese, por sua vez, deve ser demonstrada ou, pelo menos, fazer-se plausível, diagnosticável, como a fisiogênese. Portanto, a psicogênese nunca pode ou deve ser diagnosticada simplesmente por exclusão. Teremos de falar ainda sobre o mal que é causado quando o médico, na falta de achados orgânicos positivos, infere uma suposta psicogênese – e a "comunica" ao paciente: é possível que seja esse procedimento equivocado e enganoso do médico que instigue no paciente uma atitude neurótica de protesto.

Em resumo, constatou-se que o conceito de funcional pode significar tanto o não fisiógeno como, positivamente, o psicógeno; no que, entretanto, temos de levar em consideração dois aspectos: em primeiro lugar, "neurótico" significa uma qualificação do ser humano, portanto, do portador de um sintoma; neurótica pode ser apenas a base psicológica, muitas vezes caracterológica de um ser humano, e somente a partir dessa qualificação do ser humano que "tem" um determinado sintoma pode-se qualificar também o próprio sintoma como neurótico. Com essa caracterização do sintoma já se emitiu inclusive um juízo sobre a sua importância na estrutura geral da personalidade como um todo. Em segundo lugar, deve-se inclusive diferenciar o conceito "reativo" do conceito "psicógeno": claro que os sintomas reativos, por exemplo, um estado depressivo reativo, são psicógenos; mas tudo o que é psicógeno não tem que ser (desencadeado) reativamente; ao contrário, há distúrbios psicógenos que surgem também independentemente das vivências exteriores, simplesmente da inclinação interna para o conflito.

De tudo que foi dito, queremos sublinhar uma conclusão: que é compreensível que particularmente o neuropsiquiatra se ocupe do diagnóstico diferencial entre "orgânico" e "funcional". Se, a seguir, são considerados – de maneira mais ou menos clara – os possíveis meios auxiliares dessa diferenciação, recomenda-se começar pelas possibilidades oferecidas pela adoção da anamnese.

Em geral, a indicação de que um determinado sintoma surgiu associado a emoções ou se desenvolveu cada vez mais como consequência delas aponta nesse sentido. Inclusive seria prematuro inferir imediatamente a partir de uma indicação semelhante a presença de um transtorno psicógeno. Pensemos, por exemplo, na – sem dúvida, um tanto problemática – assim chamada epilepsia afetiva! Também os acessos, sem dúvida organicamente condicionados, que se apresentam nessa enfermidade, são desencadeados por emoções psíquicas, ou seja, por afetos. Ao afeto cabe aqui um significado causal, mas ele não desempenha o papel de uma causa autêntica e primária, mas simplesmente o de uma condição desencadeadora. Seria, portanto, errado e perigoso, a partir de um indício de anamnese, no caso concreto, fazer o diagnóstico de um ataque de histeria, em vez de uma epilepsia (afetiva). É evidente que, na diferenciação diagnóstica entre crises de epilepsia e histeria – na medida em que não podemos assistir o paciente durante a crise –, temos de estar atentos à anamnese e verificar se o paciente morde a língua ou se emite involuntariamente urina e fezes. De modo complementar, devemos observar que, nos inúmeros "pequenos" acessos, nomeadamente em crianças (ausências, picnolepsias), nos quais o diagnóstico não consegue esclarecer o seu caráter orgânico por meio de anamnese, é importante perguntar aos parentes que observaram esses acessos se o rosto ficou avermelhado ou pálido, ou seja, se houve uma mudança súbita na irrigação sanguínea – um fato que aponta na direção de um mal menor.

A propósito, hoje em dia é improvável que exista algo que em outras épocas se chamava "histeroepilepsia", ou seja, enquanto uma autêntica unidade nosológica. Quando ainda utilizada atualmente, essa expressão se refere, em geral, apenas a um diagnóstico de conveniência. E, no caso concreto, teremos de nos esforçar para decidir se estamos diante de uma ou a outra doença. Não há dúvida de que a modificação epiléptica do caráter predispõe também a determinados mecanismos psicógenos, mas mesmo esses mecanismos, sem dúvida, apontam para uma outra direção do que os da histeria. No entanto, por mais improvável que seja que a combinação e sucessão de sintomas orgânicos com mecanismos histéricos conduza justamente a uma formação híbrida como a que representaria a assim chamada histeroepilepsia, segue vigente o antigo provérbio dos médicos generalistas de que um caráter histérico autêntico e verificado não torna o paciente imune a ficar doente também de um transtorno orgânico qualquer.

Ao considerarmos o andamento do exame que deverá possibilitar o diagnóstico diferencial entre quadros orgânicos e funcionais veremos quanto e até que ponto o exame, por si só, está em condições de produzir sintomas aparentes. Agora deve-se assinalar apenas que em certas circunstâncias se pode chegar ao mesmo resultado recorrendo à anamnese. Particularmente no caso de um doente neurótico, a formulação de perguntas com inabilidade pode levá-lo a criar ideias hipocondríacas da maior gravidade. Aqui é importante neutralizar a tempo tais ideias esclarecendo o paciente a respeito do significado de suas respostas às nossas perguntas; assim, por exemplo, se diante da pergunta sobre a existência destes ou de outros casos de doença entre os familiares (na anamnese familiar) o paciente informa sobre doenças em que não existe uma hereditariedade similar, temos a obrigação de dizer-lhe imediatamente que não existe conexão alguma com eles, e impedir assim o avanço de quaisquer temores hipocondríacos e de ansiedade antecipatória. Devemos tomar medidas específicas no sentido de prevenir pensamentos hipocondríacos, ou seja, o desenvolvimento e a persistência de considerações hipocondríacas suscitadas no doente por nossas perguntas quando, na anamnese familiar, apareçam casos de transtorno mental; pois poucas ideias hipocondríacas são tão arraigadas, tão difíceis de eliminar e podem prejudicar tanto a vida do afetado como o temor de uma enfermidade psicótica, temor que geralmente se baseia na mera ocorrência de tais doenças entre os parentes e pode atingir o nível de uma fobia declarada.

Muitas vezes, essa e outras fobias semelhantes de conteúdo hipocondríaco são geradas justamente por uma anamnese involuntariamente inábil. Elas fazem parte das neuroses iatrógenas, ou seja, daquelas neuroses que são provocadas pelo médico. O perigo de gerar neuroses iatrógenas é, sem dúvida, ubíquo. Porém, a possibilidade de prevenção é maior se o médico está ciente desse perigo. Claro que nem a informação médica melhor intencionada está livre dessa possibilidade; além disso, justamente essa informação requer um método especialmente cuidadoso se não quiser sucumbir ao perigo que leva associado. Evidentemente, nós, médicos, preferiríamos que, por exemplo, com base em uma ampla campanha informativa sobre as doenças venéreas, venham até nós dez sifilófobos que tenhamos que tranquilizar, se dessa maneira chegar a nós um único caso real de sífilis que possa ser tratado a tempo.

Um capítulo à parte é dedicado nesse contexto aos "complexos" hipocondríaco-fóbicos, que devem seu surgimento a um diagnóstico "a qualquer preço", como sucede com frequência. Aqui nos referimos, por exemplo, ao outrora tão frequente diagnóstico de "esteroptose", que – na ausência de outro diagnóstico orgânico positivo – tratava de informar aos pacientes que, por algum motivo qualquer, talvez psíquico, simplesmente haviam emagrecido. O doente, que obviamente sequer consegue saber o caráter relativo em que pode ter validade a "ptose" em geral como diagnóstico, se sentirá sabe Deus quão doente – pelo simples fato do diagnóstico. No entanto, também já sucedeu que diagnósticos ainda mais inofensivos deram ocasião a grandes equívocos hipocondríacos.

Está claro que, principalmente para o diagnóstico diferencial entre quadros orgânico-cerebrais e funcionais, elementos essenciais podem ser obtidos já por ocasião da tomada da anamnese; esse é o caso, por exemplo, quando suspeitamos de uma base orgânica, ainda que em grau diminuto, para sintomas aparentemente só funcionais do doente, mas que, justamente por seu caráter diminuto, apenas podem ser comprovados pelo exame somático. Quando, por exemplo, no caso de uma hipotética cefaleia pós-comocional, podemos constatar, por meio da anamnese, que dores de cabeça aparecem principalmente ao se inclinar para baixo, para logo em seguida desaparecer de modo ainda mais rápido, ou quando numa suspeita de neurite, além das dores, se comunicam também parestesias, então esses dados anamnésticos apontam na direção orgânica; só temos que nos precaver de, por assim dizer, sugerir ao paciente, por meio de perguntas malcolocadas, informações positivas correspondentes; ao contrário, daremos preferência às perguntas retóricas, negativas, ou seja, uma vez que queremos excluir o caráter funcional de sua doença perguntaremos ao doente da seguinte forma: "Não é verdade que você tem dores, verdadeiras dores, e não talvez uma espécie de perda de sensibilidade, ou um formigamento ou algo parecido?"

É conhecido que os quadros verdadeiramente funcionais ou até histéricos se desmascaram, às vezes, a si mesmos pelo modo como são descritos durante a anamnese. O histérico costuma tornar-se tão demonstrativo e ostensivo na descrição anamnéstica dos seus distúrbios que sua exposição se torna rapidamente uma exibição. Assim, Allers menciona o caso de uma paralisia histérica em que a doente se queixou de sua incapacidade de levantar o braço esquerdo, nos seguintes termos: "Creia-me, não consigo nem mais fazer assim..." – ao passo que, ao dizer essas palavras, levantava o braço até a horizontal...

Depois desta exposição introdutória em que se busca saber até que ponto a anamnese pode nos oferecer pontos de referência para nossos objetivos diagnósticos, dediquemo-nos agora à seguinte questão: o que temos de considerar basicamente no levantamento dos achados orgânicos, ou seja, no exame somático do doente, se queremos diferenciar entre quadros orgânicos e funcionais? Sobretudo quando se trata da autenticidade questionável de sintomas patológicos que aparecem em função de traumas, seria preciso diferenciar-se as seguintes possibilidades fundamentais:

1) Lesão direta do órgão afetado, digamos, do cérebro, pelo trauma, ainda que não se desenvolva uma síndrome orgânica, mas neurastênica, que, ao surgir sobre uma base orgânica, designamos de pseudoneurastênica. Precisamente a já mencionada síndrome pós-comocional dá às vezes a impressão de ser neurastênica (na ausência de qualquer achado somático patológico).

2) Dessas síndromes pseudoneurastênicas (ou pseudoneuroses, como também se poderia chamá-las) diferenciam-se as neuroses traumáticas propriamente ditas. Nesse caso lidamos com neuroses autênticas que se desenvolvem com base numa estrutura de personalidade neurótica e que somente são postas em marcha pelo trauma. Em tais casos, a neurose sempre já estava presente como uma predisposição, pois tem sua base na personalidade, ao passo que o trauma se incorpora posteriormente de modo secundário como um momento condicionante, desencadeador. Está amplamente demonstrado que determinados tipos de personalidade, dentre os inúmeros caracteres neuroticamente estruturados, mostram por assim dizer uma especial avidez por traumas. Lembramos aqui somente os relevantes trabalhos de Alexandra Adler, que estudou as relações psicológicas entre uma personalidade neurótica e acidentes de trabalho, bem como as publicações de Erwin Straus, que envidou esforços para demonstrar o significado representativo, simbólico do trauma para a pessoa afetada pela neurose de acidente.

3) Da neurose de acidente, no sentido acima descrito, é preciso distinguir a histeria de renda ou pensão. Ao passo que, no caso da neurose de acidente, a vivência do trauma e sua ulterior elaboração psíquica tem caráter puramente expressivo – enquanto o acidente vai ao encontro de algumas tendências neuróticas do afetado –, no caso da histeria de renda, os transtornos não são expressão de uma neurose traumática exacerbada, mas meio para um fim, meio a serviço de tendências histéricas, meio para tirar vantagem do próprio acidente, ou seja, para assegurar uma vida o mais livre de preocupações possível.

4) Apesar disso, deve-se ter presente que esse caráter de meio para um fim que caracteriza os sintomas da histeria de renda fica encoberto e oculto no inconsciente. É diferente no caso da simulação, em que o paciente está consciente da intenção a serviço da qual o sintoma parece se apresentar.

Em resumo, pode-se dizer que, por princípio, é preciso distinguir claramente entre pseudoneurastenia pós-traumática, neurose de acidente, histeria de renda, simulação. A pseudoneurastenia pós-traumática é um distúrbio orgânico – os três quadros restantes são funcionais. A neurose de acidente representa a expressão de uma atitude neurótica. A histeria de renda é um meio a serviço de uma tendência histérica, ou seja, de um desejo de obter renda, de modo que essa tendência não é consciente enquanto tal. Já no caso da simulação, contudo, é conscientemente intencional.

Muitas vezes, quando o paciente se queixa de dores, a própria queixa pode nos guiar no diagnóstico diferencial. Com razão, o médico está acostumado a reagir com ceticismo à afirmação de que o paciente sente dor simplesmente em todas as partes. Se queremos excluir um processo (poli) neurítico, ou seja, neurológico, recomenda-se orientar o exame corporal de modo que, no caso de suspeita de presença de uma síndrome funcional, não se inicie examinando os diversos pontos de Valleix, mas que pressionemos primeiro aqueles pontos por onde não passam troncos nervosos ou outros pontos onde não há saída de nervos, prestando atenção às manifestações de dor do paciente. Se o doente se queixa da dor por causa da pressão, procuramos conversar com ele para desviar sua atenção e, a seguir, quando não está prestando atenção, pressionamos os pontos típicos.

É preciso advertir contra o tipo de exame, já há muito tempo superado, que busca os pontos de dor supostamente característicos da histeria, designados como *clavus, mammarie* etc. Está comprovado, há muito tempo, que se trata de artefatos sugestivos; os resultados obtidos não são verdadeiros, mas produtos artificiais de uma técnica de exame equivocada. Pois toda vez que perguntamos a um paciente histérico de forma afirmativa se dói quando fazemos esta ou aquela pressão, neste ou naquele ponto, receberemos sempre uma resposta afirmativa; nos respectivos casos, estamos propensos a provocar inclusive uma "glabelia" ou uma "xifoidia" etc. Por isso, em caso de dúvida se sugere sempre fazer a pressão num ponto típico de enfermidades orgânicas, acompanhada da pergunta de cunho negativo: "Aqui não dói, não é verdade?"

Ao passarmos agora ao exame dos nervos cranianos não abordaremos em detalhe as sutilezas do exame funcional do primeiro e nono pares de nervos, isto é, a questão da autêntica anosmia ou ageusia, tampouco a técnica com auxílio da qual se desmascaram distúrbios visuais funcionais ou histéricos ou ainda afonias. Tudo isso representaria um trabalho à parte, que, além disso, seria pertinente à disciplina de Otorrinolaringologia ou Oftalmologia e, portanto, corresponderia pouco às necessidades do médico prático. Por outro lado, no que diz respeito aos nervos cranianos, o exame das pupilas adquire especial relevância precisamente para realizar a diferenciação dentre quadros orgânicos e funcionais. Em primeiro lugar, ele é indispensável para a constatação de uma eventual paralisia progressiva como base orgânica de uma síndrome ou de um pródomo pseudoneurastênico. Em segundo lugar, o exame das pupilas é particularmente importante para saber se distúrbios neurastênicos pós-traumáticos têm por base uma autêntica síndrome pós-comocional, ou seja, um substrato orgânico (caso em que uma simples anisocoria constitui um dado essencial). No exame minucioso das pupilas, sua forma, amplitude e reação, desempenha um papel muito importante a circunstância de que os distúrbios das pupilas certamente não podem ser intencionalmente imitados. Claro que O. Bumke constatou certa vez não só um caso de ptose psicógena, mas – como, aliás, também outros autores – ocasionalmente descreveu um caso de rigidez histérica das pupilas. Essa rigidez pupilar, porém, havia aparecido durante um ataque histérico, e o próprio Bumke a atribuiu ao efeito tetanizante da hiperventilação. Essas conexões patogenéticas foram salientadas também por Johannes Lange e E. Guttmann; ambos os autores sustentam a possibilidade de que, no caso da disposição epiléptica correspondente, possa se produzir a transição efetiva de um ataque histérico para um epiléptico, visto que a hiperventilação é adequada para elevar na medida necessária a disposição orgânica para convulsões.

Ao abordar o exame neurológico da sensibilidade, devemos considerar o seguinte aspecto no que se refere a um eventual diagnóstico diferencial entre quadros orgânicos e funcionais: 1) No exame da função sensível do trigêmio, temos de prestar atenção ao reflexo corneano. No entanto, atualmente temos de rejeitar a afirmação, outrora ouvida com tanta frequência, de que a falta de reflexo da córnea ou da faringe seja classificado como um estigma histérico; às vezes, o reflexo corneano não é ativado de ambos os lados, tampouco em pessoas normais. Importante é a diminuição do reflexo corneano de um só lado; sendo constante, esse sintoma é significativo em qualquer caso. Basta lembrar nesse contexto a importância de semelhante diagnóstico naqueles casos em que vertigens e outros sintomas subjetivos vagos nos obrigam a suspeitar, apesar dos escassos elementos orgânicos, de um tumor do ângulo ponto-cerebelar.

No exame da sensibilidade superficial do corpo, é da maior importância, nos casos em que se deu uma diminuição hemilateral, determinar o limite mediano. Sabemos, pois, que as hemiplegias funcionais ou histéricas da sensibilidade superficial estão estritamente limitadas ao plano mediano, ao passo que as hemianestesias organicamente condicionadas se transformam já no plano paramediano em sensibilidade normal. É igualmente conhecido que os distúrbios psicógenos da sensibilidade nas extremidades aparecem geralmente nos membros e não se atêm ao esquema de inervação periférico nem aos limites segmentares. Não devemos nos esquecer, porém, que a siringomielia faz o mesmo, na medida em que pode levar à perda de sensibilidade nos punhos, enquanto que, por sua vez, outro distúrbio da sensibilidade organicamente condicionado, a saber, o distúrbio da sensibilidade que parte de focos corticais, também pode acarretar perdas de sensibilidade nos membros, tipicamente nos dedos.

Seria errôneo utilizar de antemão os dados contraditórios que os pacientes nos fornecem frequentemente por ocasião do exame de sensibilidade para diagnosticar um distúrbio funcional. Pois é conhecido que, durante o exame de sensibilidade, ocorrem variações dos valores limiares que podem ser consideradas manifestações de cansaço. Um exame adequado da sensibilidade requer, assim, não pouca paciência do médico e, nesse sentido, pode-se dizer que o exame de sensibilidade do paciente acaba sendo, por vezes, uma prova de paciência para o médico.

Se suspeitamos de mecanismos histéricos ou de simulação evidente, procederemos da seguinte forma: solicitamos ao paciente – que, claro, tem de manter os olhos fechados – que informe de imediato se percebeu ou não os estímulos táteis ou pungentes que lhe provocamos com frequência o mais regular possível quer dentro da área anestésica quer fora dela. Ao passo que, de início, perguntamos expressamente: "Você sente alguma coisa – sim ou não?", induzindo o paciente a responder sempre com sim ou não deixamos em seguida de fazer tais perguntas e passamos a fazer os estímulos em sucessão arrítmica, de modo que tudo que seja mera expectativa e adivinhação possa ser excluído. Apesar disso, o histérico ou simulador reage uma ou outra vez com um não e, com isso, desmascara a si mesmo.

Ao abordar o exame das funções motoras, queremos iniciar pela função da fala. Não nos referimos à função da linguagem – cujo exame desembocaria na investigação de uma afasia –, mas ao exame de uma eventual disartria. Se temos a impressão de que, em certas palavras usadas como teste, o doente tropeça em algumas sílabas, faremos com que ele repita várias vezes a respectiva palavra: se a pronúncia melhora cada vez mais, trata-se provavelmente de um distúrbio neurótico, o que eventualmente, no caso de sifilófobos, provém do temor hipocondríaco de sofrer uma paralisia, portanto, de uma ansiedade antecipatória de tropeçar nas sílabas. Se nesses casos o momento do exercício melhora consideravelmente a função da fala, nos casos de paralisia real a repetição da palavra-teste provoca cansaço, o que leva a um aumento do distúrbio de tropeçar nas sílabas. De resto, queremos assinalar que, em repetidas ocasiões, podemos observar que o paralítico se revela como tal antes mesmo que lhe tenhamos dito uma palavra-teste; alguns deles sequer nos deixam "pronunciar a palavra-teste", pois "caem na palavra-teste", interrompendo-nos com sua típica e jovial boa intenção, tentando repetir essa palavra (longa e difícil), ainda antes de havê-la ouvido por completo.

É evidente que no exame das funções da fala, quando há suspeita de paralisia, deve-se prestar atenção aos movimentos mímicos em excesso, no sentido dos chamados "relâmpagos". Nunca devemos confiar demasiadamente nesse sintoma, pois, em primeiro lugar, também os neuróticos tendem a manifestações motoras semelhantes e, em segundo lugar, inclusive nos esquizofrênicos há um fenômeno análogo a relâmpago, que ocorre especialmente na região do primeiro ramo do nervo facial. Nós mesmos descrevemos esses movimentos – que se dão principalmente nos músculos corrugadores superciliares – como sintoma frequente no estágio inicial dos surtos esquizofrênicos e os designamos de fenômeno do corrugador[129].

Ao tratarmos agora do exame da motilidade nas extremidades, teríamos de mencionar principalmente que devemos observar com bastante atenção se o paciente cumpre com os comandos recebidos com uma real inervação. Claro que é preciso uma certa experiência pessoal para perceber imediatamente se uma inervação espontânea realmente ocorreu ou não. Não devemos esquecer, naturalmente, que uma inervação deficiente ocorre também quando existe uma simples inibição da dor, como, por exemplo, em processos orgânicos, como neurites, artrites etc. Além disso, em afecções nervosas periféricas concentraremos nossa atenção em verificar se as deficiências motoras são características; por exemplo, no caso de

---

129. FRANKL, V.E. Ein häufiges Phänomen bei Schizophrenie. *Zeitschrift für Neurologie und Psychiatrie*, 152, 1935, p. 161-162.

uma possível lesão do nervo radial, buscaremos identificar, com base nos testes habituais, as deficiências motoras típicas de tais lesões. Se suspeitamos que, em especial, uma paresia motora unilateral de uma extremidade inferior tem caráter funcional, pedimos que o paciente, deitado, levante primeiro a perna saudável e, em seguida, comparativamente, a perna tida como doente. Se o paciente levanta esta última apenas um pouco, começamos a examinar seu pé e fazemos como se nos tivesse ocorrido de modo inteiramente casual que existe alguma alteração patológica na planta do pé ou no calcanhar, e o levantamos passivamente com a aparente intenção de inspecionar mais de perto o local em questão. No entanto, com essa orientação de nossa atenção para um local específico, desviamos a atenção do enfermo de suas capacidades motoras e a dirigimos para a suposta presença de anomalias patológicas no seu calcanhar. O efeito – no caso de paresia motora meramente funcional – será o de que a perna supostamente parésica se mantém na mesma altura que a perna saudável, quando nós mesmos já não a sustentamos, mas a deixamos entregue apenas à sua motilidade ativa.

Como se sabe, por meio da técnica de Gierlich podemos demonstrar, com relativa segurança, os graus mais leves de hemiparesia, ou seja, verificá-los como paresias orgânicas; aqui temos de prestar especial atenção para o fato de que, no verdadeiro fenômeno de Gierlich, a mão parésica (com os olhos fechados) estendida por um tempo com a palma da mão para cima, não só desce, como – e isso é essencial – mostra aí uma clara tendência à pronação.

Em caso de dúvida quanto ao esclarecimento do diagnóstico diferencial entre paresia orgânica ou funcional, evidentemente dispomos também do exame eletrodiagnóstico dos nervos periféricos, bem como da musculatura. Ainda antes disso, porém, podemos tirar nossas conclusões a partir de eventuais distúrbios tróficos ou vasomotores, que devemos presumir pelo menos nas afecções prolongadas do neurônio periférico.

Na verificação das condições funcionais no sentido da motilidade passiva, podemos distinguir o sinal autêntico de Lasègue do falso da seguinte maneira: se mantemos a perna em questão tão flexionada na articulação do quadril e, ao mesmo tempo, tão estendida na articulação do joelho que, num determinado ângulo da flexão, o paciente acusa dor, então tentamos, mantendo o ângulo da flexão, fazer a rotação da perna para dentro e para fora; se a dor aumenta na rotação para dentro e diminui na rotação para fora, trata-se de um indício de autêntico Lasègue. (As condições inversas indicam, em certas circunstâncias, uma enfermidade na área da articulação do quadril ou, em todo caso, um pseudo-Lasègue, mas não em todos os casos uma enfermidade funcional.)

Do exame da motilidade faz parte também o exame das manifestações patológicas da hipermotilidade. Naturalmente, trata-se aqui sobretudo de sintomas como tremor e similares, e de saber se têm uma origem orgânica. Tendemos a considerar todo tremor não característico e irregular como funcional, ao passo que é evidente o caráter orgânico do tremor rápido e delicado dos dedos, característico do hipertireoidismo, bem como o tremor lento e rude das mãos, típico dos processos extrapiramidais. Está claro que, em caso de dúvida, esta última forma de tremor pode ser diagnosticada com maior facilidade se temos outros indícios de uma gênese estriária; poderá nos guiar no diagnóstico diferencial tanto o típico movimento de "enrolar pílulas" como o chamado fenômeno da roda dentada, que muitas vezes pode ser encontrado inclusive nos casos em que quase não se percebe um aumento da tonicidade estriária. Se, porém, o tremor é pouco característico, não precisa ainda assim ser funcional. Ao contrário, em casos semelhantes, em que o tremor representa um sintoma isolado, temos de pensar no chamado tremor essencial ou familiar e fazer as perguntas correspondentes na anamnese.

Quanto ao diagnóstico, um capítulo muito relevante representa por si só o tremor intencional. Uma evidência incontestável desse sintoma permite, por vezes, fazer o grave diagnóstico de uma esclerose múltipla, a saber, nos casos oligossintomáticos dessa enfermidade. Foi possível observar que se podem distinguir facilmente, quanto a sua natureza orgânica ou funcional, justamente os erros visivelmente grosseiros do teste do dedo-nariz: no caso de erros grosseiros para atingir o objetivo, temos apenas que prestar atenção à maneira com que o doente se comporta no momento em que a ponta do seu dedo indicador (com os olhos fechados) pousa mais ou menos distante da ponta do nariz: se ele imediatamente se corrige, ou seja, se, por meio de uma sensibilidade superficial não afetada, ele tateia com a ponta do dedo, de imediato, até a ponta do nariz, então o erro de pontaria no teste do dedo-nariz é organicamente condicionado, ao passo que, inversamente, o paciente neurótico, histérico ou simulador – justamente com intenção demonstrativa, ostentadora – seguirá com o seu dedo no local errado.

Se quisermos saber se outra manifestação de hipermotilidade extrapiramidal, ou seja, a agitação motora coreica, representa um mero movimento indesejado de um jovem ou uma criança ou já é um sintoma propriamente estriário, é preciso apenas desviar a atenção do paciente solicitando que faça cálculos mentais: é parte da essência da autêntica hipermotilidade coreica que ela se exacerbe com esse procedimento.

O exame neurológico inclui também a verificação da diadococinese. Se queremos avaliar sua perda mediante o diagnóstico diferencial, temos que levar em conta que, em pessoas destras, ela apresenta relativamente menor êxito do lado esquerdo já por razões de ordem fisiológica. De resto, cabe assinalar nesse ponto que, nos casos da chamada hemiparesia latente, muitas vezes se pode constatar uma clara hipodiadicocinese, por exemplo, como resíduo mínimo e derradeiro depois de um insulto apoplético de grau leve, antes mesmo do já sensível indicador do fenômeno de Gierlich.

Para constatar eventuais enfermidades orgânicas do sistema nervoso ou para assegurar sem reservas o diagnóstico diferencial é importante também o exame do tônus muscular. Nesse caso, porém, temos de nos precaver principalmente de considerar tensões voluntárias ou inclusive relaxamento deficiente como aumento do tônus muscular. O simples conselho de relaxar não é suficiente em todos os pacientes; ao contrário, não raras vezes observamos, particularmente em pessoas neuróticas, que é justamente diante de tal pedido que se "contraem", dirigindo sua "tensa" atenção exatamente ao membro que deve ser relaxado. Por isso, preferimos produzir nós mesmos o relaxamento por meio de movimentos passivos – só que os movimentos passivos devem ser realizados da forma mais arrítmica possível, pois do contrário o doente participa da inervação.

Como se sabe, o relaxamento é um requisito indispensável também para o exame preciso dos reflexos, pois, de modo geral, temos que levar em consideração muito menos o valor absoluto do efeito motriz do que a relativa igualdade ou diferença lateral. Esta é, contudo, ainda que em grau mínimo, um indicador da existência de um estado orgânico, sempre que seja constante. No que diz respeito especificamente ao exame do reflexo patelar, aconselha-se que seja realizado com o paciente sentado, sem que as pernas estejam cruzadas, mas com ambas as solas dos pés apoiadas no chão. Colocamos nossa mão esquerda – enquanto que a mão direita maneja o martelo de reflexos – sobre o quadríceps correspondente do paciente;

com isso perseguimos o duplo objetivo de poder não apenas controlar o relaxamento do músculo, mas também, nos casos em que é difícil produzir o reflexo patelar, permanecendo sem efeito motor, poder observar a contração do músculo pelo menos pela palpação. Se, mesmo assim, o reflexo ainda não é suscitado de maneira convincente, pedimos que o paciente, com a ponta do pé para baixo, pressione sobre o chão – com isso provocamos uma inervação dos antagonistas e, assim, indiretamente, do modo mais simples, obrigamos o quadríceps ao máximo relaxamento possível. Na maioria dos casos, pode-se esperar mais dessa maneira de proceder do que da célebre manobra de Jendrassik. No exame do reflexo aquileano, por sua vez, procuramos alcançar o maior grau possível de relaxamento fazendo com que o paciente se ajoelhe sobre uma base macia. Dessa maneira, em primeiro lugar, subtraímos o exame do campo de visão do paciente. Além disso, movemos o pé alternadamente para cima e para baixo, de modo arrítmico, pois essa é a forma provavelmente mais garantida de obter completo relaxamento.

No exame do importante reflexo de Babinski é relevante que o reflexo se apresente do modo mais "clássico" possível. A falta desse reflexo se pode chamar de "clássica" somente quando simultaneamente, em primeiro lugar, a flexão dorsal do grande artelho se dá de forma tônica e, em segundo lugar, os demais artelhos estão claramente flexionados no sentido plantar. Para poder produzir dessa forma clássica um autêntico Babinski positivo, é muitas vezes necessário "estimulá-lo" – o que se consegue mais facilmente roçando, repetidas vezes, exclusivamente o bordo lateral externo do pé. De resto, cabe assinalar que, dentro de margens amplas, há verdadeiras transições entre a mera "suspeita", passando por um Babinski duvidoso até um manifestamente clássico. Além disso, é preciso levar em conta que, em última instância, raramente um Babinski surge "de um dia para o outro". Por isso, em caso de dúvida, ou seja, de enfermidades orgânicas incipientes, teremos que nos limitar e, com isso, nos contentar com reter de forma puramente descritiva as reações motoras que possamos constatar no "exame de reflexo de Babinski". Desse modo, evitaremos nos casos limítrofes qualquer futura surpresa lamentável, o que é extremamente importante tendo em vista que certas escleroses múltiplas começam, por um lado, com moléstias aparentemente funcionais, predominantemente subjetivas e, por outro lado, apresentam no início como único sintoma orgânico isolado um Babinski implícito ou – ainda mais típico! – um Rossolimo implícito.

103

Para concluir o exame neurológico, costuma-se examinar a estática e a locomoção. Nesse momento, cabe examinar principalmente o sinal de Romberg. Mas também aqui há sinais que permitem distinguir facilmente um Romberg orgânico de um funcional. Como se sabe, no Romberg autêntico a insegurança ao juntar os pés aumenta com os olhos fechados. Cuidamos de levar a cabo esse exame procedendo do seguinte modo: primeiro, o paciente é convidado somente a juntar os pés, e esperamos até que ele se mantenha em pé tranquilamente; só então o instruímos também a fechar os olhos. No entanto, nos casos em que esperamos um Romberg meramente funcional, vinculamos à instrução com a sugestão de que ao fechar os olhos se aumentará ainda mais a segurança da sua postura erguida. Dessa maneira se consegue realmente comprovar, na maioria dos casos, um Romberg funcional, pois justamente nesses casos podemos pressupor com razão um aumento da sugestionabilidade.

Para o exame do andar dificilmente podemos indicar pontos de referência válidos para diferenciar distúrbios orgânicos e funcionais. Aqui o neuropsiquiatra depende inteiramente de sua experiência e de suas impressões, assim que aparecer um distúrbio não característico do andar ou que não pareça tipicamente funcional. Pois a técnica habitual utilizada no caso de abasia aparentemente histérica, ou seja, de deixar que o paciente caia no chão apenas para poder produzir a prova de que ele não se machucou na queda, parece-nos, afinal, demasiadamente heroica. No entanto, nos casos em que supostamente há uma paresia funcional em uma das extremidades inferiores, podemos reconhecer facilmente o caráter funcional do distúrbio da postura erguida e do andar da seguinte forma: pedimos que o paciente mostre, primeiro, até onde consegue levantar a perna eventualmente doente ao ficar de pé; em seguida, deixamos que faça o mesmo com a perna sã, e o paciente levantará a perna sã demonstrativamente mais alto, sem perceber, pois pego de surpresa, que está exigindo mais da perna supostamente doente como perna de apoio.

Para concluir essa exposição sobre o procedimento do exame neurológico levando em especial consideração o diagnóstico diferencial entre os quadros orgânicos e funcionais, não queremos deixar de indicar qual o efeito psicoterapêutico decorrente exclusivamente do fato de se levar a cabo, apesar do aspecto funcional, um exame rigorosamente orgânico. Uma parte não desprezível do tratamento psicoterapêutico consiste, em primeiro lugar, em uma anamnese meticulosa (o simples fato de que o paciente possa se expressar exaustivamente – quando se permite que tome a palavra – já o alivia e descarrega de maneira significativa), e, em segundo lugar, uma boa parte da psicoterapia reside já na confrontação do paciente com um achado orgânico negativo – na medida em que esse foi obtido com suficiente rigor para que pareça crível para o paciente o caráter negativo do resultado.

Depois de havermos tratado anteriormente as possibilidades de um diagnóstico diferencial "orgânico-funcional" com base, primeiro, na anamnese e, segundo, no exame, resta-nos abordar ainda a terceira possibilidade: o diagnóstico diferencial *ex iuvantibus*, ou seja, o diagnóstico diferencial com base numa terapia exitosa ou fracassada. Desse modo, serão facilmente demonstrados distúrbios funcionais pelo fato de que se pode eliminá-los com uma terapia de cunho puramente psíquico. Para além disso, porém, nunca se poderá alertar o suficiente para que do êxito de uma psicoterapia não se deve inferir diretamente uma psicogênese do sofrimento tratado: assim como o diagnóstico negativo do orgânico não confirma nem um pouco que se trata também positivamente de uma enfermidade neurótica, tampouco o efeito positivo do tratamento permite por si só concluir de forma inequívoca, no diagnóstico diferencial, que se trata de um distúrbio psícógeno. Ao contrário, ainda veremos quanta validade tem essa sentença com a qual concluímos a parte diagnóstica: Quanto à psicogênese, não há um diagnóstico *per exclusionem*, nem um diagnóstico *ex iuvantibus*.

PARTE TERAPÊUTICA

A combinação entre farmacoterapia e psicoterapia

O tema não é propriamente gratificante; por mais popular que possa ser o uso de tranquilizantes (no ano de 1957, o consumo nos Estados Unidos alcançou quatro bilhões de shillings austríacos), continua sendo impopular, não tanto ingeri-los, mas defendê-los, que é o que pretendo fazer agora. Creio que, quando se trata do bem-estar dos nossos pacientes, devemos estar dispostos a assumir o estigma que pesa sobre a psicofarmacologia – refiro-me ao estigma do materialismo. Um estigma análogo, não o de um pensamento materialista, mas mecanicista, ainda pesa sobre outro método psiquiátrico: o eletrochoque. No relatório preliminar sobre a *Conferência McGill sobre Depressão e Estados Associados*, realizada em 1959, em Montreal, encontra-se a seguinte passagem: "A number of speakers pointed out the great danger, inherent in shock treatment and drug treatment, that the medical management may become mechanized and the patient cease to be regarded as a person"[130]. CONSIDERO essa preocupação extremamente ingênua. Pois, na minha opinião, um psiquiatra pode aplicar eletrochoques sem afetar minimamente a dignidade do paciente; por outro lado, conheço muitos casos de terapeutas da psicologia profunda que, no aparente esforço por desmascarar relações inconscientes, na realidade apenas manifestam a sua necessidade de desvalorizar o que o ser humano tem de mais elevado: ao desconhecerem algo como a psicologia do elevado, a psicologia profunda lhes serve de pretexto para o cinismo ao qual sucumbiram.

No entanto, não devemos esquecer que a metodologia e a técnica pertencem à essência do tratamento médico, nem devemos considerar que o erro de as condenar globalmente seja menor que o de idolatrá-las. Devemos nos precaver tanto de um como do outro. Pois o que se requer de nós é manter o meio-termo entre eles, ou, dito de forma mais geral, entre

---

130. "Vários oradores destacaram o grande perigo, inerente aos tratamentos com eletrochoques e com medicamentos, de que o tratamento médico se torne mecânico e o paciente deixe de ser considerado como uma pessoa."

materialismo e espiritualismo. Estaríamos incorrendo num espiritualismo se, *a priori*, recusássemos a possibilidade de influenciar terapeuticamente o estado psíquico de um paciente com o auxílio de tranquilizantes. Contra essa prática, a argumentação com que nos deparamos é a seguinte: Neuroses são doenças psicógenas e, como tal, devem ser tratadas exclusivamente com a psicoterapia. Contra essa concepção, sinto-me compelido de chamar a atenção para o fato de que a existência da psicogênese de forma alguma equivale a uma indicação de psicoterapia. No entanto, há estados que são manifestamente psicógenos em que se indica claramente a psicoterapia, ao passo que, por outro lado, há circunstâncias nas quais temos de nos abster conscientemente de adotar qualquer medida de tratamento psicoterapêutico, embora se trate de um caso de doença psicógena. Não é raro que, nesses casos, se obtenha êxito, inclusive duradouro, com um tratamento medicamentoso.

Além disso, a abrangência do conceito de neurose costuma ser ampliada de forma indevida e excessiva. Atualmente, tende-se a interpretar a doença humana num sentido unilateralmente espiritualista na medida em que só se reconhece um fundamento e enraizamento, em última instância, psíquica. Isso, porém, é um espiritualismo flagrante. Junta-se a ele imediatamente um monismo, ao declarar que somático e psíquico são uma e a mesma coisa.

O erro subjacente a tudo isso fica claro logo que se elabora um esquema que permite classificar o estar-doente humano, por um lado, segundo sua origem e, por outro lado, segundo a sua manifestação, em enfermidades somatógenas, psicógenas, fenossomáticas e fenopsíquicas (Figura 9). Revela-se que o espiritualismo – que, em última instância, só reconhece a psicogênese – nega a linha divisória horizontal que marca nossos dois princípios de classificação no centro da figura em cruz, ao passo que o monismo ignora a linha vertical ao renunciar aos limites entre (feno)somático e (feno)psíquico. Ou, para formulá-lo de outra forma: enquanto o espiritualismo clínico entende que tudo é psicógeno, o monismo clínico considera que tudo (somático e psíquico) é a mesma coisa.

	Fenossomático	Fenopsíquico
Psicógeno	Organoneurose	Psiconeurose
Somatógeno	Doença em sentido banal	Psicose

Figura 9

Creio que foram os antigos escolásticos que disseram: *qui bene distinguit, bene docet* – e estou convencido que os clínicos modernos fariam bem em se ater a uma variação dessa expressão: *qui bene distinguit, bene curat*. Mas não é algo novo que somente nos é dado alcançar um sucesso terapêutico quando nos dermos ao trabalho de realizar um diagnóstico diferencial correto. O que eu gostaria de realçar, no entanto, é que tudo isso se refere à diferenciação entre "somatógeno – psicógeno". Quem abdica dessa diferenciação bloqueia também o acesso a uma terapia causal e específica. É claro que Baeyer(1) está certo quando considera que "a contraposição entre tratamento causal e sintomático é questionável e só parcialmente válida, pelo menos no âmbito da psiquiatria"; mas quem deve escutar isso, em primeira linha, são os detratores dos tranquilizantes, cuja prescrição consideram como algo meramente sintomático e paliativo, e, por isso, a rejeitam. Mas de maneira indevida. Por acaso, é novamente Baeyer(2) – para citar aqui de novo um especialista que antecipa nossas próprias experiências – que afirma: "a somatoterapia clínica de estados não psicóticos pode, às vezes, por si, gerar uma mudança relativamente duradoura, melhorar quadros depressivos, ansiosos, hipocondríacos, e, eventualmente, neuroses compulsivas, a ponto de o paciente superar, a longo prazo, a situação mais crítica e retornar à vida mesmo sem haver passado por uma psicoterapia metodologicamente aplicada".

No que diz respeito às minhas próprias experiências com tranquilizantes, elas se baseiam num conhecimento – ousaria dizer, numa familiaridade – de nove anos com um preparado que constitui na realidade o primeiro tranquilizante reconhecido como tal no solo continental europeu: refiro-me ao éter gliceril guaiacol, o qual – sob o nome comercial Myoscain E – foi utilizado originalmente apenas como relaxante muscular e, em menor dose, como expectorante, até que, no ano de 1952, descobri(3) que se tratava realmente de um medicamento específico contra a ansiedade. Em contraste com seus predecessores anglo-americanos quimicamente associados, como o Myanesin e o Tolserol, o Myoscain E austríaco não é um éter o-cresol gliceril, como este último, mas um éter o-metoxifenil gliceril; se bem que aos autores que haviam trabalhado com o Myanesin e o Tolserol(4-6) não passou despercebido seu efeito ansiolítico. O preparado austríaco ainda tinha a vantagem de praticamente não ter mais ação hemolítica. Quimicamente idênticos ao Myoscain E austríaco são seus sucessores na Alemanha Ocidental e na Oriental, ou seja, o Reorganin e o Neuroton. No entanto, os tranquilizantes que, nesse meio-tempo, se tornaram mais conhecidos pertencem a um grupo bem diferente, os assim chamados meprobamatos, derivados do dicarbamato. O mais célebre dentre eles é o Miltaun, que é quimicamente idêntico a toda uma série de outros preparados: aequo, Biobamat, Cyrpon, Diveron, Epikur, Equanil, Pertranquil, Quaname, Restenil, Sedapon e Tranquisan. Já os derivados de piperazina, conhecidos como Atarax, Stoikon e Suavitil, formam um grupo específico. Por fim, soma-se a eles ainda o Oblivon, que, em termos químicos, é um metilpentinol.

O denominador comum que caracteriza todos esses preparados é sua capacidade de interromper e bloquear as vias polissinápticas. E o fazem sem atuar sobre os centros vegetativos, como ocorre no caso dos neuroplégicos e timolépticos; além disso, eles não têm um efeito depressor imediato sobre o diencéfalo, o que, por sua vez, é próprio dos hipnóticos.

O que menos importa aqui é se damos preferência a um ou outro preparado. O que aplicamos é, em termos práticos, algo secundário. A questão principal é como o aplicamos, ou seja, que a medicação esteja integrada e inserida simultaneamente em uma psicoterapia!

Vivemos numa época em que começa a se esboçar algo que gostaria de chamar o retorno da psicoterapia à medicina, em que se delineia uma aproximação crescente entre a somatoterapia e a psicoterapia e, nesse estágio do desenvolvimento histórico da medicina, seria descabido acharmos que somos bons demais para combinar os métodos somáticos e psíquicos (7, 8). Muito menos ainda podemos nos permitir essa atitude quando lidamos com as por mim(9) denominadas neuroses somatógenas. Entre elas, encontramos três grupos que merecem nossa especial atenção: as pseudoneuroses basedovoides, adisonoides e tetanoides. O grupo adisonoide vem acompanhado da tríade psicodinâmica que descrevemos(10, 11) como "síndrome de despersonalização – incapacidade de concentração – déficit de memória". Nesses casos, a medicação com barbitúricos, utilizada não raras vezes, apresenta, em certas circunstâncias, um efeito deletério, visto que somente aprofunda ainda mais a já existente "hipotonia da consciência" (J. Berze). Ao passo que o grupo basedovoide das pseudoneuroses, como demonstramos(12), conduz à agorafobia no sentido de um monossintoma psíquico, o grupo tetanoide caracteriza-se frequentemente pela claustrofobia, ou seja, exatamente o oposto da agorafobia: o medo diante de espaços estreitos, restritos. Além disso, as queixas típicas dos pacientes afetados giram em torno de distúrbios mal-interpretados em geral como *globus hystericus*, mas também de um transtorno da respiração profunda. Constatou-se que são as pseudoneuroses tetanoides que reagem especialmente bem a uma medicação com tranquilizantes do grupo do éter gliceril guaiacol.

Essas minhas considerações não devem deixar a impressão de que no caso de pseudoneuroses somatógenas se trata de efeitos psíquicos imediatos da respectiva base somática. Antes, essas pseudoneuroses são enfermidades somatógenas unicamente primárias, ou seja, o somatógeno nada mais é do que uma mera disposição à ansiedade; porém, para a completa formação de uma neurose, conforme o caso, uma agorafobia ou uma claustrofobia, é preciso que se acrescente, como uma psicogênese secundária, um mecanismo patogênico bem conhecido do médico clínico, o *circulus vitiosus* da ansiedade antecipatória. Suponhamos, por exemplo, que um paciente tenha crises de palpitações; após algumas crises, ele começa a temer a próxima; esse temor é suficiente para desencadear por si só a palpitação; em outras palavras, um sintoma produz uma fobia correspondente; essa fobia reforça o sintoma; por fim, o sintoma recorrente confirma no paciente a sua fobia (Figura 10).

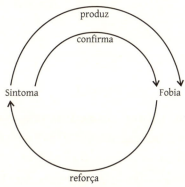

Figura 10

Assim que um paciente caiu nesse círculo vicioso de ansiedade antecipatória e sua pseudoneurose somatógena primária foi sobreposta pelo psíquico, é aconselhável interromper esse círculo vicioso, se possível simultaneamente, tanto no polo somático como no psíquico. Dessa maneira, o círculo neurótico fica preso numa pinça terapêutica (Figura 11). Nossa terapia tem de aplicar as hastes simultaneamente no polo somático e no psíquico desse círculo. O primeiro se dá, logicamente, pelo emprego de tranquilizantes, porque o progresso que esses preparados representam pode ser visto precisamente no fato de não dificultarem de modo algum uma psicoterapia simultânea, uma vez que eles – ao contrário dos barbitúricos – não interferem em nada na vigília do paciente – vigília que é condição e requisito de qualquer medida psicoterapêutica diferenciada. Acrescente-se ainda o seguinte: muitas vezes, trata-se de casos de neurose de angústia mais ou menos aguda, como a ansiedade antes de exames e o medo de palco, e nesses casos o paciente deve conservar plenamente seu estado de vigília e atenção para alcançar o desempenho exigido. Basta pensar nos pacientes que estão em véspera de exame ou de apresentação em cena, ou seja, casos em que a neurose de angústia resulta de situações atuais, mas que, por isso mesmo, exigem uma terapia urgente, urgência que por si só tornaria aconselhável a combinação simultânea de procedimentos somáticos e psíquicos.

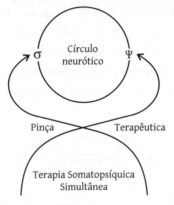

Figura 11

No que se refere ao último procedimento, nos casos de ansiedade antecipatória recomenda-se combinar a prescrição de tranquilizantes com a intenção paradoxal, por mim introduzida(7, 13). No marco dela, o paciente é instruído a desejar e a executar, ainda que por alguns momentos, justamente aquilo que até agora lhe causava tanto medo; "hoje vou sair para sofrer um ataque cardíaco", deve dizer, por exemplo, um paciente que sofre de agorafobia. Dessa forma a angústia perde seu ímpeto. O efeito terapêutico da intenção paradoxal depende também de que o médico tenha a coragem de apresentar o tratamento ao paciente[131]. No início, o paciente sorrirá; depois, ele também terá de voltar a sorrir quando aplicar a intenção paradoxal à situação concreta de um ataque de ansiedade e, por fim, aprenderá a rir na cara da sua ansiedade e, dessa forma, distanciar-se dela cada vez mais. G.W. Allport(14), o psicólogo

---

131. A terapia comportamental também reconhece a importância desse procedimento, cunhando inclusive uma expressão específica, quando fala de *modeling*.

de Harvard, foi quem disse certa vez que o neurótico que consegue rir de si mesmo já se encontra no caminho da cura. Tenho a impressão de ver no método da intenção paradoxal a verificação clínica dessa afirmação de Allport.

Além de manter a vigília do paciente no caso de medicação por tranquilizantes, sua prescrição em combinação com a psicoterapia também é indicada para melhorar, por vias medicamentosas, o ânimo do paciente e, assim, preparar o terreno e aplainar o caminho para a psicoterapia. Quando se trata de uma angústia paroxística de exacerbação de pânico, também com o uso do método da intenção paradoxal nos deparamos com uma barreira.

No seguinte caso queremos ilustrar como se apresentam concretamente as coisas que vimos:

O paciente Josef M., contador, 41 anos (Prot. Amb., n. 438, ex. 1959), passou meses em tratamento com toda uma gama de médicos e clínicas sem qualquer efeito terapêutico. Agora, porém, nos procurou em estado de profundo desespero e reconheceu que estava próximo do suicídio. Sofria, há anos, de uma cãibra de escritor que, nos últimos anos, piorou de tal forma que corria o risco de perder o seu cargo – a não ser que no último instante, por meio de um tratamento rápido, conseguisse reverter o processo. O paciente foi encaminhado para tratamento à assistente da seção, que lhe recomendou a fazer o contrário do que fez até agora, ou seja, não tentar escrever da forma mais legível possível, mas, ao contrário, rabiscar tanto quanto possível. "Vou mostrar-lhes como rabiscar", era agora o lema. Ao mesmo tempo, o paciente ingeria, três vezes ao dia, duas drágeas de Mioscaina E. Ora, não se passaram 48 horas, e o paciente estava livre – e permaneceu até hoje – de sua ansiedade antecipatória e, juntamente com ela, também de sua cãibra de escritor: "Tentei rabiscar, mas não consegui", disse, "eu consigo escrever de novo – posso voltar a trabalhar e sustentar a minha família – estou tão feliz que nem sei como me expressar"[132].

Devemos nos perguntar em que medida, em casos idênticos, seja de forma consciente e intencional ou não, fatores sugestivos contribuem para o sucesso do tratamento. De antemão, não haveria objeção a que, no caso de combinação de tratamento psicoterapêutico e medicamentoso, se lance mão de medidas sugestivas como método psicoterapêutico. Por exemplo, um procedimento desse tipo pode ser exigido e justificado pela estrutura primitiva

---

132. Dois anos mais tarde, o paciente foi convidado a contar sobre o seu estado atual: "Eu estou satisfeito. Estou mais eficiente do que antes da doença. Nesses dois anos não me ausentei por doença nem um dia sequer, embora meu escritório seja um verdadeiro caldeirão".

do caráter do paciente. Nesses casos, em que não acreditamos que eles reajam à intenção paradoxal, muitas vezes basta, para reforçar uma sugestão verbal velada, ocasionalmente observar, ao prescrever o tranquilizante, que a (disposição para a) ansiedade será eliminada a partir do somático, para explicar por fim: "mais não lhe digo – senão você acabará achando que quero lhe sugerir alguma coisa". Aí a sugestão recebe um efetivo reforço.

A cada passo nos deparamos com a afirmação de que todos os efeitos terapêuticos dos tranquilizantes são em si mesmos de natureza meramente sugestiva. Quero contestar enfaticamente que a ideia de que sugestão seja a forma exclusiva de efeito dos tranquilizantes e não alguma forma adicional. Lamentavelmente, no marco dessas minhas considerações não poderei discorrer sobre a problemática dos experimentos com placebo. Nesse contexto, quero apenas chamar a atenção para um fato que seguidamente passa despercebido ou é esquecido: que o somático, tanto quanto o psíquico, se mostra acessível à sugestão velada, tal como sucede nos experimentos com placebo.

Certa vez tive a oportunidade de testemunhar como dores causadas por uma metástase carcinomatosa puderam ser mitigadas prontamente não apenas por injeções de morfina, mas também por injeções de soro fisiológico. A ninguém ocorrerá, somente por esse motivo, a ideia de que o efeito analgésico da morfina seja meramente sugestivo, nem que as dores, como no caso observado, tenham um caráter meramente psicógeno.

Em geral deveríamos ter em mente que já se foi o tempo em que a sugestão era considerada algo ofensivo. Sabemos demasiadamente bem hoje que a sugestão constitui a articulação de uma relação com e entre os seres humanos, subjacente, em última instância, a toda psicoterapia, de modo que, por meio do encontro mútuo do médico e do doente, este recupera uma confiança primordial na existência(15), que é decisiva e fundamental para o sucesso de uma psicoterapia, por mais divergentes que sejam as escolas e orientações que lhe servem de base. Desde as publicações sobre esse tema de Frank, Gliedmann, Imber, Stone e Nash(16), sabe-se que, não raras vezes, a mudança para o positivo já se inicia e se delineia nas primeiras sessões, inclusive no curso de uma psicanálise que se estende por vários anos.

É claro que outra coisa é quando alguém, por razões de precisão científica, quer distinguir claramente entre um efeito psicoterapêutico velado e um efeito psicofarmacêutico autêntico. É possível que a delimitação nem sempre seja fácil, e os limites em si podem eventualmente ser difusos; o que temos de reiterar é a convicção de que efeitos psicofarmacêuticos autênticos existem. Afinal de contas, os resultados inequívocos das pesquisas experimentais com animais apontam nessa direção. A esse respeito quero mencionar apenas o trabalho de D. Müller(17), que relatou sobre o efeito do éter de gliceril guaiacol no comportamento dos peixes de briga siameses e dos peixes de cardume e pôde constatar que o preparado utilizado constitui um autêntico tranquilizante ou ataráxico. Com base nos experimentos de D. Müller, A. Müller-Settele(18) estudou o comportamento de dez peixes de briga siameses machos, empregando soluções de diversos tranquilizantes (Mioscaina E, Reorganin, Neuroton, Stoikon e Miltuan).

Permitam-me ainda dizer algumas palavras finais sobre os efeitos e a origem da hoje tão difundida moda dos tranquilizantes. Quanto aos seus efeitos, em geral se superestima o risco de dependência. Nesse aspecto, estou de acordo com C. Riebeling(19), que resume sua própria opinião sobre esse problema nos seguintes termos: "Acreditamos que usar um inofensivo tranquilizante em vez de tomar um copo de cachaça depois de um susto ou de fumar um cigarro às pressas constitui um benefício maior do que os perigos que o tranquilizante possa causar".

No que diz respeito à causa, ao motivo, ao plano de fundo da moda dos tranquilizantes, é correto ver nela não somente a tentativa de uma terapia, mas também o sintoma de uma neurose; no entanto, devemos ter em mente que não se trata de uma neurose individual, mas coletiva, que podemos identificar facilmente com a incapacidade, tão característica de nossa época, de suportar tensões emocionais: a intolerância emocional, como gostaria de chamá-la, é verdadeiramente um sinal característico de nosso tempo. Essa incapacidade neurótico-coletiva de sofrer não pode ser enfrentada e controlada simplesmente com os meios da psicoterapia tradicional; o que é preciso é superar o interesse primário pelo prazer e pelo desprazer, tão característico de toda existência neurótica, superá-lo mediante uma reorientação quanto ao sentido e valores em uma amplitude de horizonte tal que inclua inclusive o sentido do sofrimento imanente à existência.

Referências

(1) Baeyer, W.V. *Der Nervenarzt*, 30, 1959, p. 1.

(2) BAEYER, W.V. Apud FRANKL V.E.; GEBSATTEL, V.E. & SCHULTZ, J.H. (orgs.). *Handbuch der Neurosenlehre und Psychotherapie*. Vol. 5. Munique/ Berlim: Urban & Schwarzenberg.

(3) FRANKL V.E. *Wien. med. Wschr.*, 102, 1952, p. 535.

(4) SCHLAN & UNNA. *J. Amer. Med. Ass.*, 140, 1949, p. 672.

(5) WORTIS, J. *Americ. J. Psychiatr.*, 107, 1951, p. 519.

(6) FREUDENBERG, R.K. *J. Ment. Sci.*, 96, 1950, p. 751.

(7) FRANKL, V.E. Zur medikamentösen Unterstützung der Psychotherapie bei Neurosen. *Schweizer Archiv für Psychiatrie*, 43, 1939, p. 23.

(8) KOCOUREK, K. Kombinierte medikamentöse und Logotherapie neurotischer Erkrankungen. *Aerztl, Prax.*, 7, 1955, p. 12.

(9) FRANKL, V.E. Über somatogene Pseudoneurosen. *Wien. klin. Wschr.*, 68, 1956, p. 280.

(10) FRANKL, V.E. Über ein psychadynamisches Syndrom und seine Beziehungen zu Funktionsstörungen der Nebennierenrinde. *Schweiz. Med. Wschr.*, 79, 1949, p. 1.057.

(11) FRANKL, V.E. Psychadynamie und Hypokortikose. *Wien. klin. Wschr.*, 61, 1949, p. 735.

(12) FRANKL, V.E. Psychische Symptome und neurotische Reaktionen bei Hyperthyreose. *Med. Klin.*, 51, 1956, p. 1.139.

(13) FRANKL, V.E. *Die Psychotherapie in der Praxis* – Eine kasuistische Einführung für Ärzte. Viena, 1947.

(14) ALLPORT, G.W. *The Individual and his Religion*. Nova York, 1956.

(15) FRANKL V.E. *Das Menschenbild der Seelenheilkunde* – Drei Vorlesungen zur Kritik des dynamischen Psychologismus. Stuttgart, 1959.

(16) FRANK, G.; IMBER, S. & NASH. *Amer. J. Psychiatr.*, 115, 1959, p. 961.

(17) MÜLLER, D. *Psychiatrie, Neurologie und medizinische Psychologie* 11, 1959, p. 58.

(18) MÜLLER-SETTELE, A. *Der praktische Arzt* 14, 1960, p. 65.

(19) RIEBELING, C. *Aerztl. Mitt.*, 43, 1958, p. 245.

Psicoterapia geral

Profilaxia das neuroses iatrógenas

A psicoterapia "geral" coincide com aquele setor da psicoterapia que também se exerce de fato na clínica geral – "de fato", isto é, de forma intencional ou inconsciente. Essa psicoterapia do médico prático, no entanto, tem que partir do preceito supremo do *primum nil nocere*. Os especialistas em psicoterapia sabem demasiadamente bem quanto, nas neuroses a eles encaminhadas para tratamento, se deve particularmente a desconhecimento e a mal-entendidos em sua própria especialidade. Com efeito, há neuroses cuja etiologia tem que ser atribuída a observações irrefletidas de médicos. Por isso, cunhou-se um termo próprio para essas neuroses. Aqueles estados patológicos (predominantemente neuróticos) em que posteriormente se demonstra que foi o médico – ἰατρός – que aportou o momento patógeno, designamos de "iatrógenos".

Essa patogênese proveniente do médico se baseia essencialmente em um "mecanismo" psíquico que o psicoterapeuta conhece muito bem: a ansiedade antecipatória. No âmbito da etiologia das enfermidades psicógenas observamos repetidamente como são terríveis os impactos desse mecanismo; trata-se aqui de um verdadeiro *circulus vitiosus*. Sucede sempre que o sintoma produz temor; o temor reforça, por sua vez, o sintoma e, por fim, o sintoma reforçado confirma ainda mais no paciente os seus temores. Em particular, os experimentos próprios de J.H. Schultz que serviram de base para o seu método terapêutico mostraram até que ponto a mera orientação da atenção em si mesma, portanto, a auto-observação forçada, já é capaz de tornar conscientes sensações subliminares. Vejamos, pois, um exemplo simples:

Uma pessoa com uma disposição natural à labilidade vegetativa experimenta certo dia uma forte transpiração justamente no momento menos oportuno, digamos, ao apertar a mão de um superior: provavelmente causado pela experiência de embaraço, a transpiração provoca, por sua vez, mais embaraço. Desse modo se consegue entender muito bem que numa próxima situação similar o paciente espere ansiosamente um acesso de transpiração semelhante, e é essa ansiedade antecipatória que fará o suor brotar nos seus poros (Figura 2).

Vemos que o sintoma produz uma fobia correspondente; a respectiva fobia, contudo, reforça o sintoma e o sintoma reforçado confirma, por fim, o paciente em sua fobia. Com isso se fecha o círculo vicioso, ou seja, o paciente se confina dentre dele para – no caso de um desenvolvimento neurótico – se recolher cada vez mais como num casulo.

Se, como diz o provérbio, o desejo é o pai do pensamento, então o temor é a mãe do acontecimento, a saber, da doença. Uma vez gerado o medo, o círculo vicioso nefasto acima mencionado se apodera também dele: chega-se assim ao que designamos de medo do medo (ou ansiedade diante da ansiedade), ou seja, um medo potenciado e, ao mesmo tempo, potenciador também de um eventual sintoma somático (nesse caso, trata-se, não raras vezes nem por último, de uma hiperventilação produzida pelo medo que tanto reforça o sintoma somático). Em última análise, é a ansiedade antecipatória que, em muitos casos, fornece o autêntico momento patógeno em uma enfermidade neurótica; pelo menos, isso é o que acontece quando a ansiedade antecipatória fixa o sintoma correspondente.

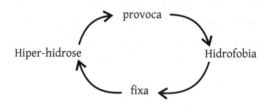

Figura 12

Uma frase de F.D. Roosevelt, ainda que proferida em um contexto completamente distinto, aplica-se também neste contexto: Nada devemos temer tanto quanto o próprio temor. Além disso, porém, dificilmente temos algo a temer tanto quanto os médicos que, por meio de suas manifestações impensadas e desatinadas diante de seus pacientes, produzem neuroses iatrógenas com tamanha, eu diria, maestria que poderíamos falar deles como verdadeiros "iatrogênios". Ao abordar a questão da possível profilaxia das neuroses iatrógenas, apresentamos a seguir perspectivas gerais, máximas e princípios da psicoterapia que – recapitulando aspectos já abordados ou antecipando aspectos a serem abordados – resumem brevemente os elementos mais importantes para a prática clínica geral.

O primeiro dever de todo médico, visto da perspectiva da psicoterapia e da psico-higiene, seria deixar o doente se expressar à vontade, ou seja, deixá-lo falar. Na maioria dos casos, o próprio paciente não tem como saber muito bem quais das coisas que apresentar serão importantes aos olhos do médico e quais não. O paciente se sentirá compreendido e aliviado e, frequentemente, já ao objetivar seus males, como sucede na e pela conversa, conseguirá estabelecer uma distância libertadora em relação a eles. O fato de expressar-se à vontade por si só pode ter um efeito relaxante e proporcionar um alívio da pressão psíquica. Pois não só sofrimento "compartilhado", mas "comunicado" já é meio sofrimento; e se fosse necessária uma prova disso, ela teria sido fornecida pelo seguinte episódio: Um dia me procurou uma estudante dos Estados Unidos para me contar seus sofrimentos. Porém, ela falou uma gíria das piores e, apesar de todos os meus esforços, não entendi nem uma palavra sequer; ainda assim, ela desafogou o coração e, para que não percebesse a situação embaraçosa em que ela me colocou, decidi encaminhá-la para um de meus colegas que era compatriota dela, com a desculpa de que teria de se submeter a um eletrocardiograma antes que pudesse atendê-la de novo. No entanto, ela não procurou o colega nem a mim. Passado algum tempo, nos encontramos na rua, e fiquei sabendo que a conversa comigo havia sido suficiente para tirá-la de uma situação de conflito concreta – e até hoje não tenho a menor ideia do que foi que a levou a me procurar.

O segundo dever consistiria em um exame orgânico minucioso, de caráter demonstrativo. Particularmente no caso de um resultado negativo, o exame deve mostrar ao paciente de forma insistente e enérgica que ele realmente não tem que temer uma base orgânica mais grave de sua enfermidade.

O terceiro dever: o médico deve evitar a todo o custo documentar com qualquer terminologia diagnóstica um resultado negativo do exame orgânico e, assim, hipostasiá-lo na vivência do paciente. Por exemplo, na palavra neurose cardíaca bem como na expressão *angina pectoris*, o doente poderia eventualmente ver um fantasma hipocondríaco. (Portanto, Karl Kraus não estava tão equivocado quando disse em certa ocasião: "Uma das enfermidades mais disseminadas é o diagnóstico".)

O quarto dever: Tão prejudicial como falar em excesso pode ser, em determinadas circunstâncias, manter-se em silêncio. Ou seja, nos casos em que o médico age de forma demasiadamente misteriosa e, ainda que bem-intencionado, não dá importância a um resultado negativo e o oculta por completo. Nesse caso, o paciente não saberá avaliar sua situação e eventualmente tenderá a supor algo ruim. Quando um exame apresenta um resultado negativo, é aconselhável comunicá-lo ao paciente e explicá-lo expressamente como negativo. Em geral, não se deve entregar o resultado de um exame para o paciente sem lhe dar as informações correspondentes. Ao contrário, é nosso dever comentar cada resultado ainda que seja com poucas palavras. (Conhecemos o caso de uma paciente que, diante da tentativa de bagatelizar seu sofrimento e apresentá-lo como algo inofensivo, respondeu com a observação de que sabia que não era assim, sabia muito bem que não podiam ajudá-la e qual era a grave enfermidade que a acometeu, pois ela mesma havia lido um resultado em que constava que ela sofria de um "corpulmo". Entretanto, indagada se depois daquela palavra constava "o. B." [*ohne Befund* = resultado negativo], ela teve de responder afirmativamente...)

O quinto dever: ao comunicar ao paciente o resultado negativo do exame orgânico, deve-se evitar molestá-lo insinuando que tudo é apenas sinal do seu nervosismo ou, até mesmo, que tudo é apenas fruto de sua imaginação. Não é o caso de descartar dessa maneira as sensações do paciente que, embora subjetivas, são reais. O máximo que conseguiríamos é levar o paciente a assumir uma atitude de protesto que só faria agravar (possivelmente ainda mais) suas enfermidades – ainda que fosse só para nos demonstrar que sua doença não é tão inofensiva como a apresentamos. Nesses casos, cuidamos de comunicar ao paciente que, felizmente, os exames detalhados apresentaram resultados normais, que nada disso é mero fruto de sua imaginação do paciente – o que ele sente é plausível, mas, por sorte, não tem por trás nenhuma enfermidade orgânica. Seu sofrimento é sim desagradável, mas não é perigoso – algo que, afinal de contas, ainda é melhor do que o inverso: por exemplo, se sofresse de uma doença insidiosa e letal, sem que a percebesse.

Psicoterapia especial

Distúrbios da potência

Por vários motivos iniciamos o estudo dos diversos tipos de neuroses e de sua psicoterapia com as neuroses sexuais, e dentre elas com os distúrbios da potência. Quem já se ocupou desses casos da perspectiva da psicoterapia terá de admitir que dificilmente há casos em que as pessoas são tão profundamente gratas com o sucesso terapêutico do que aquelas que nos procuram devido a tais distúrbios.

No entanto, antes de abordarmos a psicoterapia dos distúrbios psicógenos da potência, temos de nos certificar em primeiro lugar de que no caso concreto se trata efetivamente de um distúrbio psicógeno da potência. Melhor dito: temos de certificar não só a nós mesmos, mas também ao paciente que o distúrbio em questão é de origem psíquica. Pois o paciente só se deixará convencer da psicogênese de sua doença se tiver a sensação de que também nós estamos realmente convencidos dela; o doente tem, em geral, uma espécie de instinto muito aguçado para perceber se o próprio médico está convencido a respeito do diagnóstico e do prognóstico comunicado ao paciente. Ora, o convencimento do paciente a respeito da etiologia essencialmente psíquica de sua enfermidade é um requisito indispensável para o seu tratamento psicoterapêutico, uma vez que a psicoterapia, de antemão, se baseia num certo grau de confiança no médico que realiza o tratamento, e essa confiança, por sua vez, se baseia na convicção de que o diagnóstico, o prognóstico e a terapia indicados pelo médico estão bem fundamentados, ou seja, foram precedidos por um exame minucioso.

Esse exame minucioso terá de se ocupar, em primeira linha, em excluir todos os momentos orgânicos que entrem em consideração, que – pelo menos, no sentido de componentes somáticos – poderiam estar envolvidos na patogênese de um distúrbio da potência. Por isso, em todos os casos, também no de um distúrbio da potência presumivelmente psicógena, iremos sempre (1) inspecionar os genitais apalpando os testículos (para verificar dor fisiológica em decorrência da pressão!), (2) verificar a reação das pupilas e os reflexos tendinosos (principalmente, o reflexo aquiliano) e (3) examinar a urina em busca da presença de açúcar. Com o exame mencionado em segundo lugar queremos excluir, em todos os casos, a possibilidade de um processo espinhal como causa da doença e, com o último exame, a presença de *diabetes mellitus*, em que, como se sabe, não é raro que surjam distúrbios da potência; o exame dos genitais, por sua vez, deve ser feito principalmente com intenção demonstrativa. Pois não somos tanto nós que esperamos que a inspeção forneça informações relevantes no sentido de um eventual fator fisiógeno, mas sim o doente. É ele que está curioso para saber se "encontramos algo", se conseguimos constatar uma anormalidade. Por isso, mesmo nos casos em que constatemos condições que não condigam completamente com a norma, não lhe daríamos demasiada importância e, sobretudo, não chamaríamos muito a atenção para isso. Sabemos muito bem quão irrelevantes são, em termos relativos, os hipogenitalismos morfológicos para a função regular do aparelho genital. Extremamente instrutivo nesse contexto e digno de ser conservado em nossa lembrança, é um caso relatado em certa ocasião por Oswald Schwarz: trata-se de um paciente cujo exame constatou testículos do tamanho de grãos de feijão. O distúrbio da potência, no entanto, pelo qual o doente queria se tratar, somente apareceu a partir do momento em que frequentou uma piscina descoberta e percebeu no vestiário coletivo que outros homens tinham testículos maiores; até então, a potência havia sido completamente normal! Aí se evidencia que, mesmo nos casos em que existem peculiaridades ou desvios organomorfológicos, e até pronunciadas inferioridades, o médico não tem o direito de abandonar o tratamento psicoterapêutico inicialmente planejado. Ao contrário, em todos os casos desse tipo, temos de nos ater ao princípio heurístico desenvolvido por Rudolf Allers, segundo o qual é preciso proceder, em caráter experimental, como se nada houvesse de orgânico e tudo fosse psicógeno; pois somente agindo dessa maneira chegaremos realmente aos limites extremos das possibilidades psicoterapêuticas. Nós chegaremos a esses limites exclusivamente se, por princípios heurísticos, os ignorarmos.

Além do minucioso exame somático do paciente, uma anamnese feita de forma hábil e rigorosa também é um requisito indispensável para a psicoterapia (dos casos psicógenos). Uma anamnese é feita de forma "hábil" quando é bem-orientada, isto é, quando as perguntas são colocadas de tal modo que só temos de encaixar as respostas no conjunto da impressão (que temos do paciente), para obter uma imagem plástica da enfermidade e de sua história. Fica evidente repetidamente que a orientação terapêutica que seguimos a cada passo é e deve ser ditada por algum pormenor que o paciente fornece na anamnese; se formularmos as perguntas com alguma habilidade, as respostas indicarão o caminho. Além disso, muitas vezes temos a impressão de que o próprio doente sabe, de forma inconsciente e involuntária, a solução para o seu problema e a direção que precisa ser dada à terapia, e que nós apenas temos a tarefa de estarmos suficientemente atentos para fazer uso terapêutico do seu conhecimento.

Por outro lado, uma anamnese correspondente nos dá também indicações a respeito dos erros e mal-entendidos que podem ser responsáveis pelo surgimento ou, pelo menos, pela fixação de sintomas neuróticos. Pensamos aqui, sobretudo, nas superstições tão difundidas no âmbito sexual. Em parte, estão em jogo opiniões errôneas e antiquadas, ainda que difundidas, mas também, numa parte não menos importante, trata-se de teorias erroneamente interpretadas, expostos de maneira vulgar, como apresentados nos chamados folhetos explicativos. Com frequência, podemos constatar, porém, que algumas ideias hipocondríacas sobre a questão sexual têm origem em afirmações descuidadas e inescrupulosas que o paciente assimilou em uma palestra "de divulgação científica" realizada por profissional da área médica. Quando essas sementes caem no solo fértil da disposição hipocondríaca surgem as piores hipocondrias neuróticas; pois não há simplesmente neuroses iatrógenas, ou seja, as neuroses paradoxalmente provocadas por manifestações médicas impensadas, mas há, pelo visto, também uma iatrogênese coletiva – e esse é o perigo que existe em toda tentativa de esclarecimento coletivo. Por isso, jamais devemos esquecer que toda tentativa de realizar um esclarecimento coletivo está, de antemão, condenada ao fracasso, uma vez que, em todo caso, a informação que proporciona é esquemática e, *eo ipso*, não pode ser individualizada. Pois em toda palestra de esclarecimento coletivo teremos dito muito para uns e muito pouco para outros. Ao passo que, para uns, apresentamos trivialidades tornando-nos ridículos, para outros criamos problemas, fazendo deles hipocondríacos iatrógenos.

Os pensamentos hipocondríacos de que se trata aqui e a que retornaremos repetidamente no decorrer desta exposição giram, em geral, em torno da masturbação, das poluções e do *coitus interruptus*. Sobre a questão da masturbação teremos de falar mais detalhadamente. No que diz respeito às poluções, aconselha-se indagar expressamente o paciente com distúrbios da potência durante o exame. E isso por dois motivos: um negativo e o outro positivo. O motivo negativo pretende eliminar os temores hipocondríacos – no que se refere a sua essência e aos seus efeitos – muitas vezes associados às poluções e exteriorizados pelo paciente já durante a anamnese. Não são raros os casos em que nossos pacientes indicam "sofrer" de poluções, e se referem às poluções noturnas relacionadas a sonhos quase como um sinal de doença. É aqui que devemos intervir terapeuticamente para deixar claro para os pacientes que a polução de forma alguma – como creem tais pacientes – acarreta uma perda de forças e, portanto, os "debilita". Nesse sentido, não devemos perder de vista as ideias que originaram os argumentos de nosso paciente hipocondríaco sexual: habitualmente eles identificam o esperma com uma substância envolta em uma esfera mitológica, que em sua imaginação representa uma espécie de portadora de força vital (sua própria e não de sua descendência!).

O motivo positivo que nos leva a enfrentar, de maneira enérgica e imediata, a hipocondria das poluções já no decorrer da anamnese decorre do fato de que, com uma breve conversa sobre esse assunto, podemos contribuir para a eficácia de toda a psicoterapia seguinte. Basta assinalar que a polução não só não é um sinal de doença, mas, ao contrário, é uma certa prova de saúde sexual. Nesse sentido, devemos transmitir ao paciente o ponto de vista de que as poluções representam uma válvula de escape natural que, evidentemente, só é acionada quando um organismo normal da perspectiva endócrina e genital dela necessita; as poluções devem ser vistas como uma prova dessa normalidade, pois se o organismo não dispusesse justamente de um excedente, não precisaria sequer pôr em funcionamento essa "válvula". As poluções comprovam que o organismo consegue, por assim dizer, funcionar; elas são, portanto, uma prova de desempenho sexual, ou, para não dizer tautologicamente, de potência facultativa. Contudo, independentemente da intenção terapêutica que associamos à pergunta a respeito das poluções, a resposta é importante para nós já do ponto de vista da anamnese; pois, em geral, devemos supor, como uma prova da suposta normalidade endócrina, pelo menos no caso de jovens que vivem em abstinência sexual, que se produzam poluções em intervalos mais ou menos regulares.

No que diz respeito ao *coitus interruptus* podemos afirmar que é equivocada a concepção mais antiga e ainda hoje encontrada em alguns manuais. Segundo essa concepção, o *coitus interruptus* pode gerar por si mesmo uma neurose ou, pelo menos, favorecer o seu surgimento. Com base numa apreciação crítica, não é possível compreender como poderia ocorrer essa influência prejudicial. É evidente que essa banalização do *coitus interruptus* se refere exclusivamente ao parceiro masculino. Pois, em relação à mulher, essa forma de coabitação, principalmente quando praticada de maneira realmente "crônica", pode acarretar danos funcionais. Não devemos esquecer que a mulher – por apresentar uma resposta orgástica em média mais lenta –, no momento da interrupção da coabitação, em geral, ainda não terá atingido o clímax da excitação. E como esse estado de excitação certamente é acompanhado de um considerável congestionamento dos órgãos pélvicos, é compreensível que essa maneira anômala e inteiramente não fisiológica de finalizar o ato sexual possa acarretar, com o tempo, processos de congestionamento crônicos – sem falar dos efeitos adversos no aspecto vivencial, bem como dos danos e das dificuldades psíquicas, aos quais a mulher é exposta desse modo. Porém, voltando nossa atenção aos homens que praticam o *coitus interruptus*, e levando em consideração nossa ideia de trivializar sua importância, não costumamos, durante a anamnese dos distúrbios da potência, levantar a questão do *coitus interruptus*, e só começamos a falar dele (ainda trivializando) se o próprio paciente abordar o tema.

Em seguida, devemos tratar de um grupo de distúrbios funcionais neurótico-sexuais que queremos destacar porque devem sua origem a uma série de padrões de reação patógenos bem caracterizados e porque demonstra ser acessível a um tratamento psicoterapêutico breve, voltado para essa orientação etiológica[133]. O denominador comum desse padrão de reação é a ansiedade antecipatória. Como é do conhecimento do médico clínico, a ansiedade antecipatória é, não raras vezes, o fator propriamente patógeno no interior da etiologia das neuroses, pois ela fixa um sintoma fugaz e, nesse aspecto, inofensivo, centrando nele a atenção do paciente. O sintoma gera uma fobia correspondente, a fobia reforça o sintoma, e o sintoma

---

133. Cf. FRANKL, V.E. & MARKSTEINER, L. *Monatskurse für die ärztliche Fortbildung*, 9, 1959, p. 547. Um de nós (M.) encontrou nessa técnica um recurso para praticamente todos os pacientes de nossa policlínica que sofriam de distúrbios da potência.

assim reforçado confirma cada vez mais no paciente o temor de um reaparecimento do sintoma.

No entanto, a ansiedade antecipatória não existe somente nesse sentido geral, mas também em sentido específico. Em sentido específico, distinguimos[134], em primeiro lugar, o medo do medo – como o encontramos principalmente nas neuroses de angústia – e, em segundo lugar, o medo diante de si mesmo – como se apresenta particularmente nas neuroses compulsivas. Também nas neuroses sexuais nos deparamos com a ansiedade antecipatória, tanto em sua forma geral como em sua forma específica. No que diz respeito à forma geral, vemos repetidamente que nossos pacientes do sexo masculino, em virtude de um fracasso sexual único, para não dizer casual – que ocorre também com homens sãos –, se tornam inseguros em relação a sua capacidade de desempenho sexual; e uma vez que se tornaram inseguros, apodera-se deles a ansiedade antecipatória quanto a uma repetição do distúrbio da potência. Com frequência, é esse o momento em que realmente surge a neurose sexual, pois a ansiedade antecipatória fixa o distúrbio da potência ou, em outras palavras, um único fracasso se converte no primeiro fracasso.

Cabe-nos agora perguntar como a ansiedade antecipatória geral que fixa um distúrbio da potência é, por sua vez, provocada. A resposta seria: pela ansiedade antecipatória específica daquele que tem distúrbios da potência, que consiste tipicamente na expectativa ansiosa de que se espera ou exige algo dele. E, com efeito, o que tanto teme é que dele se exija um desempenho – o coito – e justamente esse caráter de exigência é que tem um efeito tão patógeno.

O fato de que o caráter de exigência possa se tornar tão opressivo e por consequência patógeno, e o fracasso possa vir a ser tão angustiante para o paciente, só pode ser compreendido, em última instância, a partir da estrutura sociológica de um mundo em que tantas coisas, inclusive o êxito sexual, se convertem em uma questão de prestígio pessoal.

A exigência que, no caso do neurótico sexual, está associada ao coito costuma provir destas três instâncias[135]:

1) da respectiva parceira;

---

134. Cf. FRANKL, V.E. *Theorie und Therapie der Neurosen* – Uni-Taschenbücher, 457. Munique: Ernst Reinhardt, 1975.

135. Cf. FRANKL, V.E. *The International Journal of Sexology* 5, 1952, p. 128.

2) da situação;

3) do próprio paciente que quer realizar o ato sexual – especialmente porque o deseja com demasiada intensidade.

1) A exigência por parte da parceira: Frente a uma parceira sexualmente exigente, "fogosa", o neurótico sexual teme não estar à altura dessas exigências. Não é menos típico que esse temor apareça quando o paciente é muito mais velho do que sua parceira, caso em que ele se sente demasiadamente exigido no que diz respeito ao seu desempenho sexual; ou, por outro lado, quando ela é mais velha que ele, sente-se inferiorizado, pois supõe que ela tem experiência sexual e ele teme que ela possa comparar seu desempenho sexual com o de um parceiro anterior[136].

2) A exigência decorrente da situação: O neurótico sexual não suporta colocar-se em situações que envolvem uma exigência de ordem sexual e que, portanto, se me é permitido dizer desse modo, se parece com um *Hic Rhodus, hic salta!*" Assim, o neurótico sexual costuma fracassar quando vai a um quarto de hotel ou atende a um convite que implica a exigência de um desempenho sexual, ao passo que esse mesmo paciente, quando tem a possibilidade de improvisar o coito, não apresenta o menor distúrbio funcional.

3) A exigência do próprio eu: Não somente o *hic* [aqui], mas o *hic et nunc* [aqui e agora] tem importância – como já mencionamos quando se disse que, para os nossos pacientes com distúrbios da potência, é característico o fato de que eles "se propõem" o coito; em síntese, o coito está, por assim dizer, programado. Considerando, por exemplo, a situação num quarto de hotel: Ali se aplica um *carpe*, mas não *diem*, e sim *horam*. Para o tipo neurótico que temos em mente tempo é dinheiro, mas esse dinheiro precisa se transformar em prazer. Freud cunhou a expressão "economia do prazer"; repetidamente encontramos esse tipo de neurótico que quer, digamos, tirar proveito dessa "economia do prazer"; o que ele investiu, o que ele gastou – por exemplo, no aluguel de um quarto –, ele quer recuperar; mas ele esquece que o que investiu é essencialmente irrecuperável; ele fez a conta sem o hospedeiro; pois quanto mais alguém se preocupa com o prazer, mais este se desfaz, até que, por fim, desvanecer por completo.

---

136. Em alguns casos, a exigência de desempenho sexual não parte propriamente da parceira, mas de terceiros. Conta-se que, entre os judeus iemenitas em Israel, os pais da esposa permanecem aguardando e escutando na antecâmara do quarto nupcial durante a noite de bodas à espera de que a esposa lhes entregue o tecido manchado de sangue por ocasião da defloração: o que é suficiente para afetar o noivo numa intensidade patógena tão elevada que – como nos relatam médicos israelitas – a impotência nupcial seja frequente entre os noivos iemenitas.

A seguir, o que foi dito anteriormente é documentado e explicado com base na casuística:

(**Caso 1**) O doente, que tem 40 anos, foi-nos encaminhado pelo médico por causa de impotência. Segundo seu relato, a ereção deixou a desejar pela primeira vez numa determinada situação em que sua parceira claramente "esperava algo" dele. Não estaremos errados ao supor que naquela ocasião se agregou à leve e quase trivial insegurança *in sexualibus* um momento particularmente psicógeno condicionado pela situação quando ele, no que diz respeito a atitude manifestamente "exigente" de sua parceira, tornou-se particularmente consciente de sua insegurança. Pois uma pessoa se torna especialmente insegura em relação à própria capacidade quando essa é exigida dela enfaticamente. No entanto, não devemos pensar que essa "ênfase" tenha de ser direta; ela também pode se dar perfeitamente de forma quase implícita – por exemplo, quando a pessoa acredita poder inferir a partir do comportamento, do caráter, do tipo ou do "temperamento" que seu parceiro sexual lhe está exigindo um certo desempenho sexual. E nesse sentido certamente pode-se entender também outra declaração dada pelo paciente de que, após o primeiro fracasso, ele teve problemas de ereção sempre que se relacionava com parceiras "fogosas".

Podemos, então, constatar que uma insegurança geral que tem uma causa qualquer pode levar a dificuldades quanto à potência: em primeiro lugar, pela experiência atual de "exigência por parte da parceira". Agora, ouviremos qual é o segundo momento que conduz ou impele nessa mesma direção: Nosso paciente conta que seu distúrbio da potência se apresentava sempre que – qualquer que fosse a parceira – se colocava numa situação em que, por si só, já tinha algo com "caráter de exigência", aparentemente quando buscava um encontro improvisado.

Vemos, portanto, que a insegurança original relativa ao desempenho sexual pode se intensificar tipicamente de forma neurótica devido aos momentos de exigência (desse desempenho) por parte do parceiro ou devido a uma situação que a pessoa sente que lhe exige esse desempenho. No entanto, ainda não consideramos o terceiro e último aspecto, que, na nossa opinião, se encontra de maneira muito típica na patogênese dos distúrbios psicógenos da potência: o momento da exigência por parte do próprio eu.

(Caso 2) O paciente, que tem 26 anos, nos procura em total desespero: ele pretende se casar, mas até o momento não foi capaz de consumar o ato sexual nem uma única vez. A anamnese revela sobretudo que, há menos de um ano, foi operado de uma dolorosa fimose. Fica claro que temos que ver nesse fato o fator primário que dirigiu a atenção do jovem para o genital ou para a função genital de modo que facilmente poderia resultar em uma certa insegurança a respeito da aptidão funcional... Nesse caso, o que forneceu o ponto de cristalização do distúrbio da potência não foi uma situação, como no primeiro caso apresentado, mas um fato somático. Isso nos levou a realizar imediatamente um minucioso exame orgânico do doente e, sobretudo, a mostrar-lhe enfaticamente os resultados negativos.

O paciente nos relatou então que sua noiva seria completamente inexperiente em questões sexuais, de modo que ele não parecia estar exposto a qualquer tipo de "pressão" por parte dela. Nesse caso está ausente o "fator de exigência" por parte da parceira, de modo que ele é especialmente propício do ponto de vista do prognóstico ou da terapia. O doente não terá motivo para ser afetado em seu desempenho sexual devido a uma "ansiedade antecipatória": sua noiva não só não terá expectativas quanto ao desempenho sexual dele, como tampouco poderá julgá-lo, pois não terá como compará-lo com o de outros homens. Assim, nosso paciente não teria "nada a temer"; pelo menos nesse aspecto, a ansiedade antecipatória não teria motivo. Porém, há algo mais: o doente menciona que, em geral, sua noiva não dá muita prioridade ao "corpo", mas dá especial valor à "alma". Podemos dizer, portanto, que a situação interna de nosso paciente de modo algum sofre a carga negativa de uma atitude "exigente" de sua parceira.

Porém, é ele mesmo que exige de si o desempenho sexual! E justamente essa exigência que parte dele mesmo, essa demanda impaciente pelo sucesso final do ato sexual, o fato de exigir de si mesmo esse desempenho de maneira constante e crescente, é isso que necessariamente diminui de imediato sua capacidade de alcançá-lo. Pois, como toda execução cujo desenrolar é normalmente automático, também a função sexual é ameaçada de modo muito especial quando o que tem de ser um ato espontâneo é buscado de forma consciente e intencional. Todo ato, e assim também o ato sexual, é ameaçado em sua execução pela orientação intencional da atenção, por ser objeto da vontade: toda consciência, toda intencionalidade parece levar a uma interferência na naturalidade de um ato! O desempenho sexual em geral depende da espontaneidade com que se dá o ato sexual.

Compreende-se, assim, que a auto-observação forçada, a reflexão que dirige a atenção, a intenção, para a própria execução do ato, necessariamente o perturba. O ser humano não pode simplesmente se entregar em amor, ou seja, estar entregue, como amante, em amor a outro, o objeto de seu amor, e – ao mesmo tempo, com a intenção voltada para o objeto do amor – direcionar sua intencionalidade para si mesmo, para o sujeito e para a própria execução do ato. Quanto mais o amante observa a si mesmo, tanto menos estará espontaneamente absorvido pela entrega à pessoa amada. De onde, porém, deve vir no ser humano, na vida sexual humana – que só é vida sexual propriamente humana, isto é, digna do ser humano, na medida em que é vida em amor – de onde deve vir nesse caso a capacidade física para o amor, se não da intenção do amor?

A pressão interior de observar-se a si mesmo, e ainda mais de observar-se de forma ansiosa, resulta sempre daquela insegurança primária e vaga da qual já falamos. Portanto, os três momentos da "exigência" que enumeramos são os que desviam a intenção do parceiro no amor, voltando-a para o próprio paciente. Uma vez que, por alguma razão, o paciente se tornou inseguro de sua capacidade de desempenho, essa insegurança ficará ainda mais intensa por causa de um dos três momentos mencionados, pois a capacidade de desempenho é posta em dúvida justamente quando o desempenho é exigido de maneira enfática. É nesse momento, porém, que começa a funcionar também o mecanismo da assim chamada ansiedade antecipatória: assim que o parceiro ou a situação, ou o próprio doente, esperam dele um desempenho sexual, faz-se valer de maneira especial a ansiedade antecipatória, isto é, a expectativa ansiosa de um insucesso.

Como isso se dá na prática? Tipicamente, após o primeiro fracasso, o paciente alimenta a tênue esperança de que o mesmo não se repita na segunda tentativa; no segundo fracasso, porém, ele já teme que na terceira tentativa ocorra um fracasso; por fim, no terceiro fracasso, ele já está convencido de que toda tentativa futura está fadada ao fracasso! Com isso, fechou-se o nefasto *circulus vitiosus*: o temor gera o seu objeto, ou seja, a ocorrência do temido – e a ocorrência deste aumenta ainda mais o temor. Desse modo, surge no doente a convicção fatalista de que sua doença é inevitável, e todos seus insucessos parecem confirmar ainda mais essa convicção. Ao médico, porém, cabe a difícil mas gratificante tarefa de romper esse círculo vicioso.

Isso pode suceder de diversas maneiras. Em princípio, está aberto o caminho para adotar um procedimento que trate o orgânico, por exemplo, recorrendo a medicamentos, no intuito de, mediante uma súbita elevação da apetência libidinosa, levar o paciente a superar sua insegurança sexual, a fim de que mais tarde, liberto de sua ansiedade antecipatória, ele consiga alcançar um desempenho sexual normal mesmo sem o auxílio de medicamentos –, ou seguimos outro caminho possível: o rompimento do *circulus vitiosus* por meio de medidas de tratamento sugestivas. Ao passo que seguiremos o primeiro caminho quando se tratar de pessoas mais simples, em que a anamnese não fornece momentos psicogenéticos dignos de menção e, assim, tampouco pontos de partida para a psicoterapia, adotaremos sempre medidas sugestivas quando a psicogênese estiver em primeiro plano, mas não se possa pressupor que o paciente tenha suficiente compreensão para um processo psicoterapêutico. A terapia sugestiva pode ser feita tanto sob a forma de sugestão verbal ou de hipnose como de forma implícita, ou seja, com o auxílio das chamadas questões adicionais que "acompanham" os procedimentos, inclusive a administração de medicação ou de injeções inócuas.

Em todos os casos em que pareça possível aplicar uma psicoterapia autêntica devemos voltar nossa atenção inteiramente para o rompimento daquela cadeia que, como descrito acima, contém a ansiedade antecipatória como um elo de causa e de efeito e que constitui um círculo fechado em si mesmo. Como podemos e devemos romper esse círculo? A resposta pode ser a seguinte: em primeiro lugar, temos de mostrar para o paciente as evidências da psicogênese e, com isso, também a possibilidade de uma psicoterapia; já falamos disso no início, ao abordarmos o exame orgânico. Em segundo lugar, devemos descobrir a origem da insegurança primária e mostrá-la ao paciente. E, em terceiro lugar, temos que não somente deixar claro para ele o mecanismo de sua ansiedade antecipatória, mas também apresentá-lo como uma manifestação inteiramente compreensível do ponto de vista humano, e não precipuamente como uma manifestação patológica. Com isso, na maioria dos casos, conseguiremos libertar os pacientes do sentimento de que seu distúrbio corresponde a uma "fraqueza" ou uma inferioridade, tanto em sentido somático como psíquico. Além disso, ele já não terá necessidade de se sentir na realidade como um "doente", mas estará ciente de que também uma pessoa totalmente saudável do ponto de vista psicofísico poderia sofrer dos mesmos distúrbios que ele se tivesse tido as mesmas vivências ou se tivesse reagido a elas da mesma forma, ou seja, com ansiedade antecipatória. Nesse sentido, é compressível que, nesses casos, depois de realizar o exame e tomar a anamnese, iniciemos a terapia propriamente dita explicando ao paciente que ele não é propriamente "impotente", mas que está perturbado em sua potência, de uma forma inteiramente compreensível do ponto de vista humano, tendo em vista as referidas vivências. Não se deve crer que aqui se trata de um mero jogo de palavras; trata-se, sem dúvida, de nuanças, de um *façon de parler* – mas em certas circunstâncias o tratamento de neuroses depende desse tipo de coisas. No entanto, admitimos abertamente: mesmo numa psicoterapia cuja orientação nada tem de sugestiva, não temos dúvidas em permitir conscientemente a introdução de um ou outro momento sugestivo[137]. Com efeito, uma sugestão desse tipo existe, em última instância, somente para compensar uma autossugestão existente. Esse tipo de autossugestão, porém, é muito frequente nos pacientes em questão, pois a maioria está convencida do caráter patológico de seus distúrbios ou da própria inferioridade, de qualquer modo num grau que não corresponde à situação real.

Retornemos agora ao nosso caso. O que podemos fazer para eliminar completamente a ansiedade antecipatória de nossos pacientes – aquela ansiedade antecipatória que, nesses casos, de alguma forma tem a ver (pelo menos quanto à vivência) com o fato de que a parceira "espera algo" dele? Então, no caso concreto aconselhamos o doente a dizer a sua esposa o seguinte: O médico lhe disse que tudo está em ordem do ponto de vista orgânico. (Num primeiro momento, isso a tranquilizaria em certa medida.) Ele poderia minimizar o fracasso inicial ou pontual dizendo-lhe que nós o havíamos relacionado com uma intoxicação gastrointestinal que casualmente ele apresentava naquele momento. Além disso, ele deveria dizer-lhe que o distúrbio sexual, desde já classificado e interpretado como funcional, certamente poderia ser curado mediante um tratamento. Agora, porém, vem o mais importante: ele deveria contar para sua esposa que o médico lhe impôs uma abstinência sexual estrita, que ele tem que observar "até

---

137. Também na psicanálise e na terapia comportamental se introduzem momentos sugestivos, ainda que de maneira tão inconsciente. J. Berze (Psychotherapy von Vernunft zu Vernunft. In: URBAN, H.J. (ed.). *Festschrift zum 70* – Geburtstag von Otto Potzl. Innsbruck: Universitätsverlag Wagner, 1949) chega inclusive a opinar que, quando a psicanálise tem efeito terapêutico, ela procede "no fundo, como terapia de sugestão". E, no que se refere à terapia comportamental, N.H. Klein, A.T. Bittman, M.R. Parloff e M.W. Gill ("Behavior Therapy". *J. Consulto Clin. Psychol.*, 33, 1969, p. 259) observaram durante cinco dias dois terapeutas comportamentais de primeira linha e simplesmente ficaram impressionados com a medida em que se envolvia a sugestão e com a forma autoritária com que os terapeutas comportamentais tratavam seus pacientes.

nova ordem". O que queremos alcançar com semelhante medida nesses casos? Com essa iniciativa alcançamos tão somente que, da parte da parceira, "nada se espere" do paciente. Dessa maneira, conseguiremos, em todos os casos análogos, afastar a vivência que causa angústia no doente, ou seja, a de que uma exigência por parte da parceira o aguarda. Com isso, porém, abrimos para ele simultaneamente o caminho para que, possivelmente livre das inibições, ou seja, da ansiedade antecipatória, desenvolva sua "potência facultativa". Pois agora o paciente pode, por assim dizer, tomar tempo. Agora nada mais o pressiona, agora ninguém o apressa. Além disso, porém, ele mesmo também precisa deixar de colocar diretamente como objetivo, intencionalmente, o desempenho sexual. Ao contrário: indicaremos ao doente que ele progressivamente chegará à convicção, tomando tempo para si e se aproximando pouco a pouco do objetivo do seu instinto, de que a ereção não estará ausente nem declinará quando ele já estiver bem próximo do coito consumado[138]. Quando ele já estiver se sentindo confiante para realizar o ato sexual, recomendamos que espere mais um pouco, pois ele nunca deve por assim dizer programar o coito, uma vez que se trata justamente não de que ele o "queira", mas de que o coito se dê por si mesmo, ou seja, de que, um dia, o doente seja posto diante do coito como um *fait accompli*! Dessa forma e somente dessa forma, teríamos conseguido eliminar toda a intencionalidade do ato.

Desse modo, certamente conseguiremos, em todos os casos semelhantes, fazer o paciente entender que o consideramos "facultativamente potente", na medida em que somos da opinião de que a única coisa que o tem inibido até agora é a sua demasiadamente compreensível insegurança em questões sexuais. Esperamos, no entanto, o êxito pleno de nosso procedimento justamente da proibição do coito, a qual – como descrito – na realidade não pretendemos que seja levada a sério, mas a consideramos como uma espécie de proteção para o enfermo. Pois assim que ele comunica à parceira a proibição do médico, só pode acontecer uma coisa: que ela eventualmente o afaste e o lembre da proibição. Em hipótese alguma ela pretenderá chegar ao coito. Tanto maior será a grata surpresa de ambos os parceiros – e isso sabemos a partir da experiência de muitos casos – quan-

---

138. É evidente que essa aproximação gradual ao ato sexual normal tem que se dar com a mesma parceira e não com outra nem com várias mulheres. Tendo em vista tudo o que já foi dito e o que ainda será dito, é claro que o conselho dado frequentemente por médicos antigos e bem-intencionados de vertente conservadora, no sentido de procurar prostitutas para uma espécie de treinamento, deve necessariamente produzir apenas um resultado paradoxal, mas não terapêutico.

do um dia, no decorrer de uma atitude sexual, "arrebatados" por carícias concebidas originalmente como um mero jogo, o paciente e sua parceira se encontram diante do fato consumado de um coito efetivamente realizado, que sucedeu sem que o paciente tenha pensado muito nele e, menos ainda, o tenha "pretendido".

(**Caso 3**) Paciente R., 45 anos de idade. Ele é potente diante da esposa, mas a potência deixa a desejar diante de sua amante. *Quoad personam* lhe perguntamos se sua amante espera dele um determinado desempenho sexual, ao que ele responde: "Como assim 'espera'? – Ela o exige de mim". *Quoad situationem* resulta que o quarto de encontros que ele precisa frequentar nessas ocasiões coloca-o sob pressão já de antemão. E, *quoad patientem*, ele admite que o quarto lhe custa "uma fortuna". Por fim, ele conta que, durante uma semana de férias que passou com a amante, teve tempo e, quando ficou claro que mais cedo ou mais tarde o coito daria certo, sua potência voltou a ser normal desde o início – assim podemos dizer: *quod erat demonstrandum*.

Nós temos ouvido repetidamente que o mecanismo da ansiedade antecipatória se insere em alguma situação casual de insegurança sexual. Ele tem seu ponto de partida em uma vivência qualquer relacionada a um fracasso pontual. Do ponto de vista patogenético, esse fracasso é algo completamente inespecífico: algum momento intercorrente leva uma vez, ou melhor dito, pela primeira vez, a um fracasso; é inespecífico na medida em que pode estar baseado etiologicamente numa indisposição fisiológica (cf., acima, intoxicação gastrointestinal) ou numa "disposição" psicológica. O primeiro fracasso pode ser causado por um estado somático transitório ou por uma atitude psíquica habitual. Em tais casos, devemos conceber o surgimento da neurose sexual como um processo secundário, cuja base primária já constitui uma neurose, ou seja, uma atitude neurótica em relação à vida em geral, ou pelo menos em relação à vida amorosa, frente ao outro sexo, e não apenas uma atitude neurótica em relação ao desempenho sexual enquanto tal. Nos dois casos seguintes, mostra-se como um hábito neurótico previamente existente pode levar, em certas circunstâncias, a suscitar um fracasso pontual ou inicial ao qual mais tarde se acoplará o mecanismo da ansiedade antecipatória, ou seja, ao qual mais tarde se juntará a neurose sexual propriamente dita. Nesse caso, teríamos de levar em conta, desde o princípio, o fato de que se pode distinguir duas modalidades fundamentais de sintomas neuróticos dependendo da importância que assumam na estrutura psíquica: Ou um sintoma é expressão imediata de uma determinada postura ou atitude (neurótica) do indivíduo em questão, ou é um meio para um fim – um meio a serviço de uma tendência neurótica[139]. O próximo caso deve nos mostrar, por agora, como o fracasso "casual", original, pontual ou inicial pode ser expressão de uma postura neurótica em geral. Entretanto, depois da sua constatação já não podemos mais afirmar que o fracasso original tenha sido "casual.

(**Caso 4**) O oficial de 32 anos procura o médico por causa de um distúrbio da potência. Desde o início, ele menciona que, pelo menos em seus sonhos, é bissexual. Sem dar demasiada importância a esse fato (e, menos ainda, perante o doente), seguimos essa pista e obtivemos nesse contexto a informação de que ele se recorda que aos 10 anos havia urinado, não sem um certo prazer, sobre outro menino (mais jovem). Seus sonhos são acompanhados de poluções. (Utilizamos esse fato, é claro, para demonstrar ao paciente sua "potência facultativa" orgânica.) Apenas desde os 20 anos, conta o paciente, ele passou a se masturbar. Na idade de 22 anos teve, pela primeira vez, uma relação sexual, e com uma prostituta; e aqui ele fracassou: primeiro, se produziu uma *ejaculatio praecox* e, depois, completa impotência.

O que já podemos inferir dessas indicações? Que ele foge de todo erotismo autêntico e digno do ser humano ao evitar as moças e procurar refúgio nas prostitutas. Subjacente a esse comportamento, encontra-se uma profunda falta de contato humano – da qual o próprio doente começou em seguida a falar espontaneamente. Ele é, portanto, simplesmente incapaz de se relacionar com as pessoas – e todo seu distúrbio da potência é precisamente expressão dessa incapacidade de se relacionar. É sexualmente "incapaz" porque, em geral, não é capaz de amar. Não surpreende que sua atitude leva ao distúrbio da potência: Em toda sua "vida amorosa", não se trata de amor, mas de prazer, de uma busca egoísta pelo prazer. "Sentimento" é algo que ele investe muito pouco e só raras vezes em suas relações – como ele admite expressamente. Que não o fez em relação às prostitutas é facilmente compreensível; mas tampouco o fez mais tarde – nem sequer quando já ha-

---

139. Cf. FRANKL, V.E. *Die Neurose als Ausdruck und Mittel* – 3. Internationaler Kongress für Individualpsychologie. Düsseldorf, 1926.

via desistido da relação com prostitutas e se decidido por fim a "começar" a ter contato com moças. Porém, o que se passava? Ele mesmo nos contou que repetidamente levou moças virgens "para a cama"; no entanto, assim que elas começavam a chorar e a se recusar, ele se distanciava delas – e inclusive já não tinha mais ereção. Espontaneamente, ele explicou, nesse contexto, que temia imensamente a responsabilidade; sempre temia ter que se casar. Em qualquer caso, a responsabilidade era para ele uma carga. Por que, nos perguntaremos a partir de agora, ele se relaciona somente com as virgens? Simplesmente porque, além do seu profundo receio diante da responsabilidade, ele também está afetado pelo seu abismal egoísmo – aquele egoísmo que não quer "dar" nada ao parceiro, que não quer proporcionar nada a ele, que só busca o prazer, e o busca apenas para si mesmo; é essa circunstância que o empurrou para as prostitutas! De fato, o fracasso com elas o desconcertou e o deixou inseguro, e por causa dessa insegurança agora ele só se atreve a ter contato com moças sem experiência. Diante delas, porém, manifesta-se novamente a incapacidade de se relacionar (que não o deixa investir nos seus sentimentos), bem como o receio diante da responsabilidade (que o leva a evitar de imediato qualquer sentimento).

Em que poderia consistir a terapia no presente caso? Foi preciso ensinar ao doente a superar, com o tempo, principalmente a incapacidade de relacionar-se, por meio do autoconhecimento e da autoeducação. Tivemos que dizer-lhe que somente uma verdadeira vida de amor era digna dele. E tivemos que deixar claro, por fim, que a recuperação de sua potência não só era impossível, mas também desnecessária, enquanto ele não fosse capaz de amar (em sentido estrito). Pois, e assim tivemos de dizer-lhe, em última instância o médico não está aí para, por assim dizer, ensinar a prática do coito; ao contrário, nossa tarefa é indicar e preparar o caminho para uma vida de amor adequada e, dessa forma, automaticamente, também para uma vida sexual normal! Nesse sentido, de nossa parte rejeitamos estritamente o tratamento à base de injeções que o doente havia desejado originalmente. O que ele necessitava era, na verdade, compreender o contexto geral em que seu distúrbio de potência estava inserido como mero fenômeno parcial; compreender a relação do seu distúrbio com sua atitude geral ante a vida. E por mais que ele já tivesse dito para si mesmo repetidamente uma ideia ou outra nesse sentido, era preciso que alguém de fora, de uma posição objetiva lhe dissesse isso! Desse modo ele não deveria contar com se livrar de seu distúrbio da potência se antes não fosse capaz de amar realmente uma parceira.

Agora queremos tratar de um caso em que, embora também interveio um aspecto psíquico na primeira vez que apareceu um distúrbio da potência, esse aspecto psíquico não era expressão de uma atitude interior habitual, mas um meio a serviço de uma determinada atitude em relação à parceira.

(**Caso 5**) O engenheiro de 24 anos se queixa de falta de ereção que persiste há nove meses. Está noivo há dois anos. Até o momento em que o distúrbio apareceu de forma completamente repentina, ele conseguia ter relações sexuais normais, e com frequência normal, com sua noiva – assim como com outras mulheres. Perguntado se ele mesmo podia explicar o repentino distúrbio, respondeu negativamente. Então lhe perguntamos diretamente se ele ama realmente sua noiva. Ele respondeu que sim. Se talvez a tivesse amado mais no passado? Também isso ele admitiu. Começamos a explorar para averiguar se ele enganou sua noiva, mas nossa pergunta quanto à consciência pesada ou ao sentimento de culpa é negada. Diante disso, seguimos a pista no sentido inverso e perguntamos ao paciente se imediatamente antes do aparecimento do distúrbio tivesse talvez a suspeita de que sua noiva o enganava. E, prontamente, recebemos como resposta um sim visivelmente carregado de afetividade! E isso o aflige muito? "Oh, sim!" E, por fim, perguntamos se ele "gosta" de recordar disso. Ele responde muito afetivamente: "Não!" Uma vez que sua noiva não se encontrou mais com o homem em questão há seis meses, ele não voltou a suspeitar dela. No entanto, o que o aflige é o fato anterior – e o aflige "inconscientemente", mas nem por isso menos, mas ainda mais!

Essa seria, portanto, nossa interpretação do primeiro fracasso: O distúrbio primário da potência, o fracasso original, inicial da ereção, representa uma sabotagem do desempenho sexual; uma sabotagem do mero "desejar" por parte do autêntico e mais profundo "não querer". O "inconsciente" do doente faz greve, por assim dizer; e o faz porque "ele" – aqui talvez melhor dito, sua "pessoa profunda" – se rebela contra a demonstração de amor a sua noiva, essa moça que o enganou. Vemos assim que, subjacente a esse primeiro fracasso sexual, encontra-se um ressentimento; um profundo rancor interior simplesmente não "quis" participar, não quis dar nada de si, absolutamente nada, muito menos dar-se a si mesmo – apesar de existir um desejo sexual de "tomar" a parceira, de puro prazer sexual: nosso paciente "desejava" apenas o prazer sexual; o ato sexual, porém, ele não "queria". Seu fracasso sexual significa, em última instância, uma recusa de demonstrar seu amor para a sua noiva. E, nesse sentido, temos razão em afirmar que esse caso mostra como o primeiro fracasso, na medida em que é de natureza psicógena, pode ser (não só "expressão" de uma atitude neurótica habitual, mas também) "meio" a serviço de uma tendência neurótica atual.

No entanto, vamos continuar a ver como, partindo desse distúrbio pontual da potência, ocorreu a fixação do distúrbio, como o distúrbio sexual único se torna o primeiro! Já podemos antecipar que o distúrbio atual foi fixado pelo mecanismo da ansiedade antecipatória, que já conhecemos suficientemente, que o converte numa neurose crônica; à psicogênese primária, da qual salientamos o ressentimento atual, soma-se, portanto, uma psicogênese secundária. De fato, em resposta às minhas perguntas, o paciente menciona que, já na próxima relação íntima que manteve com a noiva após a primeira aparição do distúrbio, temeu a repetição do fracasso. Sim, ele admite que foi a ideia de ser impotente que o levou a sê-lo realmente (ao passo que nunca foi de fato consciente de que a causa originária do seu distúrbio era o seu rancor reprimido ante a sua noiva, por causa de sua suposta infidelidade).

Agora vamos abordar brevemente a terapia no caso concreto: O doente é submetido a um exame orgânico completo e informado insistentemente que os resultados somáticos são negativos. Explica-se que, portanto, é "facultativamente potente", mas que sua potência não pôde se atualizar desde então por causa de sua atitude rancorosa em relação à parceira. Esse fato, e a posterior fixação do distúrbio por meio da ansiedade antecipatória que se adicionou nesse meio-tempo, é um acontecimento perfeitamente normal, e não propriamente patológico, mas facilmente compreensível já do ponto de vista puramente humano; o mesmo pode suceder ocasionalmente a qualquer um, também ao mais normal dos homens; e, certamente, qualquer homem mais sensível em sua vida afetiva já passou alguma vez por essa mesma experiência. Desse modo não só sabia de onde vem seu distúrbio, mas também que poderia ou até deveria ter acontecido exatamente a mesma coisa a qualquer pessoa. No entanto, reduzimos a ansiedade antecipatória ou sua continuidade ao indicar ao paciente nossa proibição habitual e estrita do coito; certamente não sem insistir que ele se atenha efetivamente a essa proibição durante um tempo, ainda que na realidade o faça para se convencer gradualmente de que as ereções, se for o caso, não apenas se produzem, mas também se mantêm. No entanto, quando estiver suficientemente convencido disso, ainda não deve tentar o ato sexual, mas continuar a adiá-lo até que um dia o realize de forma tão impulsiva que sua tendência à excessiva auto-observação e, portanto, à interferência em qualquer automatismo tenha sido eliminada de uma vez por todas.

Vemos, portanto, que teria sido insuficiente detectar a etiologia do primeiro fracasso como um "complexo" – também naqueles casos em que o distúrbio originário é realmente psicógeno (como nos dois últimos casos citados). Revela-se repetidamente que o verdadeiro distúrbio só começa no momento em que se instala a ansiedade antecipatória e se põe em movimento o seu mecanismo; sem ela, na maioria dos casos certamente não se produziria uma verdadeira neurose sexual, mas o distúrbio pontual da potência, justamente por ser pontual, poderia ser superado completamente por si mesmo. É o *circulus vitiosus* da ansiedade antecipatória que enreda o doente numa neurose sexual "crescida", plenamente desenvolvida; uma vez nesse círculo vicioso, os pacientes acabam resvalando cada vez mais naqueles graves distúrbios dos quais até mesmo um tratamento prolongado e penoso de "psicologia profunda" frequentemente te encontra enormes dificuldades de tirá-los, de arrancá-los. Uma vez que se chegou ao ponto em que o doente sofre de um pronunciado "temor de ir para a cama" – de modo bem semelhante às pessoas que sofrem de graves distúrbios do sono –, que ele só mantém uma ereção até que chega "a hora" (assim como o insone só sente sono até o momento em que vai para a cama) – aí pouco ajuda uma simples detecção da psicogênese primária. O que aqui se faz necessário e muitas vezes tem um efeito imediato é a detecção do mecanismo da ansiedade antecipatória – em especial onde conseguimos evidenciar com toda clareza que esse mecanismo é compreensível do ponto de vista humano. É claro que desse modo certamente conseguiremos, por vezes, realizar um tratamento breve de extrema eficácia de casos isolados de distúrbios da potência.

O seguinte caso é paradigmático dessa forma breve de psicoterapia, o qual nos possibilitará, ao mesmo tempo, introduzir o tema da masturbação.

(Caso 6) O paciente de 25 anos nos procura por causa de um distúrbio da potência e admite de imediato que se masturba desde os 10 anos e até agora. Em resposta às nossas indagações, ele conta que desde sempre foi particularmente envergonhado e inibido, e apresentava uma timidez pronunciada especialmente diante de moças. No momento, ele tinha uma namorada, a qual realmente amava; com ela, tentou o coito, cuja tentativa, porém, fracassou. Uma breve averiguação revelou que, já há muitos anos, havia lido um livro de "educação sexual" no qual se dizia que os onanistas, assim que começam a ter relações sexuais regulares, sofrem, pelo menos nas primeiras vezes, de distúrbios da potência. Fica claro que se havia preparado um terreno fértil para a ansiedade antecipatória, cuja influência patogênica essencial é suficientemente conhecida. A isso se soma o fato de que nosso paciente se encontrava numa situação de ansiedade antecipatória especialmente aguda, uma vez que, com duas semanas de antecedência, ele e sua parceira planejaram e fixaram consensualmente a data exata do primeiro coito. Ou seja, ele fez exatamente aquilo que nós proibimos expressamente aos nossos neuróticos sexuais no decorrer do tratamento: uma programação! Com isso, buscou com demasiada intencionalidade o ato sexual – em todo caso, porém, ele o fez de uma forma que, dada a sua timidez e insegurança naturais, e a ansiedade antecipatória que surgiu mais tarde, necessariamente teria um efeito especialmente prejudicial. Com isso, ele privou a atividade sexual de sua base emocional tão necessária para uma autêntica originalidade. Mas não foi só isso: durante as duas semanas de tensa e ansiosa expectativa ocorreu-lhe justamente aquela passagem do livro da qual ele tinha uma lembrança tão abominável. Depois de tudo o que ouvimos até aqui, certamente temos de dizer que seria completamente admirável que inclusive um indivíduo que não sofre de neurose ou distúrbio algum reagisse com uma potência sexual normal – visto que se apresentam os três momentos descritos: timidez, vaga ansiedade antecipatória (iatrógena), e expectativa intensificada pela fixação de uma data. Mais do que isso, porém, não era necessário dizer ao nosso paciente! Não deveríamos esclarecer-lhe mais do que essas relações – e explicar que elas devem ser entendidas como são, ou seja, como fenômenos puramente humanos e não apenas patológicos. A respeito da epicrise desse caso, queremos observar que o paciente foi apresentado no marco de uma aula prática de psicoterapia sem que antes se houvesse conversado com ele sobre aspectos relevantes da questão, a não ser algumas formalidades. Foi na aula prática, *coram publico*, que se iniciou a "psicoterapia" – e não passou disto: concluída a breve exploração que resultou no momento etiológico acima descrito, o paciente, ainda na sala de aula, foi encaminhado para o "verdadeiro" tratamento psicoterapêutico na semana seguinte no ambulatório. Seis semanas mais tarde, ele apareceu por lá e disse de imediato sorrindo: "Eu já superei tudo!" A nossa pergunta acerca de como ele havia conseguido isso – uma pergunta que, em tais casos, nunca deixamos de fazer aos pacientes, pois é a partir de suas respostas que mais podemos aprender – ele respondeu que justamente o que mais lhe fez bem foi o exame diante de um público: exatamente essa circunstância foi, pelo visto, que possibilitou a máxima objetivação do seu estado (um efeito que, naturalmente, já havíamos calculado conscientemente, contando com sua contribuição para o processo psicoterapêutico).

Desse modo, demonstrou-se o seguinte: primeiro é preciso despir o coito do caráter de exigência; quanto à situação, é preciso moldá-la de modo a permitir uma retirada; no que diz respeito à exigência que parte do próprio paciente, é preciso levá-lo a não se propor o ato sexual de forma programática, mas a se dar por satisfeito com carícias que permanecem dispersas, por exemplo, no sentido de um prelúdio sexual mútuo. Então o coito se dá por si mesmo, e o paciente se encontra diante de um *fait accompli*. No que tange à parceira e a sua exigência, pode ajudar-nos um truque: induzimos o paciente a explicar a sua parceira que, por enquanto, ordenamos uma proibição estrita do coito – na realidade, não se trata nesse contexto de uma proibição a ser levada a sério; cedo ou tarde, o paciente não deve mais se ater a ela, mas – aliviado da pressão exercida pelas exigências sexuais de sua parceira como percebidas até a ordem de aparente proibição do coito – se aproximará progressivamente do objetivo do impulso sexual, com o risco de ser rejeitado pela parceira – precisamente com alusão à suposta proibição do coito. Assim que isso suceder, o paciente terá o jogo a seu favor: Quanto mais for rejeitado, mais êxito terá alcançado.

Masturbação

Qual é o nosso ponto de vista sobre a questão da masturbação? (Pura e simplesmente, e não apenas a masturbação prolongada em adultos, como no caso anterior.) Sobretudo, devemos alertar enfaticamente nossos pacientes de que todos aqueles temores tipicamente hipocondríacos relacionados com a masturbação, que tais pacientes costumam ter ou manifestar, são infundados. A masturbação não é uma doença nem o sintoma de uma doença, não é a consequência nem a causa de uma doença. É um fenômeno natural encontrado, como sabemos, também nos animais. Afinal de contas, é um fato relevante que não se encontrem nos animais, por exemplo, atos de suicídio (ao contrário do que é difundido por afirmações isoladas), mas sim atos de autossatisfação sexual. Com o objetivo de reduzir ao máximo a importância desse fenômeno, costumamos citar aos nossos pacientes também aquela frase de um grande médico vienense que disse: todo ser humano se masturba alguma vez em sua vida, e quem não o admite é porque se masturba ainda hoje. É inútil perguntar qual é a porcentagem de jovens que se masturbam na puberdade; mas é provável, e os dados estatísticos publicados até o momento oscilam em torno dessa cifra, que ela esteja entre 90 e 99%. Tampouco devemos esquecer que nem todo ato masturbatório que, interpretado desde fora como tal, ou seja, de forma puramente descritiva, representa do ponto de vista fenomenológico, isto é, quanto a sua intenção vivencial, realmente um ato de "autossatisfação". Oswald Schwarz indica nesse contexto que a qualificação psicológica de um ato masturbatório se baseia no fato de que o objeto da excitação não é idêntico ao objeto da satisfação. Por isso, rejeitamos, com base nesse autor, designar em geral de onanismo a masturbação mútua entre dois parceiros numa verdadeira relação de amor; ao passo que, por outro lado, teríamos razão em qualificar como masturbatório o coito aparentemente normal de um homem com sua mulher se o homem não se orienta amorosamente para sua mulher, ou seja, não "pensa" nela, mas a utiliza apenas para sua satisfação, para um ato de autossatisfação, enquanto pensa, durante o ato sexual, em outra mulher! A outra mulher, ainda que apenas em sua imaginação, é a que o excita; sua mulher, ao contrário, é aquela "com" quem ele satisfaz "a si mesmo". Desse modo já nos aproximamos em grande medida das profundas raízes psíquicas do ato masturbatório. Pois o que é, em última instância, a masturbação se não uma sexualidade esvaziada de todo amor (o que vale também para a prostituição) e, em geral, de toda intencionalidade? No ato masturbatório, a vida sexual humana é não só privada de sua intencionalidade voltada para o objeto normal do impulso, mas também de sua intencionalidade voltada para o objetivo normal do impulso.

Na sexualidade plenamente amadurecida, o objeto do impulso adequado é sempre a pessoa amada. Se a sexualidade humana perde esse seu único objeto adequado, permanece pelo menos sua orientação para o objetivo do impulso "adequado", para a coabitação normal, ainda que seja somente uma orientação inespecífica e impessoal. A vida sexual fica então despida de qualquer orientação para uma pessoa de outro sexo "escolhida" como parceira sexual a partir de uma tendência amorosa; desse modo, de uma tendência sexual verdadeiramente humana, digna do ser humano, de uma tendência para uma determinada pessoa (justamente a pessoa amada), resta apenas o impulso sexual, no sentido de um desejo instintivo de satisfação sexual na forma de um coito normal, mas totalmente destituído de qualquer "aspecto pessoal", ou seja, completamente independente do amor e, por isso, sem nenhuma consideração pela pessoa do parceiro. Essa seria a sexualidade humana esvaziada de seu verdadeiro sentido e privada de sua intenção (que remete para além de si mesma, que transcende a si mesma)[140].

Porém, no caso da masturbação sucedeu algo mais. Deixando de lado a chamada masturbação por necessidade, a que se sentem obrigados a recorrer como mera válvula de escape ou sucedâneo, por exemplo, os encarcerados por longo período, vemos que no ato masturbatório, dos dois componentes que formam o impulso sexual segundo o esquema geral introduzido por A. Mall na sexologia, ou seja, o impulso de contrectação e o de detumescência, somente este último consegue manifestar-se ou satisfazer-se. Ao passo que o primeiro requer o contato íntimo, a "fusão" com um parceiro do outro sexo, no caso do impulso de detumescência trata-se de descarregar a energia sexual excedente, de aliviar a tensão e liberar o esperma "supérfluo". Com isso, renuncia-se aqui não apenas à intenção, própria do ser humano, dirigida ao parceiro sexual (ao parceiro amado), mas também à relação de parceria em geral.

Desse modo, vemos até que ponto o ato masturbatório contradiz o sentido de toda sexualidade, mas antes de tudo o sentido de uma vida sexual propriamente humana, digna do ser humano. Apesar disso, no âmbito do tratamento psicoterapêutico temos de, por enquanto, trivializar diante do doente a importância de todo o complexo de questões relacionadas à masturbação. Pois como ainda se mostrará na discussão sobre os impulsos da neurose compulsiva, é justamente a luta forçada, a investida exagerada contra o que se procura combater, o que leva a um envolvimento cada vez mais profundo. Soma-se a isso que as contínuas lutas da consciência e as suas constantes derrotas somente servem para intensificar os sentimentos

---

140. Cf. FRANKL, V.E. *Anthropologische Grundlagen der Psychotherapie*. Berna: Hans Huber, 1975, cap. "Liebe und Sex".

de inferioridade que já se encontram em geral de forma desmensurada entre os masturbadores. Nesse sentido, buscamos de alguma forma distensionar a postura e a atitude geral do paciente em relação à questão da masturbação: confrontamos decididamente todos os seus temores hipocondríacos, permitimos que entenda a masturbação como um sinal externo de um profundo isolamento interior, como a forma de vida sexual do ser humano isolado, para ajudá-lo, por fim, a sair do seu isolamento. Isso significaria, porém, que temos de desviar seu interesse erótico do rudimentarmente sexual e orientá-lo para o erótico em sentido estrito. Teremos de restabelecer o primado do erótico (que geralmente já se estabelece na puberdade) em relação à sexualidade; teremos de deslocar o acento do desejo de uma mera descarga ou satisfação do instinto para o desejo de uma parceria amada do outro sexo. E veremos repetidamente que, no momento em que um jovem masturbador que conseguiu estabelecer uma relação sexual no sentido acima indicado se "apaixona" um dia por uma moça, desaparece repentinamente toda a chamada necessidade sexual. Pois essa necessidade sexual não é de nenhum modo algo inevitável, no sentido de que a abstinência sexual do jovem tenha que ir acompanhada de uma vivência de necessidade; ao contrário, provém simplesmente de que os pensamentos da pessoa psiquicamente (e não apenas sexualmente) isolada giram em torno do impulso sexual (insatisfeito), com o qual essa pessoa isolada está a sós.

Uma vez que se conseguir deslocar o acento do rudimentarmente sexual para o propriamente erótico, esses jovens nos contam geralmente que, um dia, se esqueceram literalmente de se masturbar. É claro que, cedo ou tarde, também nesses casos os impulsos do instinto sexual voltarão a se manifestar, mas até lá provavelmente se alcançou aquela síntese cujo alcance constitui o verdadeiro objetivo de toda higiene sexual psíquica consciente de sua responsabilidade e, em particular, de toda pedagogia sexual: a síntese de erotismo e sexualidade. Na nossa opinião, esses dois aspectos de modo algum estão entrelaçados de antemão; ao contrário, estão separados no início do desenvolvimento sexual psicossexual do ser humano, e é esse desenvolvimento que os faz convergir com o tempo – até que o objeto do impulso amoroso conflui com o impulso sexual e, ao final do desenvolvimento, é congruente com ele. Então se alcança o que precisa ser alcançado: que o ser humano deseje sexualmente apenas o que ele ama. Somente isso assegura uma vida sexual digna do ser humano. E cabe à psicoterapia possibilitá-la também quando o desenvolvimento e a maturidade ainda não chegaram tão longe, ou seja, em casos de obstrução do desenvolvimento neurossexual.

Na medida em que, como se demonstrou, a neurose sexual atual se desenvolve sobre a base de uma postura ou atitude neurótica habitual, de que a neurose sexual constitui, em cada caso, expressão ou meio, fica claro que nessa atitude neurótica geral do ser humano em questão entrarão também elementos que primariamente não permitem uma valoração psicopatológica: trata-se menos das atitudes propriamente psíquicas do que da atitude espiritual geral. Nesse sentido, porém, um ser humano não está simplesmente saudável ou doente; no entanto, ainda assim cabe ao médico indicar o caminho pelo qual, por assim dizer, o paciente pode realizar por si mesmo e em si mesmo a "terapia (causal) da escolha": o tratamento radical (no melhor sentido do termo) do seu sofrimento – que se aplica àquela raiz que, sem dúvida, não se encontra mais na camada do meramente psicológico, mas mais profundamente no núcleo da pessoa como um ser espiritual.

A verdadeira natureza do ser humano é sua cultura; ao passo que cada animal tem o seu ambiente (peculiar a sua espécie), o ser humano tem acesso ao mundo como algo único, como um mundo do sentido; em suma, o ser humano chega à dimensão espiritual.

No entanto, disso resulta também que não existe mais para o ser humano uma natureza "pura", "inocente". Ou, como disse Novalis: no caminho da evolução para cima, caiu a escada pela qual a humanidade subiu – não é mais possível um retorno para uma existência meramente animal. Em outras palavras: O "puramente" natural seria para o ser humano *eo ipso* também o mais antinatural!

Disso resulta novamente que tudo o que não é espiritual se encontra em uma contradição essencial com a existência humana. Assim, e somente assim, se consegue entender que aquilo que é contrário ao espírito se vinga no próprio ser humano em forma de doença neurótica.

É claro que não se afirma com isso que o que não é espiritual ou inclusive a descrença deva ser atribuída a uma enfermidade (como muitas vezes quer fazer crer uma teologia psicologizante). Muito menos se afirma com isso que a dimensão espiritual está de antemão em contradição com a natureza humana[141]. Ao contrário: a natureza humana está *a priori* permeada

---

141. O "poder desafiador do espírito" que caracteriza o ser humano – frente aos condicionamentos biológicos, psicológicos e sociológicos – é "facultativo", i. é, se pode, mas não se tem de recorrer sem-

pelo espiritual, e onde não está é porque caiu *a posteriori* na dimensão não espiritual, que, como dito, não deve ser confundida com a falta da dimensão espiritual dos animais.

Com o seguinte caso, demonstra-se como essa questão se apresenta na prática:

(**Caso 7**) O doente de 34 anos entrega uma biografia num texto de várias páginas. Nela relata não só sua grave depressão atual e seu desespero, que tem se intensificado a ponto de provocar intenções suicidas, mas também seu motivo: graves distúrbios da potência. Sobre sua história prévia, ficamos sabendo que sua educação foi rigorosa; sempre se dizia que isso ou aquilo era proibido. No entanto, sua mãe tinha um amante com quem saía ante a vista do paciente, situação da qual, porém, o pai não deveria tomar conhecimento. Desse modo, compartilhou precocemente de um segredo que, de alguma forma, girava em torno de aspectos eróticos ou sexuais. Além disso, o paciente descreve como já nos jogos da infância se evidenciou que gostava especialmente de um papel de observador, passivo. Menos ainda nos surpreende ler mais adiante que, após atingir a puberdade, suas relações sexuais se limitavam na maior parte do tempo a toques e manuseios das meninas e ao "jogo" com seus genitais, ao passo que sempre evitava uma verdadeira relação sexual. A culpa dessa situação seria o medo de qualquer compromisso. Por isso, toda forma de atividade sexual degenerou num tipo de relação quantitativa. E, em seguida, a autodescrição traz uma apresentação consideravelmente detalhada das diversas aventuras que o paciente já teve; com um orgulho visível ainda que certamente inconsciente descreve em detalhes como, por exemplo, certo dia, na plataforma do bonde se aproximou de uma moça que não conhecia, mas que viajava regularmente com ele, e como se gabou disso diante de seus colegas de viagem; ou como, em outra ocasião, (supostamente) tocou os genitais de uma moça sentada ao seu lado na escuridão do cinema, vangloriando-se disso, pois o acompanhante dela nada percebera.

O paciente menciona de modo expresso e espontâneo que sua impotência sempre era completa quando "se sentia pressionado pela moça" ou, de forma igualmente típica, quando foi a um quarto de hotel com uma moça.

---

pre a ele. Claro que só se pode medi-lo na superação de resistências – similar à afirmação de Scheller de que a realidade se manifesta na resistência que oferece, também aqui se poderia dizer: A moralidade se demonstra quando posta à prova, quando exposta à tentação –, mas não se esgota nisso.

(Ambos os momentos – tanto o da exigência por parte da parceira como o da exigência decorrente da situação – já foram abordados aqui várias vezes.) Depois que um tratamento com injeções e um tratamento psicoterapêutico por parte de um especialista não obtiveram êxito, ele jurou, por fim, casar-se imediatamente com aquela mulher com que fosse potente pela primeira vez. E assim foi. No entanto, logo sua potência diminuiu. Atualmente, ele é só medianamente potente quando, durante a relação sexual com sua mulher, pensa nos jogos sexuais com outras moças.

O paciente se reporta constantemente a questões como "impulsos, costumes, vontade débil", e, em princípio, é preciso empreender todos os esforços psicoterapêuticos para deixar claro de maneira enfática e decidida que todas essas coisas não passam de construções fatalistas voltadas a fazer com que ele tenha uma aparência trágica a seus próprios olhos. Contudo, na realidade, não há nada verdadeiramente trágico. O que ele deveria fazer é se decidir: ou pela sua mulher – a que reconhece ou finge amar, ainda que "apenas humanamente" – ou por sua sexualidade incompleta! Se se decidir por sua mulher, terá também que assumir essa decisão, e isso significa que terá que se declarar a sua mulher não apenas em palavras, mas estar disposto a fazer sacrifícios – a renunciar a suas "inclinações polígamas". Se realmente a ama, então se sentirá quase compelido a fazer esse sacrifício.

O que tentamos alcançar é um sobrepujamento e uma superação da equivocada atitude psíquica geral (e não só sexual) do doente, que se manifesta em seu modo de ser passivo ou de parar na metade do caminho, mas também em seu medo diante da responsabilidade e de compromissos, que é subjacente a seu medo de se perder. Contudo, todo o desenvolvimento psíquico e, em especial, o desenvolvimento sexual do nosso paciente era tão "confuso" que parecia que o distúrbio sexual resultante somente poderia ser superado através de uma espécie de mudança espiritual – uma mudança do ser humano inteiro em toda a profundidade da sua pessoa espiritual e em toda a plenitude de suas relações pessoais. Somente a partir da restauração da capacidade humana de entrega se pode esperar a restauração da capacidade de entrega sexual. Enquanto não for capaz de ir ao encontro de sua mulher como um ser humano que vai ao encontro de outro ser humano, ele não estará em condições de ir ao encontro de sua esposa como marido; mas logo que, obtida uma compreensão plena da indignidade humana de sua incompletude sexual, tiver resolvido a relação com sua mulher no plano humano, cedo ou tarde recuperará espontaneamente a potência normal.

Ejaculatio praecox

Nos casos de distúrbios da potência apresentados até agora, levamos em consideração apenas aqueles em que se tratou de uma debilidade de ereção. A seguir queremos tratar daqueles distúrbios em que o mecanismo erétil está ou estaria basicamente intacto, mas há um distúrbio no processo de ejaculação. Referimo-nos aos casos de *ejaculatio praecox*, em que desde o princípio temos que mencionar que o tratamento (não apenas psicoterapêutico) da ejaculação precoce costuma ser, em geral, bem mais difícil do que o da falta de ereção. Pelo visto, nesse caso atua também uma certa disposição, pelo menos no sentido de facilitar o desencadeamento do reflexo de ejaculação. Tampouco devemos esquecer que eventualmente esse distúrbio precisa ser compreendido como algo inteiramente fisiológico e que, de forma passageira, se manifesta também em homens completamente normais, toda vez que, depois de um período mais ou menos prolongado de abstinência sexual, se retomam as relações sexuais. Nesses casos, a ejaculação precoce não deve ser considerada como incomum ou de prognóstico desfavorável – pelo menos não quando não interage nenhum mecanismo de ansiedade antecipatória de cunho neurótico. Quando ouvirmos falar desses distúrbios pontuais, certamente teremos cuidado ao diagnosticá-los, em geral, como distúrbios patológicos. Pois, por um lado, a excessiva "carga" sexual leva normalmente a uma ocorrência precoce da ejaculação e, por outro lado, ambos os parceiros costumam necessitar nessa situação daquela adaptação rítmica que a sexologia designaria acertadamente de "dança de aquecimento"[142]. O homem normal, pelo menos o relativamente mais jovem, geralmente superará esses obstáculos. Pois, devido a sua capacidade para o *coitus repetitus* (ao que naturalmente terá que arriscar-se!), recuperará imediatamente sua autoconfiança sexual.

---

142. Também é uma superstição pensar que a força do impulso sexual seja dada a cada pessoa numa medida diferente, mas determinada. Na realidade, alguém que costuma praticar o coito uma vez por dia estará sexualmente excitado depois de um intervalo de dois dias, ao passo que alguém que costuma praticar o coito somente uma vez por semana somente estaria sexualmente excitado após duas semanas. Acrescente-se, porém, que os intervalos podem ser prolongados sem problemas quando se acredita ter um motivo para eles, de modo que um período de total abstinência sexual não tem por que necessariamente ser difícil. Nosso ponto de vista é conformado por material de observações obtido de fontes independentes entre si.

Algo diferente se passa com o homem que, por algum motivo, se tornou inseguro *in sexualibus*! Aqui entra em ação, não raras vezes, a ansiedade antecipatória, e essa disposição neurótica geral se apodera do fracasso sexual pontual, que, em si mesmo, não é neurótico, pois ainda não é patológico. Então se chega, no plano psíquico, ao *circulus vitiosus* da ansiedade antecipatória que nos é conhecido, ao qual posteriormente se soma ainda a crescente facilitação do mecanismo reflexo. Assim, não é de se admirar quando ouvimos da parte de autores psicoterapeutas que a *ejaculatio praecox* muitas vezes constitui uma verdadeira *crux*. Nós mesmos somente a consideramos de prognóstico desfavorável e terapeuticamente difícil nos casos em que, seja pela idade do doente ou por outras razões, não se consegue realizar o *coitus repetitus* ou quando, mesmo tendo conseguido, a ejaculação continua sendo precoce.

Nesses casos, a recomendação terapêutica é forçar o *coitus repetitus*, ainda que seja preciso recorrer ao uso de um *doping* medicamentoso correspondente. (Daí se deduz que, nesses casos, seria equivocado prescrever sedativos.) Uma vez que se consegue com o *coitus repetitus* pelo menos uma ejaculação relativamente retardada, ainda que seja devido a uma sugestão medicamentosa mascarada ou verbal que aponte nessa mesma direção, deixa de ser facilitada a aceleração do fenômeno reflexo, e a ansiedade antecipatória perde o seu objeto. Além disso, seria preciso mencionar aquelas regras que recomendamos aos nossos pacientes na perspectiva intencionalmente "técnica". Referimo-nos aqui, em primeiro lugar, às diversas possibilidades de reprimir o impulso à ejaculação reduzindo a intensidade e amortecendo os estímulos sexuais. Nesse sentido, é suficiente, muitas vezes, a recomendação, por exemplo, de um *coitus condomatus* para eliminar imediatamente o distúrbio e, desse modo, eliminar também posteriormente qualquer base para a ansiedade antecipatória nas relações sexuais habituais. Isso para não falar daquelas recomendações vulgares que visam desviar a atenção do parceiro sexual no momento crítico recorrendo a algum artifício, e orientá-la para coisas inteiramente irrelevantes do ponto de vista afetivo. Se o paciente consegue, de alguma forma, dominar, ainda que uma única vez, essa tendência à ejaculação precoce, logo perceberá que, com um certo treinamento, esse domínio pode ampliar-se a ponto de que a ereção fique como que "travada", ou seja, que se sustente praticamente todo o tempo que queira sem que se chegue à ejaculação, quando não desejada expressamente.

Na maioria dos casos, porém, precisamos nos aprofundar mais e descobrir a verdadeira psicogênese da *ejaculatio praecox*. Verifica-se então que, na maioria dos casos desse tipo, o distúrbio pode ser atribuído, em última instância, ao fato de que, para servir-nos mais uma vez de uma distinção conceitual de A. Moll, o interesse do homem pela detumescência predomina sobre o interesse pela contrectação. Muitas vezes, esses pacientes admitiram abertamente que a coabitação tentada tem para eles o mesmo valor que o "onanismo com uma mulher", como eles às vezes o designam espontaneamente. Não nos surpreenderemos, no entanto, se na *ejaculatio praecox* encontrarmos o mesmo primado do impulso da detumescência sobre o impulso da concrectação, assim como o encontramos na masturbação.

Característica da situação interna esboçada, a partir da qual se chega necessariamente, do ponto de vista psicológico, à *ejaculatio praecox*, é também a situação externa que aparece repetidamente nas anamneses; é típico nesses pacientes a tentativa de coabitação a toda pressa! Pois essas pessoas não se importam, em conformidade com o todo de sua atitude sexual (atrás da qual certamente se encontra sua atitude humana), em buscar uma situação normal de entrega sexual: nem sequer querem se entregar sexualmente, não querem entregar absolutamente nada, a única coisa que desejam é, justamente, a detumescência, a descarga da sua tensão e de sua energia sexual acumulada. Assim, é típico o que nos relata um desses pacientes: em primeiro lugar, que sua parceira exerce sobre ele simplesmente uma excitação corporal (não se poderia falar, em absoluto, de amor) e, em segundo lugar, que por certas razões foi preciso "fazer tudo às pressas". E outro de nossos pacientes conta que tentou em vão a coabitação depois de haver saído com sua parceira num bote a remo para um passeio num lago nas montanhas, primeiro no próprio bote e, depois do primeiro fracasso, numa pequena ilha, onde, porém, atrás da maioria dos arbustos, já havia outros casais.

Está claro que aqui, de novo, somente pode alcançar seu objetivo psicoterapêutico um seguimento do distúrbio que remonte aquele âmbito em que o distúrbio já há muito não é mais uma questão de valorações psicopatológicas, mas uma questão de atitude humana. Não hesitamos em admitir que, com base em nossas experiências com nossos próprios pacientes, tampouco tememos entrar com nossos pacientes nesse âmbito espiritual do encontro humano. Não depende de nós, na realidade, que tenhamos que seguir a pista das neuroses sexuais, em especial dos distúrbios de potência, tanto no plano patogenético como psicoterapêutico, para além de sua psicogênese até suas bases humanas e espirituais, até sua noogênese. Isso se deve antes ao simples fato de que toda capacidade sexual-corporal se baseia, em última instância, na capacidade psíquica e espiritual de amar.

Amar significa poder dizer tu para alguém; mas amar significa não só dizer tu para alguém, mas algo mais: significa poder dizer sim para essa pessoa. Portanto, significa não só captar um ser humano em sua essência, em sua unicidade e singularidade, mas também dizer-lhe sim em seu valor. Ou seja, ver um ser humano não só em seu "ser assim e não de outra maneira", mas ao mesmo tempo mais do que isso: ver também em seu "poder ser", em seu "dever ser", isto é, vê-lo não apenas como realmente é, mas também tudo o que pode ou deve vir a ser. O verdadeiro amor torna o ser humano clarividente, faz com que se torne visionário, pois ver as possibilidades de valor do ser amado significa ver o que é mera possibilidade, o que ainda não é realidade, o que ainda não foi realizado mas que deve realizar-se.

A capacidade de amar orienta o impulso e o ordena não só para um "objetivo do impulso", mas também para um "objeto do impulso", ou seja, para a pessoa do parceiro que se ama. Somente na medida em que o impulso está orientado dessa maneira e dirigido para a pessoa do outro, da pessoa amada, somente nessa medida é possível que o impulso também se ordene e se subordine à própria pessoa. Somente um eu que tende a um tu pode integrar o Id!

Perversões (homossexualidade)

A partir da *Psychopathia sexualis* de Krafft-Ebing, despertou-se o interesse científico pelas perversões; no entanto, ele foi despertado de fato a partir da psicanálise de Freud, que, no início de seu desenvolvimento, chamou a atenção para a disposição perversa latente inclusive no ser humano normal. Freud chegou a se referir à criança como um ser "perverso polimorfo". É claro que a psicanálise entende essa sexualidade infantil, com que se depara repetidamente a investigação analítica, como algo inteiramente distinto do que costumamos compreender normalmente como sexualidade, ou seja, a sexualidade dos adultos. Pois, para se servir de uma tese psicanalítica, a sexualidade dos adultos se encontra geralmente sob o que Freud denomina de primado do genital, que, pressupondo um desenvolvimento normal, se estabelece na puberdade. Atualmente, não há dúvidas de que as observações da escola freudiana a respeito da sexualidade infantil são válidas; outra questão é saber se essas observações também foram interpretadas corretamente.

Seria um lugar-comum afirmar que os limites entre o normal e o anormal, justamente no campo da sexualidade, ou seja, no que se refere às perversões, são totalmente difusos. E o critério segundo o qual seria válido falar do que ainda é normal ou do que já é anormal, seria, em todo caso – ainda que pudéssemos indicá-lo –, em maior ou menor medida, externo e arbitrário. O mais simples é ater-se a esse respeito à opinião de Oswald Schwarz, que formula seu ponto de vista nos seguintes termos: somente temos o direito de designar como perverso um ato sexual "anormal" quando a pessoa não está em condições de chegar à vivência de um orgasmo autêntico sem satisfazer essas inclinações e desejos anormais. Assim, somente podemos falar de uma perversão quando a satisfação de impulsos de orientação anormal (no que, evidentemente, se leva em consideração apenas a orientação a objetivos pulsionais anormais e não a objetos pulsionais anormais) se tornou uma *conditio sine qua non* em relação ao orgasmo; todo o restante poderíamos considerar como uma tonalidade pessoal da sexualidade. É claro que pessoas diferenciadas, sobretudo naturezas mais refinadas com uma vida afetiva mais sutil, estão inclinadas, a princípio, a dar vazão a seus impulsos sexuais não completamente normais, e como tal também percebidos: em parte por afã de originalidade, sensacionalismo ou esnobismo, em parte porque buscam "cultivar" o instinto sexual, todas essas pessoas dão curso mais livre a seus instintos do que o bom burguês de tipo comum.

E, no entanto, é justamente nesses tipos burgueses "formais", "virtuosos" e "caseiros" que repetidamente podemos encontrar inclinações anormais ou, inclusive, perversas. Isso sucede principalmente quando, em idade relativamente avançada, por detrás das inclinações perversas se esconde uma diminuição da potência sexual.

Entre os perversos, os que procuram o médico com maior frequência para obter conselho e ajuda são os homossexuais. Aqui temos que distinguir, desde o início, entre a chamada homossexualidade originária e a meramente neurótica. Naturalmente, essa distinção não será facilmente aplicável em todos os casos, até porque, em alguns casos-limite, nem sequer existe a possibilidade de uma diferenciação rigorosa. A única possibilidade que nos resta é recorrer a uma anamnese minuciosa para descobrir se alguma vez, seja na infância, na juventude ou mesmo em sonhos, o paciente se sentiu homossexual. Se esse é o caso, teremos bastante razão em falar de uma homossexualidade neurótica, que não tem por que estar arraigada na predisposição da pessoa. Ao contrário, deveríamos conceber a questão patogênica como segue: o ser humano tem uma predisposição bissexual não só no sentido biológico, mas também no sentido de uma psicologia do desenvolvimento ontogenético. Ao passo que, geralmente, no indivíduo normal o componente pulsional homossexual regride por completo durante o seu desenvolvimento, no mais tardar no período da maturidade; portanto, ao iniciar o "primado do genital", em outros casos o curso do desenvolvimento pode estar perturbado e, então, a homossexualidade prepubertária, que em geral é latente ou se tornou latente, permanece no primeiro plano da consciência.

A pessoa, até então normal, em certas circunstâncias, pode fixar-se nesse homoerotismo. Segundo nossa experiência, essa fixação numa atitude pulsional homoerótica se verifica preponderantemente se uma vivência traumática, ou seja, um "trauma psíquico", desvia em certo momento a atenção da pessoa, ou como também poderíamos dizer, orienta o impulso sexual para um parceiro do mesmo sexo. Nesse sentido, os fatores psíquicos traumatizantes decorrem principalmente de situações em que há sedução de adolescentes por parte de homossexuais adultos. Mas é suficiente também que, por exemplo, a tão frequente masturbação mútua oriente o impulso para a homossexualidade, sem que o ato masturbatório tivesse originalmente uma intenção homossexual. Apesar disso, nesses casos se estabelece uma certa fixação num parceiro do mesmo sexo, ou, melhor dito, no órgão sexual do mesmo sexo, como fonte de prazer libidinoso.

No entanto, vamos seguir a psicanálise em mais um passo. Podemos reconhecer que, além do momento da fixação, também o da "regressão" pode desempenhar um papel como fator desencadeante de um desenvolvimento na direção da homossexualidade. Pois a experiência mostra repetidamente que, também em fases posteriores do desenvolvimento, se recorre à orientação pulsional homossexual "esquecida há muito tempo". Pensamos aqui principalmente nos casos de pessoas mais jovens, ou seja, psiquicamente "plásticas", que são impelidas a recorrer a relações homossexuais por uma situação exterior de "renúncia ao impulso", ou seja, por uma abstinência forçada da satisfação normal do impulso. Pensemos somente na situação dos presos ou outras semelhantes.

Quanto ao tratamento dos casos de homossexualidade neurótica, aplica-se também aqui o que já enfatizamos seguidamente em outros contextos. Trata-se sobretudo de mostrar para o doente o processo de sua "perversão" aparentemente condicionada por sua predisposição, e inclusive só aparentemente irreversível, de modo que os nexos etiológicos se apresentam como algo inteiramente compreensível da perspectiva humana e de nenhum modo somente do ponto de vista patológico. Desse modo, o paciente poderá se livrar desde o início da consciência opressora de que se encontra indefeso diante de suas orientações pulsionais perversas como diante de um poder "demoníaco", de um "destino ditado pelos impulsos". Não devemos deixar de manifestar abertamente ao paciente; ao contrário, devemos sublinhá-lo repetidas vezes que cada ser humano, também o mais normal, deve se considerar, no sentido da psicanálise, como "perverso polimorfo", e que, por exemplo, a disposição bissexual – delineada mais nitidamente em uns e menos em outros – pode ser superada somente mais tarde, na puberdade, e também aí somente em circunstâncias normais, de modo que também aquela pessoa que, sob circunstância anormais, se vê impelida a um desenvolvimento anormal, não precisa se considerar, por isso, estigmatizada.

Em seguida, queremos tratar de um caso concreto em que se pode apresentar, de maneira especialmente instrutiva, os aspectos que aqui estão em questão na medida em que mostra, na coincidência de diversos fatores genéticos, como uma série de acasos ocorridos na vida de nosso paciente não apenas parece determinar suas perversões, mas – bem no sentido de Freud – sobredeterminá-las.

(Caso 8) O paciente, estudante universitário de 22 anos, nos procura por causa de "homossexualidade" e impotência. A anamnese apresentou os seguintes dados: Quando tinha 4 anos, o doente viu, certo dia, ao estar deitado na cama casualmente ao lado de sua relativamente jovem madrasta, que ela, enquanto dormia, havia deixado descoberta a região dos glúteos. Então – e ele consegue se recordar nitidamente – começa a tocar com seus dedos o ânus dela, o que fez com que ela despertasse e afastasse sua mão com um tapa.

Pelo visto, nem nosso paciente nem sua madrasta atribuíram, naquela ocasião, a menor importância para esse incidente. De qualquer forma, foi suficiente para direcionar de alguma forma a atenção lúdico-instintiva da criança para a região anal e para fixá-la ali. Continuemos a ouvir o que o paciente nos informa na anamnese:

Anos mais tarde, foram-lhe aplicados frequentemente clisteres, e justamente por sua madrasta. Não estamos equivocados em supor que esse fato é um passo a mais no desenvolvimento no sentido de uma fixação instintiva no "erótico anal". Dessa vez, porém, a fonte de prazer não se situa mais na região anal de um "parceiro", mas na do próprio ânus. E a anamnese continua:

No início da puberdade, assim descreve nosso paciente, ele começou a se masturbar analmente.

Uma vez descoberta como fonte de prazer, a região anal já estava predisposta para, à época da irrupção da sexualidade, colocar-se a serviço do impulso sexual ainda amorfo (para não dizer polimorfo). Para nós, porém, está claro que essa terceira etapa, a masturbação anal, depois das duas primeiras, ou seja, a vivência com a madrasta, por um lado, e a aplicação de clisteres, por outro lado, levaria necessariamente a um aumento da fixação no mesmo sentido.

Um dia nosso paciente ficou sabendo, de ouvir dizer, que os homossexuais praticam atos de pederastia. E, a partir desse instante, segue o relato, apareceram nas suas fantasias, que acompanhavam seus atos masturbatórios (anais), conteúdos homossexuais.

Inclusive depois de ter deixado de praticar a masturbação, como indica na sequência, seu interesse sexual pela região anal como objetivo de seus instintos não só triplicou, mas além disso se voltou também para objetos pulsionais homossexuais (ainda que somente na fantasia). Por fim, o paciente informou o seguinte:

Em seu desespero porque seria, como afirma, totalmente perverso, ele "examina-se" seguidamente, observa-se continuamente para descobrir se sente prazer em representar em suas fantasias, por exemplo, que um homem está "atrás dele" etc.

Vemos aqui como o medo de ser perverso leva o paciente a seduzir-se de alguma forma a si mesmo, a pôr à prova continuamente as suas reações instintivas, justamente por causa do temor de constatar sua perversidade "abismal e irremediável". Não surpreende que também aqui se introduza uma espécie de mecanismo de ansiedade antecipatória que produz experimentalmente o tão temido resultado do experimento de nosso paciente.

Com isso, mais uma vez se deu um passo que levou necessariamente à fixação do homoerotismo. E experimentalmente se deu numa intensidade que nos autorizou a afirmar para o paciente que, depois de tudo que aconteceu anteriormente e de seu próprio procedimento (o de pôr-se à prova), inclusive o homem com a disposição mais normal teria sido impelido – em parte, por fatores externos, em parte, por fatores internos – a uma homossexualidade semelhante, irreversível só na aparência.

No que se refere à patogênese da perversão homossexual no caso em questão, ficaram claros, até aqui, os nexos causais; agora é preciso esclarecer correspondentemente para o paciente, com finalidade terapêutica, que, teoricamente falando, na realidade qualquer pessoa, também a mais saudável, teria se movido exatamente na mesma direção no desenvolvimento de sua sexualidade, caso tivesse tido as mesmas vivências que casualmente apontavam na mesma direção e que se acumulavam com o passar do tempo. Com esse esclarecimento se consegue um considerável alívio psíquico, pois agora o paciente não precisa mais se defrontar com sua perversão como um fato inevitável e estigmatizador. Mas, além disso, cabe à terapia também uma tarefa positiva. Pois não queremos somente livrá-lo da pressão, do pesadelo de sua condição de pervertido, mas também levá-lo a uma sexualidade normal, à sexualidade normal que lhe seja própria. No entanto, a sexualidade humana normal – a vida sexual adequada, de forma singular, ao ser humano – é sempre apenas uma vida sexual que se expressa, é sempre uma expressão de amor. Nesse sentido, não se trata tanto de que o paciente alcance uma potência sexual normal como de educá-lo para que seja capaz de amar. Portanto, temos de recomendar-lhe que procure uma parceira a que possa amar. Estão dadas condições para dar esse conselho – felizmente, nesse caso concreto existe uma constelação favorável –, pois o paciente relata que, em seus sonhos, aparecem também conteúdos sexuais normais; e mais ainda: também em sua vida cotidiana percebe-se o seu interesse por mulheres. Apesar disso, em todas as suas tentativas, até o momento, sempre se mostrou impotente. É claro que as tentativas foram realizadas principalmente com prostitutas. Justamente por isso exigimos agora que o paciente desista de todas as tentativas sexuais que não tenham um valor anímico, ou seja, o de ser expressão corporal de amor.

No sentido do alívio psíquico exposto acima se obteve mais uma coisa: tempo! Pois o paciente, que atualmente está desesperado e, por isso, extremamente tenso em toda a sua atitude mental, se queixa, entre outras coisas, de sua incapacidade atual para se dedicar aos estudos; seus pensamentos giram continuamente em torno do que ele vê de maneira fatalista como o *fatum* de ser um homem completamente pervertido. E agora se exige dele que espere até encontrar uma mulher que possa amar. Não se ganhou tempo com isso? Ele não precisa tomar o tempo necessário para isso? E, depois de haver retirado de sua perversão todo o caráter supostamente irreversível, ele não pode agora se dedicar aos seus estudos de "consciência tranquila" e "em total tranquilidade"?

No entanto, temos mais algumas coisas para recomendar ao nosso paciente. Pois não devemos esquecer que estamos lidando com uma pessoa que se tornou completamente insegura em sua sexualidade. Portanto, ao conselho de esperar e estudar – e, nesse meio-tempo, procurar uma parceira afetiva – teríamos que acrescentar o seguinte: ele deveria escolher, na medida do possível, uma parceira sexualmente inexperiente. É que, dessa maneira, seria possível reduzir ao mínimo sua insegurança, que, eventualmente, poderia se converter em inibição. Além disso, a parceira não deveria ser alguém que exige dele atividade sexual nem iniciativa. Pois também isso seria suficiente para inibir, se não o incipiente amor, certamente o impulso sexual que o expressa. Porém, se conseguir criar as condições favoráveis exigidas, então – e isso podemos tranquilamente dizer ao paciente com antecedência – o amor se converteria automaticamente em potência sexual e levaria a uma vida sexual normal – àquela vida sexual normal que, até agora, precisamente não se impôs sem amor verdadeiro e tampouco com uma vontade tão travada.

No início, apontamos que era preciso diferenciar entre homossexualidade neurótica e originária. Agora queremos nos perguntar qual deve ser nossa postura como psicoterapeutas naqueles casos em que a homossexualidade, pelo visto, é originária, ou seja, corresponde a uma predisposição e, portanto, é irreversível. Felizmente, esses casos são os mais esporádicos. Além disso, observamos que essas pessoas raramente procuram orientação do médico ou do especialista. Pois elas em geral não sentem a necessidade de buscar um tratamento, uma vez que não vivenciam seu distúrbio como algo essencialmente patológico; ao contrário, sabe-se que, de maneira análoga à dos viciados, tendem a fazer uma espécie de propaganda da "beleza" ou até do valor cultural de suas vivências sexuais e a fazer "proselitismo" (e esse é o aspecto perigoso no sentido da psico-higiene coletiva!)

Apesar disso, introduzimos aqui também um caso que corresponde a essa categoria para expor como o psicoterapeuta deve se comportar justamente diante da existência de uma situação irreversível.

(**Caso 9**) O doente em questão tem 50 anos e uma posição profissional elevada. Ele informa que, há vinte anos, passou por tratamento psicanalítico regular durante dois anos, o qual, contudo, não apresentou nenhum efeito. Convém notar que naquela ocasião – assim como agora – ele não consultou o médico por causa de sua homossexualidade, mas em virtude de certas dificuldades profissionais. Sentiu-se desde sempre homossexual; nunca em sua vida, nem sequer em um sonho que se recorde, sentiu-se heterossexual. Tampouco nas fantasias que acompanhavam seus atos masturbatórios que iniciaram na puberdade, nunca apareceram conteúdos que não fossem de caráter homossexual. No passado, havia tido relações sexuais duradouras com dois adolescentes. Agora, "na sua idade", a sexualidade já não representa mais nenhum problema para ele. Ele procura o médico por causa de dispersão e incapacidade para se concentrar. Verifica-se que essa dispersão existe desde a infância, sem que se pudessem observar diferenças entre as distintas fases do processo gradual de seu desenvolvimento. Desse modo, podemos supor que essa dispersão está coordenada com a homossexualidade do paciente no sentido de que ambos os fenômenos podem ser interpretados como os dois lados de uma constituição idêntica. No entanto, devemos considerar essa constituição subjacente comum a ambos os fenômenos como um fato inevitável, e apresentá-lo assim ao paciente. Porém, ele tem a tarefa de reduzir ao mínimo incontornável esse fato inevitável precisamente distanciando-se sobretudo de combatê-lo de maneira cega e tensa. No caso concreto logo se mostrou que a dispersão e, em geral, as dificuldades profissionais de nosso paciente não devem ser concebidas, por exemplo, como sintomas neuróticos, mas como manifestações parciais de sua constituição.

Mas também o segundo aspecto importante de sua existência, no qual o ser humano pode encontrar realização existencial, ou seja, a vida afetiva, lhe está interditado. Assim como na vida profissional, também na vida amorosa lhe está vedada a satisfação verdadeira. Que limitação das possibilidades existenciais isso pode lhe acarretar! No entanto, uma psicoterapia, e toda psicoterapia, justamente nos casos em que o doente parece confrontado com um fato irreversível, deve possibilitar ao paciente encontrar uma saída, o que significa: encontrar um caminho que leve para um sentido pessoal da vida e com isso para uma realização existencial. Assim, de maneira simplesmente improvisada e inesperada, perguntamos ao paciente: O que é que realmente lhe dá mais alegria na vida? Recebemos de imediato a seguinte resposta: "Arte, literatura, e as relações de amizade e de estímulo intelectual com outras pessoas". E daí surgiu o ponto de partida para a psicoterapia ulterior, que a partir de agora podia se dedicar à questão de saber a partir de onde, se não da vida profissional e afetiva, se poderia encontrar um sentido para essa existência humana concreta. O ponto de partida revelou-se a partir do seguinte fato: o paciente informou que, no que dizia respeito a suas inclinações culturais, a dispersão não o incomodava nem um pouco. Ao passo que já há muito se reconciliara com sua homossexualidade, faltava ainda simplesmente assumir também suas limitações profissionais. No entanto, significaria uma interpretação fundamentalmente equivocada do princípio a partir do qual planejamos e sugerimos uma reconciliação do doente com sua "facticidade", caso se queira pensar que com isso se está prestigiando o fatalismo neurótico. Pelo contrário! Com base em nossas experiências, esperamos que as limitações no trabalho possam se reduzir ao mínimo incontornável precisamente quando o paciente deixa de se rebelar continuamente contra ele, ou seja, como dito anteriormente, quando deixa de combatê-lo de forma tensa. Pois também aqui, como ocorre com tanta frequência em outros casos, surge através desse combate um *circulus vitiosus* na medida em que a atenção dos pacientes está voltada justamente para aquilo de que eles querem se libertar. Aqui nos deparamos com uma típica transformação neurótica que pode ser denominada subjetivista, para não dizer psicologística. No caso de nosso paciente que sofre de dispersão ou incapacidade de concentração, sucede que – e ele inclusive o admite logo que lhe dizemos diretamente – ele se concentra durante o expediente não no trabalho, mas na sua incapacidade de concentrar-se. Não é verdade, perguntamos-lhe, que o senhor pensa o tempo todo: tenho que me concentrar, tenho que me concentrar, tenho que me concentrar; e, há muito, não pensa mais naquilo em que você de fato deve se concentrar? E como que liberado e redimido de um erro fundamental que cometera repetidamente ao longo da vida, o paciente concorda. Esse erro, porém, não é de modo algum algo ditado pelo destino ou algo que não se possa anular. Mas agora entendemos também quando esse erro pode ser anulado: somente quando nosso paciente admitir que simplesmente pertence a um tipo de pessoa que tende a ter dificuldades de concentrar-se, e quando ele deixar de lutar continuamente contra esse núcleo irreversível de seu sofrimento. É claro que a desejada reconciliação com o destino – justamente para reduzi-lo a uma mínima medida incontornável – foi facilitada pelo fato de que, como foi dito, o essencial, o que realizava a vida do nosso paciente estava além de tudo o que afetava sua capacidade de concentrar-se.

Assim como o *circulus vitiosus* descrito acima é compreensível do ponto de vista humano, ou seja, representa uma forma de reação humanamente compreensível e não deve ser entendido como um mecanismo patológico, no presente caso foi interessante observar a base emocional pela qual nosso paciente tende, de modo tão especial, a sobrevalorizar a questão da sua capacidade de concentração (pois está claro que somente uma sobrevalorização das limitações profissionais o ensejaram a combatê-las de forma tão exagerada durante toda a sua vida). Quando se explicou resumidamente ao paciente que ele teria de trivializar sua vida profissional (bem com sua vida afetiva) tanto como lhe permitisse a manutenção de um certo padrão de vida, e que ele deveria buscar sua realização na vida privada e no âmbito cultural, foi possível perceber de repente uma certa resistência e, de forma claramente emotiva e cheia de ressentimento, o paciente argumentou: "Mas pessoas muito mais primitivas do que eu estão à altura de todas as coisas que você, com razão, acabou de trivializar como algo meramente artesanal!" Desse modo ficou evidente que a exagerada luta travada pelo nosso paciente ao longo de sua vida pela sua capacidade de concentração – uma luta que, justamente por ser excessiva, teria que exacerbar sua capacidade de concentração – tinha realmente uma raiz afetiva, e se mostrou que sua base emocional nada mais era que inveja. Uma inveja para a qual, como pudemos afirmar para o paciente, ele tinha poucos motivos, uma vez que nem precisava ter inveja dos outros, dos que tinham mais sucesso na vida profissional, por alguma coisa completamente alheia a sua realização existencial!

As neuroses sexuais nas mulheres

Ao tratar dos distúrbios de potência devemos ocupar-nos das neuroses sexuais análogas no sexo feminino. Na verdade, deveríamos analisar a frigidez e a dispareunia[143]. Mas as analogias psicológicas são tão evidentes

---

143. Nesse contexto, cabe mencionar brevemente que as neuroses sexuais da parte do homem podem ter como consequência neuroses na mulher, de modo que se poderia falar de neuroses sexuais femininas "an-

que se torna desnecessário tratar detalhadamente o correlato feminino do distúrbio da potência. A psicologia da frigidez é mais branda, uma vez que não se trata de distúrbios evidentes no processo da função orgânica, mas de distúrbios da capacidade vivencial sexual, de um distúrbio do processo psíquico da coabitação até a satisfação plena, até o orgasmo.

O que realmente importa para o paciente que sofre de *ejaculatio praecox* é se desfazer do esperma e descarregar a tensão. Em uma palavra, trata-se da liberdade do desprazer, do prazer negativo dessa liberação. Por outro lado, o que está em jogo no caso dos distúrbios de potência é o prazer positivo. Como já havíamos dito, porém, é justamente porque a pessoa se importa tanto com o prazer que este se lhe escapa. Em uma palavra, o princípio do prazer fracassa em si mesmo, ele é um obstáculo para si mesmo. O prazer faz parte daquelas coisas que tem de permanecer um efeito e não podem ser intencionais, como o sono, do qual Dubois disse que era uma pomba que sai voando quando se tenta capturá-la. Também o prazer é um efeito que não se deixa "capturar". De modo análogo, Kierkegaard disse que a porta para a felicidade abre para fora, e que ela se fecha quanto mais se tentar penetrar por ela. Podemos dizer que a caça pela felicidade a afugenta; e a luta pelo prazer o espanta. Em especial é o neurótico sexual que mais persegue a felicidade, que corre atrás do prazer. A luta pelo prazer é característica do padrão de reação do neurótico sexual. Aqui se trata de uma intenção forçada do prazer sexual e do orgasmo. À intenção forçada se junta a reflexão forçada – ambas são patógenas: um excesso tanto de atenção como de intenção.

(Caso 10) A Srta. S. nos procura por causa de sua frigidez. Na infância, a paciente foi abusada sexualmente pelo próprio pai. No entanto, procedemos heuristicamente como se não existisse um trauma psicossexual e perguntamos à paciente se tinha a expectativa de ter sido afetada pelo incesto. A paciente confirma nossa suposição e menciona que estava influenciada por um livro de divulgação que continha uma interpretação vulgar da psicanálise. "Isso tinha que trazer suas consequências" – era a convicção da paciente. Em resumo, estabeleceu-se uma ansiedade antecipatória bibliógena. Condicionada por essa ansiedade, porém, a paciente ficava "à espreita"

---

dróginas". Assim, a *ejaculatio praecox* de uma parte poderia levar a dispareunia na outra, ou a masturbação mútua poderia levar a uma fixação no chamado erotismo clitoriano.

sempre que havia um encontro íntimo com seu parceiro, de modo que sua atenção estava dividida entre seu parceiro e ela mesma. Tudo isso, porém, frustrava necessariamente o orgasmo, pois quanto maior é a atenção para o ato sexual, menor é a capacidade de entrega. Com outras palavras: no centro da atenção está o ato sexual e não o objeto do amor. No caso de nossa paciente, a ansiedade antecipatória bibliógena provocou não só uma reflexão forçada do ato sexual, mas também uma intenção forçada do prazer sexual – a intenção forçada do orgasmo; pois a paciente queria enfim provar e confirmar sua feminilidade. A terapia se concentrou na intenção e na reflexão forçadas. Nesse sentido, partindo da já citada parábola de Dubois, explicamos à paciente que vale para o adormecer o mesmo que para a relação sexual: "Como no sono" – explanamos – "a felicidade no amor que você almeja de forma tão forçada e vigorosa, é como um pássaro que sai voando quando sua mão tenta pegá-lo. Não pense no orgasmo; quanto menos se preocupar com ele, tanto antes virá por si só". Então convenci minha paciente que no momento não teria tempo para realizar o tratamento, e a agendei para dois meses mais tarde. Recomendei-lhe que, até lá, não se preocupasse com sua capacidade ou incapacidade para o orgasmo, mas que, durante a relação sexual, dedicasse sua atenção ao parceiro. E o que aconteceu me deu razão. Ocorreu o que secretamente havia esperado. A paciente não voltou depois de dois meses, mas já depois de dois dias, curada. A simples atitude de desviar a atenção de si mesma, de sua própria capacidade ou incapacidade para chegar ao orgasmo – em síntese: uma derreflexão – e a entrega mais despreocupada ao parceiro foram suficientes para que chegasse pela primeira vez ao orgasmo.

É conhecido que uma porcentagem relativamente elevada de mulheres "casadas felizes" demonstra ser, quando se olha mais de perto, pelo menos parcialmente frígidas. Em termos etiológicos, isso se deve às mais diversas causas psíquicas. Em primeiro lugar, devem ser mencionadas aqui as influências educacionais, ou seja, aquelas oriundas de meio dominado por uma certa mentalidade moral e sexual que, por um lado, incentiva um ideal de castidade e, por outro lado, leva de maneira vingativa a uma atitude equivocada, forçada, inibida no que se refere à sexualidade. Dessa maneira, as moças e mulheres jovens desenvolvem uma tendência a um tipo de sexualidade incompleta, em que a masturbação mútua tem grande influência justamente na patogênese de determinadas formas de frigidez relativa. Pois a masturbação mútua favorece na mulher uma fixação na disposição para o orgasmo no clitóris. Será necessário no matrimônio muita paciência por parte de ambos os parceiros para realizar a passagem do chamado erotismo clitoriano para o desencadeamento fisiológico do orgasmo pela via normal, pelo coito normal, portanto, por reflexo a partir do fundo da vagina.

É evidente que, na anamnese da psicologia profunda de muitos desses casos, podem-se constatar traumas psíquicos. Em primeiro lugar, poderiam ser mencionadas as violações tentadas ou consumadas, bem como as deflorações brutais e cruéis. É claro que também nesses casos se fortalece a ansiedade antecipatória da vivência traumatizante originária, estabelecendo de novo o *circulus vitiosus* que temos encontrado com frequência por ocasião do exame dos homens com distúrbios da potência. É evidente que a defesa reflexa instintiva suscitada por esses traumas originários, conforme o caso, não permanece no plano vivencial, mas leva a manifestações somáticas, entre as quais a mais destacada é o vaginismo. É compreensível que esse distúrbio sexual, como expressão corporal de uma atividade psíquica, pode ser o ponto de partida de um mecanismo de ansiedade antecipatória. A atitude psíquica básica que dá origem a algo como o vaginismo pode ser descrita da forma mais acertada como o medo de ser violada sexualmente. Para orientar a psicoterapia desses distúrbios apresentamos a seguinte experiência casuística: Uma paciente que há muitos anos sofria de uma forma grave de vaginismo recebeu a indicação médica de realizar a *immissio membri* literalmente "com suas próprias mãos", *digitis propriis*. Com isso, pretendia-se eliminar de modo simbólico – e, com isso, vivencial – radicalmente todo aspecto de ser violentada e, por outro lado, encontrar uma expressão simbólica para a própria iniciativa, a partir da qual poderia acontecer a entrega amorosa agora de forma completamente espontânea. Chorando de felicidade, a paciente relatou na sessão seguinte o êxito imediato e pleno que havia obtido com essa simples medida!

No limite das neuroses sexuais se encontram aqueles casos de enfermidade neurótica em que não se trata, ou se trata em menor medida, de um distúrbio sexual propriamente dito, mas de uma postura e atitude neurótica ampla e geral em relação à vida afetiva como um todo, ainda que a neurose geral se manifeste secundariamente também no sintoma singular. Um caso desse tipo seria o seguinte:

(**Caso 11**) A paciente de 27 anos nos foi encaminhada pelo pneumologista. Ela sofria de tuberculose pulmonar e, por isso, precisou submeter-se repetidas vezes à aplicação de um pneumotórax. Em sua sintomatologia aparecem frequentes vômitos, que não podem ser relacionados com a tuberculose e que é considerada pelo pneumatologista como neurose intestinal. A paciente logo admite que ultimamente tem estado muito nervosa, mas menos com sua doença pulmonar enquanto tal, e mais em relação com o problema atual de seu casamento: num primeiro momento seu noivo parecia querer adiar o enlace matrimonial, aparentemente porque ficou sabendo de sua doença pulmonar. Em seguida, a paciente admite que ela mesma decidira adiar o casamento com o desejo de se vingar de alguma forma do noivo. Perguntamos se ela não o ama? Ao que respondeu: "Na realidade, não muito; creio que, na minha condição de doente crônica, ele poderia ser muito útil, pois cuidaria de mim. E o amor talvez venha mais tarde por si só". E para não o assustar, ela não quis contar-lhe toda a verdade sobre a sua doença, pois não sabia com certeza se ele a amava o suficiente; ela suspeita que ele queira se casar com ela apenas por causa do seu dinheiro.

Vemos, pois, que nessa questão matrimonial se entrelaçam os mais diversos aspectos que de qualquer forma tem pouco a ver com amor. Não está claro até que ponto o noivo só quer se casar com ela por causa do dinheiro, e, por outro lado, está ainda menos claro até que ponto a paciente quer se casar com ele apenas para ter alguém que cuide dela. Com esse propósito está disposta a começar o matrimônio com uma mentira. De resto, também lhe interessa forçar o casamento apenas para demonstrar para si mesmo, para o noivo e para todos os outros que, apesar da hesitação do noivo, ela o levou enfim a pedi-la em casamento: quase parece que quer se casar para castigar o noivo indeciso.

Em virtude dessa situação se explica para a paciente a sua obrigação de confrontar o noivo com a verdade sobre sua doença e confrontar-se ela mesma com a decisão a favor ou contra o casamento, uma vez que não tem sentido começar o matrimônio com uma mentira, ou seja, com falsos motivos, o que cedo ou tarde também teria suas consequências. Se ela realmente o ama o suficiente, também teria que dizer-lhe corajosamente a verdade. Se o amor dele não é suficiente para casar-se com ela apesar da sua doença, ou se suportar a sua doença apenas pelo interesse material, o prognóstico do matrimônio seria de qualquer forma desfavorável.

Nesse sentido, a paciente é orientada a enfrentar todos os problemas, a meditar sobre o conflito e não evitar uma decisão (como fez até agora), refugiando-se na doença, pois o que em última instância subjaz a sua neurose gástrica nada mais é do que sua indecisão e indefinição em relação ao problema de seu matrimônio. Esse problema é o que realmente lhe "pesa no estômago"; seu conflito interno não é "digerido", porque não é processado de maneira adequada[144].

A manifestação espontânea de nossa paciente sobre seus problemas matrimoniais confirma essa interpretação: "Isso é o que me deixa tão doente. Tudo me pesa na cabeça. Basta que comece a falar disso para que tenha tonturas e dores de estômago".

É evidente que nem sempre tomar decisões desse tipo ou evitá-las leva necessariamente a uma neurose. Ao contrário, pode-se sofrer o conflito e vivenciá-lo conscientemente como uma situação aparentemente insolúvel. Nesse caso, estaríamos diante de uma psiconeurose. É claro que não é, nem nunca poderia ser, papel do médico assumir a decisão que cabe ao doente, por menor que seja. Ao contrário, o médico tem a obrigação de guiar o paciente para que ele seja capaz de, por si só, tomar a decisão com a plena consciência da própria responsabilidade.

As neuroses climatéricas

No âmbito das doenças neuróticas climatéricas, o fator psicógeno se manifesta sobretudo no chamado "medo de perder algo". Alguém disse certo dia que toda angústia é, em última instância, medo da morte. Ousamos complementar essa tese acrescentando que todo medo da morte é na realidade medo da consciência. Só que o medo da consciência, pelo menos em relação com a psicogênese das neuroses climatéricas, é um medo negativo. Em outros termos: na medida em que é válido o ditado anglo-saxônico *commission is better than omission*, esse medo negativo da consciência se refere às *omissions*, ou seja, às oportunidades perdidas ou não aproveitadas de uma pessoa, às suas possibilidades que não foram realizadas e ao seu eu que não alcançou sua plenitude. Numa palavra: trata-se aqui do que a psiquiatria anglo-saxônica contemporânea chama de *frustration*. Mas a

---

144. Segundo Weizsacker, o neurótico tenta resolver um problema de sua existência num plano diferente, inferior ao que ele está situado. No caso de distúrbios verdadeiramente psicógenos, introduzir uma terapia meramente medicamentosa significaria colocar-se também como terapeuta num plano inferior e inadequado no plano do somático.

frustração não é meramente sexual, como entende essa psiquiatria, ou seja, não significa somente insatisfação sexual. Nós mesmos a entendemos, em primeira linha, como uma frustração existencial, como a não realização do ser humano no que se refere ao sentido de sua vida.

Não há dúvida de que, para a mulher, uma das possibilidades de dar sentido à existência é ser esposa e mãe. Mas cuidado quando se vê na maternidade a única possibilidade de dar sentido à vida, em outras palavras, quando essa possibilidade de valorização – e é indubitável que aqui se trata de uma possibilidade desse tipo – não é vista em seu caráter relativo, mas se absolutiza ou, em uma palavra, se idolatra. Como toda idolatria também essa se vinga levando diretamente ao desespero![145]

A mulher solteira e sem filhos somente escapa desse desespero fazendo uma renúncia consciente. Mas já a linguagem nos diz que a renúncia é um esforço. Já Goethe sabia que "para a resignação é preciso caráter".

A renúncia, esse "esforço" que é exigido dessas mulheres só é possível se superarmos a idolatria, quando conseguirmos convencer essas mulheres de que a felicidade no amor e a maternidade são uma possibilidade de dar um sentido para a vida, mas não a única possibilidade. Um antigo provérbio chinês diz que todo homem deveria durante a vida plantar uma árvore, escrever um livro e gerar um filho. Mas se nos ativéssemos a ele, a maioria dos homens se desesperaria e tiraria a vida ao não poder dar-lhe um sentido. Algo idêntico se aplica à concepção da vida que não idolatra a paternidade, mas a maternidade: quão pobre seria a vida se – além de ser pai ou mãe – não houvesse outras possibilidades de realização do sentido! Que vida seria aquela que consiste em se casar, ter filhos, plantar árvores e escrever livros? Na realidade, essa limitação das possibilidades de sentido desemboca numa desvalorização da vida e numa degradação da mulher.

No entanto, não é só a maternidade que é idolatrada, mas também a juventude: o lema do espírito da época é ter uma aparência juvenil a qualquer custo. É claro que um esforço obstinado nessa direção logo terá efeitos patológicos.

Não menos patógenos que essas duas idolatrias são os mal-entendidos em relação ao climatério. Primeiro, a confusão entre "amadurecer" e "envelhecer". Aqui se esquece que, como demonstram as pesquisas da psicóloga

---

145. Cf. FRANKL, V.E. *Anthropologische Grundlagen der Psychotherapie*. Berna: Hans Huber, 1974.

Charlotte Bühler, o ser humano já se encontra biologicamente em decadência quando se aproxima biograficamente do ápice de sua existência.

Não saber que amadurecer não significa envelhecer é um dos motivos do "medo de perder algo". O ser humano afetado por esse medo na idade madura somente vê que se fecha uma porta, mas perde de vista que, ao mesmo tempo, abrem-se novas portas, descortinam-se novas possibilidades.

Mas o que acontece com as "antigas" possibilidades, as já realizadas? Tudo o que já foi realizado, por transitório que possa parecer, logo que entrou para o passado é preservado, justamente por isso, do seu caráter transitório: fica conservado na sua condição de passado, é resgatada no passado. Nada está irremediavelmente perdido no passado, mas tudo está resguardado e pode ser recuperado. Ninguém o expressou de forma mais bela que Lao-Tsé: "Ter cumprido uma tarefa significa ser eterno". Mas isso não vale somente para o que criamos, as obras que fizemos e deixamos no mundo e que não podem ser tiradas do mundo, mas vale da mesma forma para tudo o que vivemos, amamos e sofremos. O poeta diz: "Nenhum poder do mundo poderá nos roubar aquilo que vivemos". Pensemos o que significa, por exemplo, fazer uma viúva entender que os dias de felicidade que ela viveu ao lado de seu marido nunca mais poderão ser apagados, que esses dias foram resgatados para o passado e ali estão guardados.

O ser humano na fase de climatério é dominado por um sentimento vital como o descrito por Rilke, de uma necessidade de despedir-se constantemente. Agora sabemos que seu desespero por causa do caráter transitório da existência humana é injustificado, pois consiste em uma ilusão de ótica: vê-se apenas os restolhos do transitório, mas se perde de vista os celeiros repletos do passado. E quem é tomado pelo medo de perder algo, esqueceu que a porta que ameaça se fechar é a de um celeiro repleto.

E deixa de ouvir o consolo e a sabedoria que ressoam nas palavras: "Descerás ao túmulo em plena velhice, como um feixe de trigo recolhido a seu tempo" (Jó 5,26).

As neuroses de angústia

Ao abordar as neuroses de angústia e as neuroses compulsivas, bem como aquelas fobias, que ocupam uma espécie de posição intermediária entre elas, entramos no terreno das formas mais frequentes de neurose.

Isso não nos surpreende quando levamos em consideração os componentes constitucionais da maioria das neuroses. Se deixamos de considerar, por exemplo, as neuroses compulsivas graves e a histeria grave – todas elas têm como base constitucional uma forma especial de psicopatia –, pode-se afirmar que as neuroses de angústia mais marcantes estão baseadas numa determinada constituição neuropática. Segundo as conhecidas pesquisas realizadas por Wexberg sobre essa base constitucional neuropática das neuroses de angústia, trata-se em particular de uma predisposição somática condicionada pelo sistema vegetativo. A angústia, esse sentimento primevo constituinte, assentado no fundo da "personalidade profunda" (K. Kraus) vegetativa, essa reação de alarme biológica primitiva, se encontra em pessoas "vegetativamente estigmatizadas" (G. Bergmann) por uma predisposição natural específica, ou seja, possuem uma predisposição inata. Subentende-se que essa predisposição além de ser não constitucional, pode ser acidental, quando é adquirida *intra vitam*[146]. Observamos casos desse tipo, por exemplo, em doenças cardíacas orgânicas, ainda que insignificantes, que fazem com que a "sensação orgânica" específica do coração, como com razão Ludwig Braun designa a angústia, se incline para uma especial predisposição para o alarme. A partir daí é compreensível que, por exemplo, neuroses de angústia se "enxertem" de forma secundária em lesões do miocárdio ou ocupem o primeiro plano da sintomatologia clínica de doenças leves ou iniciais, como, por exemplo, uma estenocardia incipiente. Por isso, diante da mais leve suspeita do diagnóstico nessa direção, deve parecer-nos ainda mais importante realizar um exame cardíaco minucioso (inclusive um eletrocardiograma), prévio a um eventual tratamento psicoterapêutico, não apenas para excluir, diante de nossa consciência médica, a presença ou a existência subjacente de um distúrbio orgânico (por detrás do estado funcional), mas também com a intenção de fundamentar a psicoterapia caso o resultado do exame seja negativo. Pois, "o que está escrito no papel, pode ser levado confiantemente para casa", consta no *Fausto*, e nossos pacientes, na medida em que em sua neurose de angústia com traços hipocondríacos temem, com grande frequência, particularmente as lesões cardíacas e o ataque cardíaco, poderão certamente levar "confiantemente" para casa o resultado normal do respectivo exame, com a consciência de terem sido

---

146. A íntima relação entre psique e sistema vegetativo foi estudada por Kauders, em relação com os inúmeros casos de quadros patológicos vegetativos no período de guerra e do pós-guerra.

examinados minuciosamente e não apenas dispensados com palavras tranquilizadoras superficiais.

Tendo em vista o íntimo entrelaçamento entre o sistema vegetativo e o endócrino, como observamos com frequência na fisiologia e na clínica, é facilmente compreensível que também se nos apresentam distúrbios, disfunções e hiperfunções endócrinas com base somática, ou seja, como fator constitucional ou disposicional, na subestrutura orgânica das neuroses de angústia. Aqui teríamos que mencionar, em primeiro lugar, a hiperfunção da glândula tireoide. Ao tratar de casos de uma forma muito comum de neurose de angústia, denominada agorafobia, foi possível constatar repetidamente que pode encontrar-se associado um incremento do metabolismo basal além de outras manifestações, de ordem clínica, de hipertireoidismo. Nada disso nos surpreende se consideramos a confluência entre o elevado tônus simpático e o hipertireoidismo, bem como entre esse tônus e a predisposição para a angústia. Não é necessário insistir aqui que, em todos esses casos em que aparecem simultaneamente sentimentos de angústia e uma suscetibilidade especialmente acentuada no interior do sistema vegetativo (esse conhecido alternador entre soma e psique) bem como estigmatas endocrínicos, também a terapia deverá seguir por caminhos diversos. Por isso agimos bem em indicar uma medicação sedativa do sistema vegetativo com o tratamento psicoterapêutico desses casos. Mas ocupemo-nos novamente com a casuística:

(**Caso 12**) A paciente de 38 anos procura o médico por causa de agorafobia. Ela sofre de frequentes palpitações do coração quando anda na rua e especialmente quando é obrigada a andar sozinha, e é justamente o fato de estar sozinha que a deixa angustiada. Ela teme imensamente que um dia, atingida por um ataque cardíaco, pudesse desabar na rua. Ela informa que já fez um eletrocardiograma que apresentou um resultado normal, mas que isso não foi suficiente para acalmá-la de todo, pois – ela já leu frequentemente em romances que também pessoas com o coração saudável podem sofrer ataque cardíaco decorrente de mera agitação – na sua angústia certamente estava agitada. De nossa parte iniciamos aqui uma simples tentativa de persuasão dizendo para a paciente que as referidas passagens dos romances devem se referir a pessoas que só aparentemente tinham um coração sadio, mas que na realidade apresentavam um problema cardíaco ainda que desconhecido, o qual com o acréscimo da agitação levou à morte. Esse problema cardíaco, no entanto, poderia ser constatado anos antes por meio de um eletrocardiograma. Assim, tendo em vista o resultado completamente negativo do exame do coração, esse perigo não existe no seu caso.

Assim levamos a paciente ao ponto de convencer-se de que não há motivo racional para temer a angústia. E com isso o que ganhamos não é pouca coisa. Pois, nesses casos, o papel principal não é desempenhado pela angústia enquanto tal, mas pelo famigerado medo da angústia! E no caso de nossa paciente, esse medo da angústia se nutria das informações que obtinha dos romances, que a faziam supor que um dia morreria justamente de um paroxismo de angústia. Neste capítulo sobre a patologia neurótica vemos novamente como funciona um *circulus vitiosus*: a ansiedade gera as palpitações – sua expressão orgânica natural –, que por sua vez intensifica a ansiedade, pois faz com que essas pessoas temam a ocorrência ou as consequências de uma afecção cardíaca. E, também nesse caso, é preciso interromper de alguma forma e em algum ponto o *circulus vitiosus*. Isso poderia ser realizado terapeuticamente de diversas maneiras, nos mais diferentes pontos do círculo. Precisamos apenas interromper a atuação desse mecanismo no plano somático, a partir do orgânico, por meio da prescrição de uma medicação eficaz, baseada em sedativos do sistema vegetativo. Mas esses medicamentos, unicamente, teriam um efeito temporário. Por isso, tentaremos romper o círculo da ansiedade antecipatória, de forma complementar, também a partir do psíquico; por exemplo, no caso mencionado, indicando que o medo da angústia é algo totalmente infundado.

Há um método bem fácil para eliminar a tendência dos pacientes que sofrem de neurose de angústia de levarem tão a sério sua ansiedade e com isso fechar o círculo[147]. Trata-se de educá-los a pretender exatamente aquilo que temem. Pois logo que lhes demonstramos objetivamente que esse temor é injustificado, podemos muito bem colocar em prática esse proce-

---

147. Por ocasião da preparação da segunda edição desta obra, devo agradecer a Rudolf Dreikurs a indicação a um "truque" análogo, descrito por ele já em 1932 (*Das nervöse Symptom*. Viena/Leipzig: Verlag Moritz Perles) e anteriormente por Erwin Wexberg, que cunhou *ad hoc* a expressão "antissugestão". Também acabo de saber que H. Hattingberg se refere a uma experiência análoga: "Se alguém consegue, p. ex., desejar conscientemente a manifestação de um sintoma nervoso, contra o qual até agora havia resistido ansiosamente, por meio dessa atitude deliberada pode fazer desaparecer a angústia e, por fim, também o sintoma. Portanto, é possível expulsar o diabo por meio de belzebu. É claro que na prática só alguns podem alcançar essa experiência. No entanto, dificilmente há uma experiência que seria mais instrutiva para aquele que é psiquicamente inibido" (Über die Liebe [Eine ärztliche Wegweisung]. Munique/Berlim, 1940, p. 129).

dimento paradoxal. No entanto, como agimos na prática? Recomendamos para a nossa paciente agorafóbica que, na próxima vez que tiver um dia mais ou menos melhor, ao sair dizer-se interiormente de forma esporádica o seguinte: "Como assim? Eu estou com medo? Temo ter um ataque cardíaco? Pois hoje vou sair intencionalmente para tê-lo; até agora sempre que saí o tive uma ou duas vezes, hoje quero tê-lo três vezes. Sei também que meu eletrocardiograma é normal e que, por isso, na verdade nada tenho a temer, mas não tenho só um eletrocardiograma normal, tenho também a ambição de ser o primeiro caso na história que, apesar disso, sofre um ataque cardíaco e morre simplesmente de pura emoção". Enquanto indicamos à paciente com desenvoltura e ironia o que deve dizer-se naquelas situações, e como deve dizê-lo, nossa paciente começou a rir, e aproveitamos para recomendar-lhe que também risse para si mesma, risse de si mesma e de seus temores, no mesmo momento em que tentasse combater sua neurose com o comportamento indicado, e lhe prometemos de consciência tranquila que, no dia em que conseguisse sorrir, como estava sorrindo agora, estaria livre de sua angústia e de sua doença cardíaca.

Há poucas coisas na existência humana que tornam possível tomar distância como o humor. Por isso nunca perdemos a oportunidade de trabalhar de forma consciente e metódica nesse sentido e buscamos levar a paciente a enfrentar internamente seus sintomas, especialmente seus temores hipocondríacos característicos da neurose de angústia, com formulações que criam esse distanciamento humorístico. O humor faz com que o doente seja capaz de obter o distanciamento que lhe permite objetivar adequadamente o sintoma e toda a neurose.

E essa objetivação é da máxima importância na terapia da neurose de angústia e da terapia em geral. Pois enquanto o doente não objetivar em si mesmo a angústia a ponto de falar da "ansiedade" e da "neurose", mas continuar falando de si mesmo como de alguém que teme alguma coisa, enquanto ele continuar se identificando com a ansiedade neurótica, não será possível alcançar um efeito terapêutico mediante a persuasão. Com nosso método da formulação humorística – evidentemente, com uma prévia explicação objetiva – pode-se alcançar um saudável distanciamento e uma objetivação do sintoma num período surpreendentemente curto, pressupondo, é claro, que o paciente tenha a inteligência suficiente para isso.

O modo descrito acima de romper o *circulus vitiosus* do mecanismo da ansiedade antecipatória fazendo com que o paciente pretenda intencionalmente aquilo que teme baseia-se nos dois seguintes fatores: reduzimos *ad absurdum* a ansiedade do paciente e lhe tiramos o ímpeto e a sustentação. Isso se ilustra claramente nos casos em que a ansiedade, originalmente vaga e indeterminada, se fixa (secundariamente) num objeto concreto quando se concentra nele (não sem que se possa comprovar que seu objeto tem um determinado significado representativo e simbólico), ou seja, quando a ansiedade de algum modo se condensa assumindo formas concretas, especificamente, formas fóbicas. Um caso desse tipo seria o seguinte:

(**Caso 13**) O paciente de 33 anos, diretor de uma escola, informa que há meses sofre de intensos acessos de transpiração. Ele chegou a ponto de temê-los antecipadamente. No início, sentia apenas uma sensação de calor no rosto. – Foi nesse ponto, já durante a tomada da anamnese, que se iniciou o esclarecimento psicoterapêutico do paciente: chamamos a sua atenção para o fato de que os acessos de suor não chegam a ser percebidos pelas pessoas a sua volta, de modo que se trata originalmente de um fato meramente subjetivo, uma vivência pessoal. Sobre esse fato se apoia a ansiedade antecipatória, e é precisamente esse temor dos acessos de transpiração que faz com que o suor brote dos seus poros. Agora, a situação que tanto teme, típica de sua doença, é a seguinte: ele entra na sala de aula e se apresenta aos seus alunos, e nesse instante começa a suar ou, pelo menos, é isso que imagina. Em todo caso, é o que teme que aconteça nesse momento, e ele teme antecipadamente, já antes de entrar na sala. Recomendamos ao paciente que, quando se encontrar na situação descrita, não se comporte como até aqui, que não diga para si mesmo: "Pelo amor de Deus, não devo começar a suar de novo" (ele confirma que é isso o que pensa nessa situação); mas ele deve falar o seguinte: "Agora vou não para ensinar, mas sim para suar na sala de aula! Afinal, o que pode me acontecer? No máximo, alguém vai me prender? Ou provavelmente não". O paciente sorri e deixa perceber que entendeu a forma humorística de distanciar-se do sintoma e, desse modo, romper o círculo da ansiedade antecipatória. Depois da breve entrevista, ele parece convencido de que pode se livrar em pouco tempo de seu sofrimento. No entanto, além de tratar do mecanismo propriamente patológico da ansiedade antecipatória, não desperdiçamos a oportunidade de tentar influenciar a sua tendência para transpirar também a partir do orgânico e, nesse sentido, prescrevemos para o paciente um preparado de sálvia, assumindo o "risco" de que essa tentativa de tratamento somático, em última instância, tem um efeito meramente sugestivo, tornando-se assim um componente adicional da psicoterapia.

Alguns meses depois dessa conversa, o paciente nos procura e informa que permaneceu várias semanas praticamente sem apresentar sintomas. Em seguida, ao perceber uma pequena recaída, tentou "psicanalisar-se" a si mesmo, e nessa ocasião lhe ocorreu o seguinte: No ano anterior, havia feito uma visita a uma jovem que estava doente. Ele entrou com muito calor num quarto extremamente aquecido. A jovem lhe pergunta: "Parece-me que você está resfriado? É que está suando" (o paciente admite que na época sentia uma certa atração erótica pela jovem). Agora o paciente nos pergunta por que o conhecimento da "origem" de sua fobia não teve nenhum efeito terapêutico; e acrescenta que está surpreso porque imaginou que a descoberta desse ponto de partida de seu temor exagerado de suar (que intensificava ainda mais o sintoma) eliminaria necessariamente a fobia. Explicamos para o paciente que o *circulus vitiosus* continuava existindo como o fator propriamente patógeno. Pois a terapia propriamente dita inicia somente depois da descoberta das inter-relações em questão, e se concentra justamente no *circulus vitiosus* da ansiedade antecipatória, com o objetivo de rompê-lo. Romper o mecanismo da ansiedade antecipatória, que é propriamente patógeno, por ser o fator que fixa o sintoma, só pode ser alcançado pelo caminho que indicamos acima: a aplicação da intenção paradoxal!

Quando se releva que, em geral, não é sua situação ou vivência original que tem um efeito propriamente patógeno, mas a fixação da reação neurótica singular por meio do mecanismo patógeno de ansiedade antecipatória, então fica evidente que a mera descoberta da causalidade primária não precisa constituir a terapia causal. Nesse mesmo instante temos de nos perguntar pelo efeito terapêutico do método de tratamento psicanalítico, cujo princípio é revelar essas inter-relações. Nós pensamos, no entanto, que uma autêntica psicanálise (e não só uma supostamente aplicada pelo próprio paciente, como no nosso caso) não atua como análise, ou seja, através da tomada de consciência e do esclarecimento das condições genéticas; ao contrário, é provável que atue também indiretamente através de uma mudança (existencial) em relação à situação. Sua efetividade não tem propriamente a ver com o conhecimento ou a tomada de consciência, mas com a condição humana ou, melhor dito, com a interação humana, ou seja, com a educação. Nesse sentido, a efetividade da psicanálise está provavelmente no ser humano: o médico psicanalista como ser humano! E inclusive ele, por sua vez, é efetivo na relação com os pacientes enquanto ser humano. É claro que na medida em que um método psicoterapêutico atua exclusiva ou principalmente através do humano, da personalidade do terapeuta, fala de algum modo contra o método, mas a favor do psicoterapeuta!

Um dos psicólogos mais importantes, Carl R. Rogers, se pronunciou no mesmo sentido ao declarar: "Uma transformação da personalidade é viabilizada principalmente através da atitude do terapeuta, e não tanto através da técnica aplicada em cada caso. O que constitui a essência da transformação terapêutica é, por exemplo, um novo modo de vida e não tanto a elaboração da relação de transferência. Somente na medida em que o terapeuta se entrega humanamente poderá relacionar-se com o humano no paciente, com a sua capacidade de ser humano. Parece-me que aqui temos de identificar a essência da cura e do amadurecimento psicoterapêuticos"[148].

No que se refere à "elaboração da relação de transferência", Rodolf Dreikurs vai mais além ao afirmar: "A suposição de que a transferência é o verdadeiro agente da psicoterapia coloca o terapeuta numa posição de destaque em que manipula o paciente de acordo com sua formação e seu esquema terapêutico"[149].

O que dissemos anteriormente sobre a insignificância relativa do ponto de partida vivencial do paciente para o desenvolvimento de sua neurose pode ser explicado também de outra forma: como se sabe, pode-se conceber a neurose num certo sentido e com certa razão também como um mecanismo reflexo condicionado. Todos os métodos de tratamento psicoterapêutico de orientação predominantemente analítica se ocupam principalmente em esclarecer conscientemente as condições primordiais do "reflexo condicionado", ou seja, a situação exterior e interior da primeira manifestação de um sintoma neurótico. Segundo o nosso ponto de vista, porém, a neurose propriamente dita – a manifesta, já fixada – não é causada somente pela sua condição primária, mas pela sua evolução posterior (secundária). No entanto, o reflexo condicionado, e é assim que tentamos conceber agora o sintoma neurótico, evolui por meio do *circulus vitiosus* da ansiedade antecipatória! Para dar um novo rumo ao reflexo condicionado,

---

148. Process Equation of Psychotherapy. *American Journal of Psychotherapy*, 15, 1961, p. 27-45.

149. The Current Dilemma in Psychotherapy. *Journal of Existential Psychiatry*, 1, 1960, p. 187-206.

é preciso eliminar a ansiedade antecipatória, e isso é viável, como já indicamos, aplicando o princípio da intenção paradoxal.

Nosso paciente nos faz outra pergunta que tem certa relevância teórica, como a referente às causas últimas do fracasso terapêutico de seus esforços supostamente "autoanalíticos". Ele pergunta com toda a ingenuidade se não seria possível eliminar o distúrbio simplesmente deixando de observá-lo, já que não é possível fazê-lo pela mera descoberta de suas causas. Para chegar a essa conclusão se serve, porém, de seu próprio precedente. Há muitos anos, esteve conosco seguindo um breve tratamento psicoterapêutico por causa de uma neurose compulsiva. Naquela época lhe indicamos não interferir no curso normal dos processos normalmente regulados de forma automática por meio da observação ou da dedicação de atenção. Já apresentamos esse conselho no capítulo sobre os distúrbios sexuais. E naquele contexto indicamos, de fato, que, por exemplo, o ato sexual normal – que geralmente transcorre de forma irrefletida – e a potência sexual são especialmente perturbados quando se dirige a intenção para eles devido à insegurança interna. O que é necessário nesses casos é suspender toda a intenção consciente, desviar a atenção e recuperar a capacidade de realizar o ato da maneira mais irrefletida possível. Portanto, o que é necessário nesses casos é uma derreflexão! Numa fobia, porém, trata-se de algo essencialmente diferente, em certo sentido de algo oposto. Na fobia não lidamos com um processo normal, mas a fobia se refere a um processo anormal, não a algo que o paciente deseja, mas que ele teme! O que se precisa aqui não é derreflexão; ao contrário, trata-se de provocar a intenção do processo anormal, não desejado. No caso mencionado acima o paciente deveria tentar intencionalmente transpirar para desativar o temor exagerado diante dessa situação. Ao desativar esse temor deveria desaparecer a transpiração como tal.

Desse modo, agora entendemos completamente qual é o primeiro propósito subjacente a todas as nossas recomendações: reduzir a ansiedade *ad absurdum*, tirar-lhe o ímpeto, e inclusive propor-se a fazer paradoxalmente o que se teme. Sempre pretendemos utilizar terapeuticamente a influência perturbadora da intenção sobre a função no caso de funções neuróticas anormais da mesma maneira que tentamos desativar essa influência no caso de funções normais. E agora fica evidente a diferença fundamental – e, por outro lado, a característica comum – entre a neurose sexual e as fobias: o efeito, patogênico num caso e terapêutico no outro, da intenção na realização do ato! Quando eu "quero", por exemplo, o ato sexual, torno-o impossível justamente por "querê-lo"; mas quando "quero", como, por exemplo, no caso de uma agorafobia, "ter um ataque cardíaco", ou, como no caso de nosso último paciente, me esforço aparentemente para "suar diante das pessoas", então tiro o ímpeto e a sustentação da minha agorafobia ou do meu medo de transpirar e, mediante esse aparente desejo do temido, através dessa intenção paradoxal, "perturbo" a função (não desejada) de tal maneira que ela desaparece.

Um dia meu assistente me apresentou um paciente em cuja anamnese havia anotado um detalhe relevante. Tratava-se de um caso grave de gagueira, e o paciente observava com tristeza: "Uma única vez em toda minha vida não precisei gaguejar: como colegial eu viajava num bonde sem o bilhete; de repente, embarcou o fiscal e me surpreendeu. Nesse momento, imaginei que havia somente uma saída, ou seja, despertar sua compaixão. Ou seja, mostrar-lhe que estava diante de um pobre menino gago! Mas no momento em que tentava gaguejar o máximo possível, já não conseguia mais gaguejar..."

Retomando agora o nosso caso, observamos ainda que os mecanismos que nele atuam encontram-se sobretudo naquela neurose fóbica que é tão frequente que só raras vezes se submete a um tratamento específico, principalmente porque na maioria dos casos os afetados a superam espontaneamente: a saber, a chamada eritrofobia. As pessoas afetadas por essa neurose temem de forma patologicamente exagerada enrubescer, e é esse temor exagerado que as faz enrubescer. Costuma acontecer nesses casos que em algum momento alguém fez uma brincadeira a respeito de seu enrubescer, despertando assim sua atenção para um fato que até então não tinha se tornado plenamente consciente. É evidente que em tais casos costuma entrar em ação também uma labilidade vasovegetativa como "predisposição somática" (Freud) constitucional. No entanto, terapeuticamente terá que proceder também aqui no sentido acima descrito, ainda que nesses casos teríamos que dirigir a atenção do paciente para o fato de que percebe subjetivamente o enrubescimento (pelo calor no rosto ou algo semelhante) muito antes que se percebe objetivamente, e que aparece objetivamente somente quando a ansiedade antecipatória já entrou em ação há muito tempo.

Em seguida, reproduzimos um caso que foi tratado pelo Dr. Kurt Kocourek, que foi meu assistente na seção neurológica da policlínica de Viena e é o atual diretor de seu ambulatório neurológico.

Oskar S. (Protocolo ambulatorial n. 943, ex. 1960) sofre de graves acessos de ansiedade e nos últimos meses não foi capaz de sair à rua desacompanhado da esposa. Tampouco ousava andar de bonde, atormentado pelo medo constante de sofrer um colapso e morrer. Quando o Dr. Kocourek o examinou pela primeira vez, o paciente se encontrava num estado de intensa ansiedade, acompanhado de abundantes acessos de transpiração. Primeiro, foi-lhe prescrito um tranquilizante para manter o paciente calmo, até sua entrada na clínica. O tempo de espera é aproveitado para algumas sessões terapêuticas de cerca de dez minutos cada, durante as quais ele é introduzido no método da intenção paradoxal. Por ocasião da terceira sessão, o paciente relata que já estava em condições de utilizar o bonde. Convém observar que a medicação com tranquilizantes não agiu sozinha; ao contrário, o efeito terapêutico era devido principalmente à intenção paradoxal. Quando o paciente apareceu para a quarta sessão, eu mesmo lhe perguntei pelo seu estado de saúde e ele respondeu: "Seguindo o conselho do Dr. Kocourek, comecei a dizer para mim mesmo que agora saio à rua para ter um colapso. Depois da segunda sessão já consegui assistir pela TV ao jogo de futebol entre a nossa seleção e a da Hungria. Foi muito emocionante e eu estava sentado numa cafeteria superlotada – imagine só! No primeiro tempo do jogo senti de novo um pouco de ansiedade; mas disse para mim mesmo que agora quero ter um colapso, e nada aconteceu; e no segundo tempo do jogo não tive mais ansiedade alguma. Atualmente já superei". Quarta sessão (12 dias depois da primeira): O paciente relatou para o colega Kocourek que ele já "esquece" de aplicar a intenção paradoxal, tão reduzida é sua ansiedade agora! Dez dias mais tarde, ele foi a uma conferência na escola: "a coisa mais horrível que pode existir para mim, a agitação, a longa espera, as salas superaquecidas, as inúmeras pessoas..." Ele já começou a passar mal só de pensar. Desta vez, porém, ele se sentiu completamente à vontade. Pela manhã, teve leve ansiedade e disse para si: "Agora vou à escola para morrer, vou deixar todo mundo em pânico, vai ser um belo cadáver". Assim que entrou na escola, sentiu-se completamente à vontade. No mesmo dia, ainda foi à cooperativa de crédito "para morrer de calor, e ter uma intoxicação por fumo", pois ali o ar sempre era bastante asfixiante. A intenção paradoxal, porém, o ajudou a superar o resto da ansiedade – "É realmente efetiva, é maravilhosa", disse, enquanto ria para valer.

Desistimos de interná-lo em nossa unidade, uma vez que durante o tempo de espera e o tratamento ambulatorial fora curado da ansiedade.

As neuroses compulsivas

Não tanto pelos acontecimentos patogênicos como pelos princípios necessários a uma possível psicoterapia, podemos prosseguir de imediato para a discussão dos casos de neuroses de angústia e sua apresentação fóbica com uma casuística selecionada das neuroses compulsivas. No entanto, nunca devemos esquecer que, clinicamente – ou melhor dito: nosologicamente – os limites entre a fobia e a neurose compulsiva típica são difusos. Por um lado, as fobias do âmbito das neuroses de angústia se aproximam da sintomatologia da neurose compulsiva, ao passo que, por outro lado, o "grupo avançado" dos chamados temores compulsivos, no âmbito das neuroses compulsivas, se associam imediatamente à sintomatologia das fobias[150].

O fato de que outras formas de neurose compulsiva se afastem essencialmente da neurose de angústia se deve a que muitas neuroses compulsivas, precisamente as mais graves e extremas, nem sequer constituem autênticas neuroses no sentido estrito do termo, mas devem ser incluídas entre as formas especiais de psicopatia, principalmente a chamada psicopatia anancástica. Casos desse tipo, que encontramos em nossa prática, ainda serão abordados. Deixamos de lado o fato de que certas neuroses compulsivas não representam nem uma autêntica neurose nem uma verdadeira psicopatia, mas formas mascaradas de depressão endógena, as quais são desmascaradas a partir de sua evolução – que, de forma inteiramente análoga às depressões endógenas, mostra fases claras mais ou menos independentes das vivências exteriores –, bem como pelo conteúdo das ideias compulsivas, cujo teor é predominantemente escrupuloso. Mencionamos, por fim, que, entre as formas graves, há ainda aquelas que não se deixam classificar nosologicamente, mas que apresentam uma evolução manifestamente processual; a não ser que se trate aqui de esquizofrenia diagnosticada erroneamente porque completamente encoberta, não característica, nesses casos se fala simplesmente, sem condicionantes diagnósticos, de "doença compulsiva". Veremos a seguir um caso concreto:

---

150. Nada é mais ridículo do que a classificação exagerada e a criação de subgrupos dentro das formas principais de neurose na medida em que se pretende descobrir unidades nosológicas independentes. Nesse sentido, a agorafobia e seus equivalentes (não contrários), claustrofobia, acrofobia, misofobia, aritmomania etc. não são doenças, mas sintomas, e nos parece ingênuo que, alguma vez, se fizeram esforços e se considerava oportuno inventar a qualquer custo um nome próprio (e ainda, se possível, em grego) para cada sintoma, bem como para cada doença. É claro que isso deveria levar às mais estanhas e curiosas designações, como, p. ex., o termo siderodromofobia = medo de viajar de trem.

(Caso 14) A paciente de 43 anos indica que sua mãe era exageradamente meticulosa – assim como seu irmão mais velho (aparentemente ele sofre de uma nítida compulsão de repetição). A partir disso poderíamos inferir uma certa carga hereditária que fala de antemão contra uma pura neurose compulsiva e a favor de que nossa paciente sofra de algum tipo de constituição psicopático-anancástica[151]. A própria paciente apresentou, já na infância, alguns sintomas compulsivos, o que comprova o fator constitucional. Atualmente, ela sofre de uma grave compulsão de repetição, em que aparece no primeiro plano uma compulsão de se lavar. Apesar de reiteradas medidas de tratamento, inclusive psicoterapêutico, seu estado piorou progressivamente de modo que, por fim, pensou em suicidar-se. É torturada pela sensação de não ter acabado completamente de fazer algo: "tenho de fazê-lo de novo, embora saiba perfeitamente que foi bem-feito". Sente que ficou um resto por fazer!

Nossa primeira tarefa é ensinar a paciente a diferenciar entre os impulsos neuróticos compulsivos e as intenções saudáveis, de modo que, em primeiro lugar, seja capaz de se distanciar do elemento neurótico compulsivo em si. Na análise das neuroses de angústia fóbicas, mostrou-se que esse distanciamento em relação ao sintoma o objetiva de alguma forma e facilita para o doente poder superá-lo. Mas é válido aplicar nesse caso também o método da intenção paradoxal: pede-se à paciente que, a partir do distanciamento obtido em relação ao sintoma, leve as ocorrências neurótico-compulsivas *ad absurdum*, tirando-lhes o ímpeto. Na prática, ela teria que enfrentar o seu temor compulsivo de ter as mãos sujas com um pensamento formulado da seguinte forma: "Como? Eu temo que as mãos (depois de lavá-las repetidamente) ainda não estão limpas o suficiente? Pois suponho que estejam muito, muito sujas, e quero que fiquem ainda mais sujas!" Também se orienta a paciente a não lutar contra os impulsos neurótico-compulsivos, pois a pressão costuma gerar uma pressão contrária e, muitas vezes, é justamente a luta contra as ideias compulsivas o que as torna tão insuportáveis. Nesse sentido, a paciente é encorajada a exagerar

---

151. Nas neuroses compulsivas o eletroencefalograma mostrou anormalidades, segundo Silvermann, em 48,4% dos casos, segundo Leonardo, em 53%, segundo Hill e Waterson, em 75%, e, nas psicopatias anancásticas, segundo Rockwell e Simons (*Arch. of Neur.*, 57, 1947, p. 71) em 100% dos casos. Além disso, Dytfurth estudou a relação entre neuroses compulsivas e tronco encefálico e confirmou as suposições de outros autores. Por sua vez, Peter Hays ("Determination of the Obsessional Personality". *American Journal of Psychiatry* 129, 1972, p. 217) defende que também incide o fator hereditário: "Genetic predisposition is almost a *sine qua non*".

conscientemente os temores neurótico-compulsivos recorrendo a fórmulas cheias de humor para poder superá-las. Na realidade, ela logo consegue também "superar a situação", como ela mesmo diz, "considero que a neurose compulsiva não está acima de mim, mas abaixo de mim", diz; "ao passo que, até agora, a neurose tinha, por assim dizer, autoridade sobre mim, agora já sou insolente com ela".

Como vemos, a paciente já consegue criar um "distanciamento por meio do humor". Em resposta à nossa pergunta – nesse ponto queremos deixar claro que foi por meio de perguntas francas dirigidas a nossos pacientes sobre como conseguiram obter êxito que mais aprendemos sobre o tema – sobre o que ela pensou ao tentar se distanciar dos sintomas, ela respondeu: "Eu estou aqui; a ideia compulsiva está lá; ela faz exigências, mas eu não preciso aceitá-las. A ideia compulsiva, pensava na ocasião, não pode lavar as mãos por si só, eu tenho que fazê-lo: mas sou eu que me abstenho de fazê-lo". Desse modo, no decorrer do tratamento, a paciente consegue aproveitar corretamente o espaço de manobra disponível inclusive numa doença compulsiva como a sua, também num caso que tem indubitavelmente uma base hereditária e inevitável que a condiciona; a tarefa própria da psicoterapia nesses casos é reduzir a neurose compulsiva manifesta a esse núcleo mínimo insuperável, que não pode ser modificado, pelo menos do ponto de vista psíquico. Certamente é preciso ter em conta que a sintomatologia que gera esse resto último insuperável por si só não precisa ser significativamente perturbadora. Se conseguimos levar a paciente a ponto de deixar de sofrer desse tipo de distúrbio fundamental, foi possível torná-la pelo menos capaz de exercer uma profissão! Sim, mais do que isso: aquela disposição do caráter inata e latente, aquele tipo de constituição psíquica da qual surge a neurose compulsiva manifesta, não significa em si, necessariamente, uma variante negativa, pelo menos do ponto de vista social. Ao contrário, esse tipo de caráter (a psicanálise denomina-o de "caráter anal") apresenta do ponto de vista social certos traços positivos do caráter, como, por exemplo, diligência, procedimento metódico, senso de limpeza etc. E cada indivíduo com essa constituição de caráter tem, pelo menos, a liberdade de se resguardar de todos os exageros ou, quando esses já se desenvolveram, desabituar-se deles mediante a educação, autoeducação e reeducação. Sempre realçamos para os doentes o fato de que dispõem dessa margem de manobra dentro da qual podem assumir uma atitude ou outra ante a neurose compulsiva, e que podem alterar essa atitude se quiserem. Costumamos deixar claro para nossos pacientes que eles não são responsáveis pelas ideias neurótico-compulsivas que os invadem, mas pela forma como se comportam frente a elas, isto é, se as fomentam pela imaginação ou se – no sentido de nossa proposta terapêutica – as objetivam e se distanciam delas com humor.

Devemos considerar aqui mais um aspecto: a peculiar atitude mental geral, isto é, a "cosmovisão" do neurótico compulsivo. Ela é determinada por uma aspiração bem característica ao 100%, ao absoluto. O que o neurótico compulsivo busca é a segurança absoluta em tudo: tanto no conhecimento como nas decisões. É uma espécie de impulso fáustico que se apodera dele e o anima; o neurótico compulsivo busca obstinadamente eliminar aquele caráter incidental e provisório que caracteriza todo conhecimento e decisão humanos. Ele tenta ignorar todo o condicionado, todo o fragmentário que caracteriza a condição humana, mas isso o acompanha como a sua própria sombra. O ser humano pode conhecer e decidir de maneira absoluta. Porém, em vez de reconhecer e aceitar essa verdade, o neurótico compulsivo se rebela contra ela, ele se revolta contra a imperfeição, contra a incerteza de todas as decisões da consciência humana e contra a incerteza profunda que envolve todo o conhecimento humano. No entanto, se indagamos por que justamente ele reage de maneira hipersensível à insegurança existencial, parece-nos que podemos encontrar informações na estrutura do caráter dos pacientes que sofrem de neurose compulsiva que dão uma resposta a essa pergunta. Parece que na base daquela tendência ao absoluto que caracteriza sua forma de conhecimento e de decisão, daquela intolerância contra o resto irracional inerente a todos esses atos (e que tenta compensar pelo acentuado racionalismo), subjaz uma insuficiência específica do sentimento de evidência, quanto aos atos do conhecimento, ou uma insegurança instintiva específica, quanto aos atos de decisão. Desse modo, o fundamento – que provavelmente se estende profundamente no fisiológico – da mencionada "cosmovisão neurótico-compulsiva dos 100%" reside, assim, na "timopsiqué" (Stransky), concretamente na obstrução das fontes essencialmente inconscientes que nutrem os atos do conhecimento e da decisão do ser humano normal: por um lado, a sensação de evidência e, por outro lado, aquela segurança instintiva que no âmbito do ético funciona como consciência. Ambos, tanto a evidência como o instinto ético, atuam a partir de uma camada espiritual, embora inconsciente (ou seja, não refletida), que escapa a qualquer racionalização ulterior, reconstrutiva e "secundária". A tragédia do neurótico compulsivo é, apesar disso, tentar alcançar essa camada: seu "impulso fáustico" fracassa ao forçar a racionalização do que é essencialmente irracional.

Soma-se a esse aspecto trágico também o tragicômico, que permite distinguir o autenticamente fáustico do meramente neurótico compulsivo. Pois o que faz o neurótico compulsivo ao perceber que "nada humano chega a ser perfeito"? Visto que o absoluto que anseia não é realizável, ele o restringe a certos âmbitos parciais de sua existência; como nem tudo pode ser absolutamente certo em sua vida, como já se lhe nega qualquer conhecimento e qualquer decisão absolutamente corretos, verdadeiros e bons, pretende pelo menos conservar e salvar o absoluto e a perfeição em algum âmbito específico. É por isso que a nossa paciente, como boa dona de casa, restringe sua aspiração à totalidade neurótico-compulsiva de seus afazeres domésticos e, assim, pode "ser completa" pelo menos em alguma coisa: por ter 100% limpa a sua casa, 100% limpas as suas mãos! O que é necessário é uma mudança existencial do ser humano espiritual que culminaria num reconhecimento do "caráter fragmentário da vida" (Simmel) e da "coragem para a imperfeição" que Sofie Lazarsfeld estabeleceu como exigência terapêutica em contraposição à aspiração do neurótico de ser "semelhante a Deus" (Alfred Adler).

Esse caso ilustra de forma exemplar a importância da psicoterapia para tornar conscientes não apenas complexos inconscientes (no sentido da psicanálise), mas também atitudes espirituais inconscientes. Patogenia no sentido de criar neuroses não é apenas aquela impulsividade inconsciente, designada por Freud de "Id", mas também a espiritualidade inconsciente pode levar a atitudes errôneas de índole neurótica, que afetam a atitude espiritual do ser humano de forma primária (p. ex., em distúrbios sexuais como distúrbios da capacidade para o autêntico amor) ou apenas secundária (como no caso de um neurótico compulsivo constitucional anancástico). Na medida em que a base essencial da existência espiritual do ser humano consiste sempre de atos não reflexivos – ou, melhor dito: na medida em que "sucede" de forma inconsciente –, também o espiritual no ser humano é, em última instância, inconsciente. Uma vez que essa espiritualidade não refletida, assim como aparece em todos os atos originários do conhecimento e decisões da consciência, é denominada existência, pode-se dizer que uma análise dirigida para ela, ou seja, uma análise existencial[152] se diferencia da psicanálise pelo fato de que (diferentemente desta) não torna consciente a vida instintiva inconsciente, mas a espiritualidade inconsciente[153]. Terapeuticamente, porém, a análise existencial se esforça menos para atuar no interior do psíquico (p. ex., como a psicanálise, dentro da dinâmica dos afetos); ao contrário, é sua intenção se contrapor ao modo de ser neurótico com os meios espirituais – com as armas do *Logos*: ela é logoterapia!

Retornando agora ao caso concreto de nossa paciente teríamos que mencionar ainda o seguinte episódio de seu tratamento psicoterapêutico: Um dia ela disse espontaneamente que suspeitava de si mesma por utilizar sua neurose como desculpa e, em determinadas situações, a usava de alguma forma como arma contra o seu marido. De fato, foi fácil comprovar que, com o tempo, ela se aproveitou dos mecanismos neurótico-compulsivos, mas é preciso sublinhar que isso aconteceu essencialmente de forma secundária. Era preciso interpretá-lo no sentido da conhecida concepção psicanalítica da "motivação patológica secundária" ou do chamado ganho com a doença. Essas motivações, que se agregam secundariamente ao evento patológico próprio e originário, nunca são a causa real dos sintomas compulsivos, mas simplesmente a causa da fixação sustentável desses sintomas. Na medida em que esses motivos secundários que fixam ou ampliam a neurose adquirem uma relevância realmente patogênica num caso concreto, preferimos que o paciente expresse espontaneamente suas suspeitas, que tome consciência por si mesmo de suas motivações, do que impor-lhe pela força uma interpretação.

Podemos abordar terapeuticamente a neurose de diferentes pontos ou níveis fundamentais devido à multiplicidade dos seus aspectos estruturais: pode-se proceder de forma medicamentosa, de forma psicológica, e dentro dessa última possibilidade interpretar os conteúdos do caso concreto segundo Freud ou os motivos da fixação (sem considerar os conteúdos concretos) segundo Adler; por fim, como já vimos, pode-se esclarecer e tratar uma neurose não a partir do corporal nem do psíquico (recorrendo a uma ou a outra abordagem), mas em algumas ocasiões a partir do espiritual. Assim como temos de adequar o método escolhido em cada caso à

---

152. FRANKL, V.E. Zur Grundlegung einer Existenzanalyse. *Schweizerische medizinische Wochenschrift*, 10, 1938, p. 33.

153. FRANKL, V.E. *Der unbewusste Gott*. Munique: Kösel-Verlag, 1974.

individualidade do paciente, devemos adequá-lo também a nossa própria personalidade. Pois a prática mostra reiteradamente que nem sempre a personalidade do médico se adequa ao mesmo método com idêntico êxito. Daí também se segue que a configuração própria da psicoterapia representa em cada caso uma função que depende de dois fatores variáveis e, além disso, irracionais: tanto a singularidade do paciente como a singularidade do médico. Nessa dependência, a psicoterapia revela que só pode ser ensinada e aprendida de forma inteiramente condicionada[154]. Ela pressupõe sempre um conhecimento (se não explícito) das capacidades próprias específicas do médico e das possibilidades interiores específicas do paciente! Desse modo, a psicoterapia depende sempre de algo mais do que a mera capacidade técnica: sempre ela é também em grande medida uma arte. E em vista da variabilidade de ambos os fatores irracionais que intervêm na arte da psicoterapia, não ficaremos surpresos em ver em que medida a psicoterapia depende de uma captação momentânea da pessoa concreta e da situação concreta do paciente, em que medida ela depende de improvisação. Nada pode ser esquematizado, nunca se pode seguir um esquema rígido; pelo contrário, cada caso individual requer seu método – ele tem que ser improvisado, ser inventado, em cada caso e para cada caso de novo!

Agora, abordaremos brevemente algumas particularidades que se mostram necessárias no tratamento das neuroses compulsivas. Vamos tomar como ponto de partida um caso concreto:

(Caso 15) O paciente de 48 anos, engenheiro, nos procura por causa de uma grave compulsão de ruminar: "Tudo me parece tão estranho no mundo: todas as pessoas, tudo em geral, também, por exemplo, o fato de ser um ser humano... tudo é uma estupidez: que uma pessoa tenha dois pés, que de todo existam seres humanos – essa figura que é o ser humano: o que quer dizer, e por que o ser humano tem esse aspecto e não outro, e para que se é um ser humano etc., temo estar a ponto de ficar louco!"

Aqui estamos diante de um quadro bastante comum entre os neuróticos compulsivos: o temor da psicose. Esse temor pode assumir tal proporção e se tornar a tal ponto o sintoma dominante que todos aqueles sintomas que originaram sua neurose por fim passam completamente para o segundo

---

154. Portanto, não resta dúvida que a psicoterapia como um todo não pode ser verdadeiramente ensinada; mas será que o próprio processo de individualização, justamente tão necessário em virtude desse fato, tampouco pode ser ensinado?

plano; estamos, então, diante de um sintoma neurótico compulsivo autônomo *sui generis*: denominamo-lo psicotofobia. A auto-observação forçada dos neuróticos compulsivos faz com que se precipitem cada vez mais nesse estado de ansiedade torturante, pois quem não constata algo de anormal em si mesmo ao se observar de forma prolongada e intensa?[155] Logo encontra um "fio de cabelo na sopa" e qualquer desvio do normal é natural em todo ser humano, pois a norma ideal só existe no papel. O que constata e fixa mediante a observação, aparece depois distorcido, exagerado e inflado. Traços inofensivos no caráter de uma pessoa, que na realidade poderiam ser considerados, do ponto de vista psicológico, "defeitos estéticos" menores, passam a ser tomados por sintomas ou pródromos de doenças mentais. Novamente, porém, entra em cena o bem conhecido mecanismo da ansiedade antecipatória, e logo se estabelece um *circulus vitiosus*: o que o neurótico compulsivo constata pela observação e, em seguida, exagera por meio da intensa auto-observação, passa a temer devido a sua psicotofobia, e logo começa a combater o que ele teme. No entanto, esse combate, esse enfrentamento dos sintomas supostamente psicóticos, ou simplesmente neuróticos, só faz com que eles se intensifiquem e os torna cada vez mais frequentes. Devido ao seu medo da psicose, sua atenção se concentra cada vez mais sobre os sintomas que parecem tão patológicos, seus pensamentos giram cada vez mais em torno deles, e ocupam cada vez mais espaço na vida do paciente.

Mas basta um simples trabalho de esclarecimento para romper esse círculo vicioso. É suficiente chamar a atenção do doente para o fato conhecido na psiquiatria de que os tipos autênticos de caráter neurótico-compulsivo muito raramente sofrem de psicoses propriamente ditas, e que justamente o neurótico compulsivo é o que menos motivos tem para temores psicotofóbicos. Só precisamos expor o paradoxo: o psicotofóbico (neurótico compulsivo) teme algo que, justamente por ser neurótico compulsivo (psicotofóbico), não tem motivos para temer[156].

---

155. A tendência para a auto-observação e a autorreflexão é considerada pelos pacientes como algo patológico, como uma "cisão da consciência" e, assim, também como um sinal de esquizofrenia. Desde que o termo esquizofrenia foi traduzido como loucura por cisão psíquica, o que aliás é compreensível historicamente visto que o conceito está carregado de elementos da antiga psicologia associativa, esse termo tem contribuído para espalhar o pânico entre muitas pessoas sem qualquer traço esquizoide.

156. Naturalmente, o paciente não deverá interpretar erroneamente tudo isso pensando que ao desaparecer seu temor da psicose desaparecerá também a proteção, a "imunidade" diante da psicose, como ocorre, p. ex., quando a aparição de uma paralisia progressiva faz com que desapareça uma fobia de paralisia, ou seja, que o fim da neurose possa ser o sintoma do início de uma psicose. No caso de uma psicotofobia

Depois desse breve excurso, retomamos o nosso caso com o seguinte relato: Perguntado se ultimamente, ou seja, quando havia sofrido tanto com as ruminações compulsivas, dispunha de muito tempo, o paciente respondeu com um "infelizmente"! Diz que agora está sem trabalho; e, desde que não tem mais nada a fazer, sente que está visivelmente pior. É claro que não pensamos que seja possível explicar sua compulsão de ruminar por alguma espécie de proliferação da massa do pensamento, mas não há dúvida que algo semelhante tenha contribuído, uma vez que existem muitos casos em que graves neuroses compulsivas de repente são arrastadas por um afeto que abala profundamente toda a sua personalidade, ou que toda a sistemática da neurose compulsiva é posta de lado no momento em que o paciente se vê diante do imperativo externo de uma atividade ou de uma tarefa que o ocupa internamente. Parece de fato existir uma relação singular e contraditória entre o reino fictício das representações e dos temores neurótico-compulsivos, por um lado, e a realidade, por outro lado: na medida em que esta se impõe, a neurose compulsiva retrocede. Sabemos de um caso em que um homem sofreu durante anos de uma das formas mais graves de tanatofobia – em sua presença, não se podia mencionar os termos morte ou "morrer", nem fazer alusão a esses conceitos, sem que fosse mobilizado um cerimonial extremamente complicado para expulsar de sua consciência o pensamento da morte. Um dia se detectou, por acaso, uma tabes oligossintomática e o paciente teve de se submeter a um tratamento para a malária. É claro que isso se deu com ansiedade exagerada por parte dele. Infelizmente, após alguns acessos de febre, surgiram complicações, e, apesar da rápida interrupção do tratamento da malária (sem que houvesse contraindicações para o seu início por parte da medicina interna ou de qualquer outro âmbito), desenvolveu-se um quadro séptico grave com uma aguda perda de força que não foi mais possível controlar. Os médicos ficaram muito impressionados que, justamente no momento em que a vida de nosso paciente estava realmente ameaçada, começou a cessar pela primeira vez o temor diante da morte que o acompanhou quase a vida toda e deu lugar a um estado de ânimo equilibrado e sereno, que não era explicável somente a partir da euforia séptica.

---

neurótico-compulsiva, a situação é diferente porque se trata de uma imunidade baseada no caracteriológico e, portanto, objetivamente não tem nada a temer quando desaparece o temor neurótico, ou seja, a psicotofobia, pois então estará não só protegido da psicose, mas também curado da neurose.

Voltemos novamente ao caso da compulsão de ruminar, que começamos a abordar. Nosso paciente explica que se "defende" dos acessos de ruminação porque teme que sejam o motivo para que venha a ser internado num manicômio. No entanto, ao explicar-lhe, como vimos acima, a relativa imunidade do neurótico compulsivo frente à psicose, ele disse aliviado e alegre: "Por que me atormentei tanto?" Desse modo, então, conseguimos interromper a luta contra o sintoma – que apenas o reforça ainda mais –, ao eliminar o motivo dessa luta, ou seja, a psicotofobia.

Seriam necessárias ainda algumas indicações sobre a técnica específica do tratamento psicoterapêutico das neuroses compulsivas. Sobretudo é preciso configurar o tratamento de modo que tenha em conta a estrutura fundamental do caráter específico do neurótico compulsivo, aquela estrutura fundamental que não precisa representar nada patológico propriamente dito; já falamos dela acima e destacamos seu traço racionalizante. O neurótico compulsivo costuma se prender a fórmulas estritas, e não há razão para que não aproveitemos terapeuticamente essa tendência: nos esforçaremos para inseri-la no curso do tratamento. Isso pode suceder simplesmente (1) desenvolvendo uma verdade formulada da maneira mais clara possível que – no sentido da logoterapia – pode representar um contrapeso psíquico à referida "cosmovisão dos 100%"; (2) temos que ficar atentos para argumentar de maneira suficientemente impecável, ou seja, por um lado desenvolver de forma irrepreensível nossos contra-argumentos frente aos do paciente e, por outro lado, "não varrer nada para debaixo do tapete". Temos de ouvir o paciente, deixá-lo falar tranquilamente e expor todos aqueles inúmeros escrúpulos, dúvidas e preocupações que costuma nos apresentar na forma de uma lista por ocasião da consulta – pensemos na acertada descrição francesa do tipo *homme à petit papier*! Com isso chegamos ao ponto (3): em seu afã para obter argumentos comprovados e claramente formulados, tem um efeito especialmente incisivo tudo o que ele recebe "preto no branco" e pode levar "confiantemente" para casa, como diz o discípulo em *Fausto*. Levando em consideração essa peculiaridade do caráter desses pacientes, não temos objeções em entregar-lhes um breve e conciso resumo por escrito daquilo que, na nossa opinião, deveriam sempre ter presente. Um exemplo pode ser ilustrativo:

(Caso 16) A paciente de 45 anos sente-se desde os 13 anos permanentemente perseguida pelo medo de machucar as outras pessoas; e pensa que faz isso, sem se dar conta, com agulhas, fragmentos ou coisas parecidas. Ela conta que, já na idade de 5 ou 6 anos, sofria de escrúpulos patológicos. Daí inferimos o componente constitucional da anomalia anacástica de seu caráter. Perguntada sobre sentimentos de culpa, ela diz que os sofre constantemente. No entanto, o temor de machucar alguém por meio de um fragmento ou algo semelhante apareceu pela primeira vez depois de um esforço físico excessivo. Temos aqui um fato que não é raro: neuroses compulsivas são exacerbadas em estados de debilidade física ou de esgotamento psicofísico, como excesso de trabalho etc. Isso está de acordo com a nossa experiência de que a psicoterapia, especialmente das neuroses compulsivas, pode ser acelerada significativamente com o apoio de um tratamento medicamentoso (cf. "O reforço medicamentos no tratamento psicoterapêutico de neuroses". *Schweizer Archiv für Neurologie* etc., 1939). Também na síndrome de despersonalização, que no âmbito das psicopatias está próximo ao grupo das formas anancásticas, ficou demonstrado que medidas medicamentosas podem apresentar excelentes resultados; isso foi comprovado com uma terapia que eleva a pressão sanguínea, especialmente com preparados adrenocorticais[157]. No que diz respeito a essa dependência psicofisiológica, a paciente menciona que pela manhã se sente relativamente bem quando está descansada. Do contrário, seu estado é verdadeiramente insuportável. Assim, há pouco tempo aconteceu que, depois de grande esforço, conseguiu recuperar na estação central do correio uma carta que havia enviado para o exterior, depois que não conseguiu se livrar da tormentosa dúvida de que a carta talvez pudesse conter algum caco de vidro.

Depois de uma conversa demorada sobre todos os aspectos em questão, entregou-se à paciente um resumo, por escrito, de tudo aquilo que ela sempre deveria ter em mente: "Meus temores são típicos da neurose compulsiva, ou seja, patológicos e, portanto, infundados". Com isso criamos distanciamento em relação à neurose e permitimos que a paciente a objetive como algo irracional. "Precisamente por ser uma típica neurótica compulsiva, não preciso temer que isso degenere numa psicose. Por isso, tampouco tenho que continuar a combater os temores, como fazia até agora, pois é justamente essa luta contra eles que os deixa ainda mais fortes." Essas recomendações são compreensíveis a partir do que foi dito anteriormente. "De alguma maneira, tenho que brincar de gato e rato com minhas

---

157. FRANKL, V.E. *Theorie und Therapie der Neurosen*. Munique: Ernst Reinhardt, 1975, cap. "Addisonoide Pseudoneurosen".

compulsões patológicas: tenho que exagerá-las tanto a ponto de rir delas com gosto. Nesse sentido, tenho que dizer inclusive que tenho a intenção de machucar esta ou aquela pessoa de uma ou de outra maneira. Então, pelo menos vou perder o medo de machucá-la." Essa sugestão corresponde ao que dissemos repetidamente sobre a intenção paradoxal e sua influência terapêutica tanto no caso da neurose de angústia como da neurose compulsiva. No entanto, quanto ao resumo escrito, era importante levar em conta a possibilidade de que, devido a sua escrupulosidade patológica, os "lemas" entregues à paciente alimentassem ainda mais seus escrúpulos neuróticos. Era preciso preveni-lo: "De modo algum devo temer que seja possível levar a cabo a intenção de machucar alguém – que certamente era apenas uma brincadeira –, ou seja, de executar o propósito e chegar a ponto de realmente machucar alguém". Quem conhece neuróticos compulsivos saberá muito bem que eles não se conformam nem um pouco com essa "explicação"; por isso parecerá compreensível se ao final incluirmos a seguinte passagem: "Para não me sentir sobrecarregado pela responsabilidade em relação a esse perigo puramente teórico (relacionado à intenção paradoxal de algum dia realmente machucar alguém), declaro que concordo que meu médico assuma total responsabilidade no caso de que, pela minha ação decorrente dos temores compulsivos, possa vir a machucar seriamente a alguém". Mas não é o suficiente: ante o excesso patológico do sentimento de responsabilidade, que é próprio do neurótico compulsivo típico, a esse "escrito para uso de uma pessoa escrupulosa" foi preciso acrescentar algo mais para demonstrar plenamente que, em última instância, está obrigada a participar desse jogo com o "perigo" que, naturalmente, parece "imprudente" aos seus olhos. Nesse sentido, o breve texto que lhe foi entregue encerra com a seguinte fórmula: "Essa responsabilidade (por esse jogo, que lhe parece tão perigoso, com os temores compulsivos) devo deixar a cargo do médico porque é só dessa maneira que posso me livrar das ideias patológicas, e também porque essa cura é um compromisso que tenho com meus familiares".

Por mais ousada que possa parecer à primeira vista essa maneira de entrar na discussão da neurose, esse procedimento se mostra eficaz na prática. Em última análise, isso não significa outra coisa do que vencer a neurose com suas próprias armas. O acentuado racionalismo que encontramos nos neuróticos compulsivos mais inteligentes torna absolutamente indispensável que lutemos com os meios adequados, ou seja, com argumentos racionais! Essa luta não representa nada mais do que uma adaptação específica da logoterapia para a neurose compulsiva[158].

As ideias compulsivas blasfemas requerem um comentário específico. É provável que a melhor maneira de enfrentar essas ideias do ponto de vista tcrapêutico seja utilizar a neurose compulsiva do paciente para chamar a sua atenção para o fato de que ele comete blasfêmia ao temer continuamente blasfemar; pois considerar que Deus não sabe diagnosticar e que não é capaz de diferenciar da perspectiva do diagnóstico entre blasfêmia e ideias compulsivas já significa uma blasfêmia. Na realidade, temos que assegurar ao paciente que Deus certamente não levará em conta uma ideia compulsiva blasfema da pessoa do paciente. A psicopatia anancástica – o substrato da neurose compulsiva – não é atribuível a sua pessoa (psíquica), mas ao seu caráter (espiritual). Nesse sentido, o paciente não é nem livre nem responsável – ainda assim o é no tocante a sua atitude frente à ideia compulsiva. E ampliar a margem de manobra dessa liberdade, ao criar distância entre o ser humano no doente e o patológico no ser humano, é o verdadeiro propósito da intenção paradoxal.

Mas a intenção paradoxal pode ser aplicada também a outras formas de neurose, inclusive a algumas psicoses, na medida em que, em geral, sejam acessíveis a uma psicoterapia. Assim, recordamos um caso de um jurista extraordinariamente destacado que sofria de uma depressão endógena mascarada que evoluía sob o quadro de escrúpulos aparentemente neurótico-compulsivos. Esses escrúpulos se referiam, nesse paciente, à possibilidade puramente teórica de que havia se filiado a um determinado partido, simplesmente se esquecido desse fato, deixado de declará-lo e, por isso, infringido a lei. A situação saiu do controle até chegar a tentativas de suicídio; por fim, o paciente não tinha mais paz nem conseguia dormir. Não era só isso que ameaçava sua capacidade para o trabalho e, inclusive, sua carreira, mas também as repetidas tentativas de denunciar a si mesmo por esses atos perante as autoridades, ainda que tenha que se mencionar que sempre, em todos os lugares e com toda razão, era conhecido e havia se exposto publicamente como adversário daquele partido. Apesar da base endógena e como

---

158. Inclusive o conhecido psicanalista Emil A. Gutheil, editor do *American Journal of Psychotherapy*, explica em seu último artigo intitulado "Problems of Therapy in Obsessive-Compulsive Neurosis" [Problemas da terapia em neuroses obsessivo-compulsivas]: "New therapeutic means must be introduced. Appeal to reason, fruitless though it may be in other cases, holds promise in cases of obsessive-compulsive neurosis, in which rationalization and intellectualization play so great apart" (*American Journal of Psychotherapy*, 13, 1959, p. 793).

tal permanente de seu sofrimento, pôde-se alcançar rapidamente um alívio decisivo e, sobretudo, eliminar a ameaça contra si mesmo – seja contra a sua vida (pelo suicídio), seja contra a sua carreira – quando o paciente levou para casa uma declaração escrita do médico que (tendo em conta sua especialidade jurídica) culminava com a afirmação de que o médico, como psiquiatra, respondia que toda autoacusação do paciente nesse particular carecia de qualquer fundamento real. A partir desse momento, o estado de depressão foi reduzido ao mínimo incontornável considerando seu caráter endógeno.

Já falamos anteriormente dessa redução do evento psicopatológico ao mínimo inevitável. A seguir iremos demonstrar novamente, com base num caso de grave neurose compulsiva, o efeito terapêutico positivo da abordagem psicoterapêutica que indica ao paciente que aceite o núcleo inevitável de sua neurose compulsiva justamente como um fato inevitável – em vez de ampliá-lo acrescentando cada vez mais sintomas desnecessários por meio de uma tentativa fracassada de combatê-la:

(Caso 17) O paciente de 41 anos, um importante industrial, encontra-se há alguns meses na cidade, a qual havia chegado vindo do exterior, para se submeter a um tratamento psicanalítico. No primeiro plano dos sintomas de sua neurose compulsiva está uma grave "compulsão blasfema" que o atormenta desde os 15 anos, uma vez que é uma pessoa profundamente religiosa. A análise lhe proporcionou no início um pequeno alívio, mas em última instância não o ajudou (o que dificilmente poderia ser de outra maneira, tendo em vista o pouco tempo de que dispunha – ele também teve que tirar férias). Há poucos dias, ele teve uma grave recaída, e o seu desespero chegou a tal ponto que agora alimenta crescentes intenções de suicídio; inclusive leva na carteira a sua carta de despedida da esposa! Amigos que perceberam sua profunda depressão fizeram com que prometesse fazer uma última tentativa de curar-se. Assim nos procurou, sem a possibilidade de permanecer aqui mais do que alguns dias.

Convém salientar sobretudo o motivo imediato de seu desespero atual: Há pouco ele veio novamente a uma sessão psicanalítica e disse alegremente que "Graças a Deus" se sentia um pouco melhor hoje. O médico insistiu que não deveria agradecer a Deus pela melhora, mas exclusivamente a alguma mudança em seu inconsciente. O paciente se sentiu de alguma forma abalado em sua concepção de vida religiosa. De fato, ninguém, muito menos o médico, tem o direito de se opor ao caráter religioso de um paciente a respeito das causas últimas de sua doença ou cura; o médico tem de respeitá-las totalmente. Como médicos não nos compete criticar o lugar que ocupa a doença e a cura num aspecto mais elevado. Para nós mesmos podemos pensar de uma forma ou de outra sobre essas coisas, mas enquanto agimos como médicos não temos o direito de impor ao paciente nossa opinião sobre religião, seja positiva ou negativa, nem temos o direito de criticar desrespeitosamente o que ele possa pensar positiva ou negativamente sobre a religião.

Além disso, não só é conveniente estimar a posição religiosa do paciente, mas também integrá-la como um fator positivo – como realmente é – no nosso plano terapêutico. Justamente no caso que acabamos de comentar, por exemplo, isso não só foi possível, mas constituiu, em última análise, o ponto central de toda a terapia, como logo se demonstraria. Visto que, por fatores externos, não foi possível realizar uma psicoterapia propriamente dita, por exemplo, no sentido de uma análise das ideias compulsivas, era ainda mais necessário ocupar-se em primeiro lugar com a atitude do paciente em relação à doença, em vez de procurar um tratamento dos sintomas (que teria se ocupado minuciosamente em analisar os sintomas isolados e sua gênese). Essa atitude em relação à doença havia sido até o momento completamente tensa, e assim foi também a luta do doente contra sua neurose compulsiva: lutava constantemente contra seus acessos blasfemos e, com isso, só aumentava seu "poder" e o próprio tormento. O que faltava era descontrair, aliviar a tensão e a carga; o paciente precisava aprender a, por assim dizer, "soltar as rédeas". De forma análoga aos casos já mencionados, em que o combate e as investidas contra as ideias compulsivas eram consequência de uma psicofobia e eram alimentadas por ela, e em que a eliminação dessa fobia trouxe um alívio importante, no caso em questão se deveria alcançar uma saudável serenidade na atitude do doente a partir do aspecto religioso. Tratava-se de levar o paciente a uma espécie de reconciliação com a neurose compulsiva – uma reconciliação que obviamente não deve ser de forma alguma equiparada a um niilismo ou fatalismo terapêuticos! Ao contrário, justamente através da reconciliação com o destino dessa doença deveria deter-se, por fim, à luta frustrante contra as ideias compulsivas, aquela luta que as converteram realmente num obstáculo na vida do paciente. "Aqui está minha neurose compulsiva", assim nosso paciente aprendeu a ver as coisas, "e ela está diante de mim, colocada na minha vida, inteiramente como a felicidade da minha família ou minha carreira profissional, meu sucesso nos negócios: tudo isso Deus mandou para mim! Como tal devo aceitá-la. Deus sabe, sem dúvida, pelo menos tão bem quanto eu sei, que as ideias blasfemas que me invadem estão muito distantes de meu verdadeiro sentimento religioso; certamente, Ele não as levará a sério. Mas a partir de agora tampouco eu devo e quero fazê-lo. Quero pensar deixando-as de lado – quero viver deixando de lado a minha neurose. Nesse sentido, vou ignorá-la, como se ignora a um cão que late, mas que late ainda mais quando se o provoca, ao passo que para de latir ao ser ignorado! Se desde o princípio não presto atenção aos latidos, então certamente nem os ouvirei (p. ex., como o tique-taque de um relógio de parede, para o qual em geral não se costuma prestar atenção)". E já no dia seguinte o paciente nos relata que, pela primeira vez em pelo menos dez anos, vivenciou uma hora inteira totalmente livre de suas ideias compulsivas.

Em seguida, regressou ao seu país de origem. Algumas semanas depois, no entanto, comunica por carta que estava relativamente bem, inclusive apesar de algumas circunstâncias exteriores desfavoráveis que surgiram. "É claro que alguma ideia neurótico-compulsiva aparece de vez em quando, mas a encaro com serenidade e humor, assim como aprendi. Se, por exemplo, pela manhã, ao acordar, surge uma ideia dessas, penso comigo mesmo: Bom dia, neurose compulsiva, já está aí? E rio interiormente sobre essa situação e sobre a neurose, e logo passo para os meus afazeres, para as atividades do dia, que realizo por amor a Deus e a minha família." Com esse último comentário se alude à guinada decisiva que devemos dar a toda psicoterapia: ela não tem só uma fase ou um lado negativo – de desviar a atenção do paciente de sua doença (derreflexão, intenção paradoxal etc.) –, mas a psicoterapia tem que ter também uma fase ou um lado positivo: orientar a atenção do paciente para tudo o que se encontra além da doença, para a existência pessoal concreta e assumida com plena consciência de responsabilidade!

Ao passo que anteriormente ao tratar da psicoterapia de neuroses compulsivas se fez referência ao enfoque logoterapêutico, agora fica evidente quando e onde devemos aplicar a análise existencial: como análise da existência humana orientada para seu ser responsável fundamental, ou seja, verdadeiramente como tomada de consciência da responsabilidade. Novamente aqui se evidencia em que medida a análise existencial visa a uma tomada de consciência a partir do espiritual (e não, como na psicanálise, a partir do instintivo): a saber, o fundamento espiritual último da existência humana é a responsabilidade!

Ao mesmo tempo, porém, no caso descrito acima fica evidente quando e onde a psicoterapia de certo modo se transforma naquilo que chamamos de pastoral médica: quando a psicoterapia propriamente dita se tornou impossível – na medida em que não parece mais possível levar a cabo o tratamento do sintoma neurótico em si, mas apenas realizar uma correção da atitude do paciente em relação ao destino da doença –, está indicada a pastoral médica: somente nesse momento e não antes! Pois enquanto a doença, ou uma parte essencial dela, não se apresentar realmente como um destino inevitável, enquanto for possível eliminar o sintoma neurótico, isso deve se dar através da psicoterapia. Somente quando se apresenta uma situação irremediável, não suscetível de ser configurada ou abordada, e, portanto, inevitável, é que deve ter lugar a reconciliação com ela, e somente então tem início a possibilidade de realizar valores na atitude em relação ao destino inevitável, na aceitação serena e tolerante, no sofrimento correto (a saber, digno). Nós os denominamos de valores de atitude; eles, porém, fazem parte das possibilidades de valor mais elevadas que em geral são dadas ao ser humano.

Para concluir, fazemos referência a dois casos tratados pelo Dr. Kocourek, que foi meu assistente no departamento neurológico da Policlínica da cidade de Viena e é o atual diretor de seu ambulatório neurológico. Ele relatou os casos da seguinte forma:

(Caso 18) Anton R. (número de inscrição 4600/60) tem 21 anos. Há cinco anos manifestaram-se repentinamente estados de angústia, de modo que, de tanto medo de que pudesse machucar a si mesmo ou aos outros, começou a evitar o contato com qualquer objeto pontiagudo. Convém observar que seu temor de que alguém pudesse ser machucado por ele não se limitava a pessoas, mas se estendia também aos animais, por exemplo aos cavalos que estavam na cocheira da granja de seu pai, aos quais dava feno com o forcado. Nesse caso, trata-se, portanto, não de típicas ideias compulsivas suicidas ou homicidas, mas *sit venia verbo*, de uma ideia compulsiva "zoocida". Logo se somaram a ela outras compulsões, como, por exemplo, a compulsão de repetição, a compulsão de controlar tudo o que havia feito etc. No primeiro plano, contudo, estava o temor de se precipitar sempre que subia escadas ou cruzava pontes. Por fim, não podia mais usar uma faca ao comer. Os temores compulsivos se tornaram tão decisivos que diminuíram consideravelmente seu desempenho laboral. Assim, a mãe do paciente informou ao médico do trabalho (que então prescreveu uma internação provisória) que, às vezes, o paciente ficava parado repentinamente em um lugar, sem se mover por mais de uma hora. Nessa clínica, ele é tratado com eletrochoques. De acordo com as anotações no seu histórico clínico, o teste de Wechsler-Bellevue revela um QI de 80, de modo que se contata uma "leve debilidade mental" e "um distúrbio mental hebefrênico". Posteriormente, por ocasião da admissão no departamento de neurologia da Policlínica de Viena, o paciente está extremamente ansioso, deprimido, dificilmente fala uma frase com coerência, está sentado tremendo, banhado de suor, com o olhar fixo, e ao ser perguntado responde sempre que tem medo e que não ousa sair do quarto porque poderia fazer alguma coisa errada. Rejeita qualquer apoio. Fracassam tentativas de aplicar a intenção paradoxal. O tratamento com Fenotiazina é ineficaz; Tofranil leva à forte inquietação. Preparados de placebo não surtem efeito, o mesmo ocorre com R 1647, H 610 e Librium. Somente sob o efeito de Marplan o paciente se torna acessível e, agora, consegue também aplicar a intenção paradoxal. Quando tem que subir as escadas que levam ao serviço ambulatorial, a fórmula prescrita pelo assistente Kocourek é a seguinte: "Agora caminho junto ao corrimão, uma vez que ontem havia pulado 60 vezes, hoje pularei 160 vezes". Pela primeira vez, o paciente sorri quando consegue aplicar a intenção paradoxal. Numa outra ocasião, foi encorajado pelo colega Kocourek a tocar com frequência diversos talheres, e dizer para si mesmo: "Ontem machuquei-me dez vezes com o garfo, hoje o farei com a maior frequência possível". O paciente se sente de certo modo mudado, cheio de humor, otimista e animado. Agora consegue se relacionar com os outros pacientes, ajuda-os, tornando-se inclusive o preferido da sala por causa de sua solicitude. Faz piadas, e o mais interessante para nós é que agora aplica a intenção paradoxal por iniciativa própria. Além disso, toma Melleril, para compensar o efeito demasiadamente energizante do Marplan. Durante o Natal, o paciente retorna para casa. Depois do seu retorno, o pai do paciente relata: "É um milagre! Meu filho se comportou de forma completamente normal. Comeu com garfo e faca, como fazia anos atrás. Utilizou ferramentas como na época em que ainda era completamente saudável:

não se lhe notou absolutamente nada! A família inteira estava perplexa e não conseguia acreditar – todos choraram de alegria! Agora posso olhar tranquilamente para o futuro, uma vez que o filho pode assumir a granja..." No entanto, o próprio paciente relata que, ao chegar em casa, ainda tinha suas ideias compulsivas, mas sempre repetia as "frases", e às vezes não as tinhas mais. Quando tinha medo de atear fogo na granja ao fumar um cigarro, simplesmente pensava: "Se ontem ateei fogo 100 vezes na granja, hoje vou fazê-lo 101 vezes, e queimá-la por completo". Desse modo, com o auxílio da intenção paradoxal, ele está em condições de dar conta de suas ideias compulsivas. Somente a visão do "imenso" forcado ainda lhe causava algum mal-estar... Algumas semanas mais tarde ele teve alta com um parecer favorável. Seguiram-se controles ambulatoriais regulares. Os familiares relatam que o paciente realiza seu trabalho normalmente. Pela primeira vez depois de anos, participou novamente de um desfile. O próprio paciente relata que, embora ocasionalmente tenha ideias compulsivas, sempre tem facilidade em aplicar a intenção paradoxal. Ele ainda tem dificuldades para lidar com picaretas e facas bem grandes, e então diz para si mesmo: "Que venham ferramentas ainda maiores, para que possa machucar toda a vizinhança, as que tenho em mãos são muito pequenas para isso; esse prejuízo milionário será uma grande farra!" Agora ele frequenta novamente a Igreja, no passado teve de fugir dela, pois sempre lhe ocorriam blasfêmias; é verdade que as ideias compulsivas não acabaram, mas não o inquietam mais, porque conseguiu dar conta delas. "Essas ideias vêm agora de forma muito mais esporádica!"

(Caso 19) Elfriede G., 35 anos, sempre esteve sã até três anos antes. Na entrevista se evidenciou que, já na infância, era meticulosa. Há três anos, durante a terceira gravidez, apareceram sintomas compulsivos pela primeira vez. Ela tinha de lavar o chão repetidas vezes, para que seus filhos não se contaminassem. A sintomatologia de sua neurose compulsiva se intensificou com o passar dos anos, de modo que a paciente por fim não deixava mais sua casa nem recebia visitas temendo que pudessem trazer doenças para a casa. Não contratava empregadas, pois em sua opinião nenhuma era limpa o suficiente. Por último, a paciente precisava lavar as mãos algumas centenas de vezes por dia. Em sua casa, recolhia-se a um cômodo no qual ninguém podia entrar, pois era o único quarto que ela considerava limpo. Nem seu marido nem os filhos podiam tocá-la, pois assim poderia contaminá-los. A paciente foi internada temporariamente num hospital psiquiátrico – ela havia tentado se jogar diante de um trem e, no dia seguinte, tentado cortar os pulsos –, onde se submeteu a um tratamento com insulina, sem grande efeito.

No primeiro dia de sua estadia no departamento neurológico da Policlínica de Viena, a paciente foi apresentada durante a aula – consta no relato do Dr. Kocourek – e convidada pelo Prof. F. a não ter medo das bactérias "para variar", mas, ao contrário, ter a intenção de ser contaminada: "Hoje não há bactérias suficientes para mim", "quero me sujar o máximo possível; acho que não há nada mais bacana do que bactérias". As coisas seguem nesse tom de brincadeira até que o Prof. F., para terminar, pega a paciente pela mão, leva para as primeiras fileiras da sala e a convida a fazer o mesmo que ele, ou seja, passar as mãos no chão e esfregar a sujeira no rosto, o que, para surpresa dos alunos – e dela mesma –, ela faz! Depois da aula e de volta ao quarto, ela se lavou naquele dia somente uma única vez, antes da janta, lavou as mãos que havia sujado na sala, e improvisou no sentido da intenção paradoxal perguntando aos demais pacientes se "não podia passar algumas bactérias para alguém".

No dia seguinte, ela estava como que mudada. Por causa da falta de leitos em nossa seção, ela foi internada na seção de otorrinolaringologia, onde havia muitos pacientes recém-operados, com cânulas traqueais ou similares, e, apesar de sua anterior fobia de bactérias, dedica-se voluntariamente ao cuidado desses pacientes, lavando-os e alimentando-os. Segundo diz, ela havia se "reconciliado" com as bactérias.

Cinco dias depois de sua admissão, ela disse que se sentia 90% melhor; cuida de forma abnegada dos pacientes recém-operados, sem lavar as mãos mais do que três vezes por dia. No que se refere às bactérias, pensa simplesmente: "Só quero ter bastante contato com elas e conhecê-las bem, nunca mais vou removê-las de mim: vou deixar que vivam esses pobres bichinhos!" E rindo desse último comentário, ela batia nas próprias pernas.

No sexto dia, a paciente deixa o hospital por algumas horas. Primeiro foi comprar lã para confeccionar uma blusa para seu filho mais novo nesse "ambiente infectado" do hospital – "em cada ponto deve haver bactérias". No décimo segundo dia, conforme sugerido pelo Dr. Kocourek, consegue saudar seus filhos, por ocasião de uma visita, sem que tivesse lavado as mãos. Aplicando a intenção paradoxal, diz para si mesmo: "Agora vou transmitir para meus filhos todo o cultivo de bactérias bem frescas. Quero que se infectem bem, para que a visita ao hospital valha a pena; no final, com tantas infecções, eles ficarão imunes!" De fato, a paciente abraça seus filhos assim que chegam, acaricia o rosto deles e vai com o marido e os filhos para fazer compras num grande centro comercial, apesar de ser o quarto domingo do Advento, ocasião de grande afluência de pessoas. Durante todo o tempo, carrega seu filho preferido nos braços "através do ambiente contaminado", como ela formula no sentido da intenção paradoxal. De volta ao hospital, constata-se que se trata do primeiro dia vivido de forma normal faz anos, livre de ataques de ansiedade ou de impulsos compulsivos; "tudo era tão evidente", diz ela, e "sou a pessoa mais feliz do mundo". Nos dias seguintes, a paciente se comportou de maneira completamente normal. Agora admite que já havia pensado em se separar para que o marido e as crianças enfim pudessem ser felizes e não tivessem mais que sofrer por causa dela, de sua neurose compulsiva; tão grandes eram as dificuldades que a neurose compulsiva da paciente havia gerado para toda a família. Na segunda semana, a paciente pode ir para casa pela primeira vez, onde reina "uma desordem terrível", com a qual a paciente, ao contrário de antes, "consegue lidar", sem ter que lavar as mãos mais do que algumas vezes. Segundo seu relato, tudo era como antes de ficar doente. Já não era preciso aplicar a intenção paradoxal. Após outras saídas, a paciente recebe alta poucas semanas mais tarde. No decorrer dos meses seguintes, ela nos procura seguidas vezes para contar periodicamente sobre o seu estado, que é excelente. A partir do relato de seus familiares, revela-se que a paciente se comporta de forma normal em cada relação e que toda a família começa a reviver. Perguntada sobre a compulsão de higiene, explica: "Tenho que rir. Parece-se totalmente improvável que em geral havia tido isso". Às 10h da manhã termina de arrumar a casa e vai passear com seus filhos; ela se levanta às 6h pela manhã – "antes se levantava às 3h e ao chegar à noite ainda não havia feito nada de tanto lavar as mãos".

Um dia, a paciente traz seu filho pequeno para o ambulatório, onde ele se arrasta pelo chão até ficar completamente sujo. Porém, a paciente o vê, se limita a sorrir e é o Dr. Kocourek que tem que lhe sugerir que lave um pouco o seu filho: a ela mesma não se havia ocorrido! Depois, a paciente ficou livre de qualquer sintoma e assim permaneceu pelos cinco anos que se passaram desde então.

O sono e os distúrbios do sono

Um daqueles distúrbios que, se avaliarmos bem, deveriam pertencer ao domínio da psicoterapia, mas que são tratados com grande frequência por médicos de clínica geral, é a insônia. Preferimos denominá-lo de distúrbio do sono, pois sabemos que o organismo suportaria uma verdadeira insônia, ou seja, uma insônia total, apenas durante poucos dias ou noites. Por outro lado, sabemos também que o ser humano, qualquer ser humano, está exposto necessariamente a grandes autoenganos na percepção que tem de questões como a insônia ou o distúrbio do sono, de modo que, subjetivamente, as queixas frequentes em relação à falta total de sono muitas vezes não precisam ser exageradas, e menos ainda devem ter uma motivação histérica. Antes, essas queixas são apresentadas de boa-fé. Em certo sentido, um fenômeno análogo e igualmente frequente se apresenta em pacientes que afirmam que nunca sonham (o que seria extremamente inconveniente no âmbito da psicoterapia em virtude da eventual necessidade de analisar os sonhos). É certo que há um sono absolutamente livre de sonhos, mas em geral a suposição subjetiva de não sonhar se baseia num esquecimento dos sonhos que se segue ao despertar. Isso pode facilmente se modificar, se necessário, mediante um determinado treinamento. Por exemplo, os pacientes afetados são orientados a, imediatamente depois de despertar, dirigir sua atenção e seu interesse, se possível com os olhos fechados, para os sonhos ou os restos de sonhos que acabaram de ter, e depois dessa recapitulação interior dos conteúdos ainda retidos, anotá-los por escrito.

Os distúrbios do sono podem ser originados, em primeira linha, também por uma perturbação, por assim dizer, inteiramente banal do sono, causada por alguma dor física. Mas não abordaremos esses casos. Cabe lembrar também dos diversos distúrbios específicos do sono, condicionados por processos encefalíticos ou resíduos pós-encefalíticos. Tampouco esses casos serão tratados aqui. Distúrbios do sono de origem orgânica apresentam-se exclusivamente em casos de arteriosclerose cerebral. Nós os mencionamos aqui em separado apenas porque é pouco conhecido que nesses casos o ácido acetilsalicílico tem um efeito formidável, ao passo que os derivados de barbitúricos podem até levar a estados paradoxais de agitação. (A propósito, cremos ter observado que também em condições normais o ácido acetilsalicílico tem um efeito euforizante pelo menos no conteúdo dos sonhos.)

Por razões didáticas, passemos a tratar de um caso concreto que apresenta um grave distúrbio do sono e no qual se pode facilmente evidenciar, de forma paradigmática, a necessidade de medidas psicoterapêuticas:

(Caso 20) A paciente, uma mulher de meia-idade e muito inteligente, ocupa-se intensamente com trabalho intelectual (é autora de escritos filosóficos e docente). Segundo suas confiáveis indicações, ela dorme somente algumas poucas horas a cada noite. É natural que isso signifique para ela, que exerce um trabalho intelectual, uma grande desvantagem. Por isso recebeu a indicação de ingerir, ao dia, repetidas doses de Pervitin e, à noite, para conseguir dormir algumas horas, pelo menos dois comprimidos de Phanodorm.

Exatamente devido à dependência da paciente em relação a soníferos, a primeira tarefa do médico nesses casos consiste em interromper o seu consumo, se possível de forma brusca. Não que sejamos fundamentalmente contra o uso de soníferos, dentro de certos limites. Ao contrário, no caso de distúrbios leves do sono, ou seja, no caso de insônia *in statu nascendi*, recomendamos inclusive o uso de hipnóticos leves durante um breve período, a fim de cortar pela raiz o surgimento da ansiedade antecipatória. Na medida em que essa terapia medicamentosa tem, pelo menos, um efeito sugestivo, ela representa em última instância uma forma – mascarada – de tratamento psicoterapêutico breve. Depois de poucos dias de utilização do sonífero, cuidamos de recomendar aos nossos pacientes que se limitem a manter o medicamento preparado, na mesinha próxima da cama, ao alcance da mão. Com isso, a paciente obtém uma certa sensação de segurança: ela sempre poderá tomar o medicamento caso for absolutamente necessário. O efeito tranquilizador dessa medida é conhecido por todos; e nos beneficiamos disso ao sugerir que esse truque de manter o medicamento à mão terá um efeito sugestivo!

No caso em análise, porém, precisamos suspender completamente a utilização do sonífero em virtude de seu caráter crônico. Ao mesmo tempo, contudo, exigimos que a paciente se levantasse todo o dia bem cedo e, sobretudo, de maneira bem regular, num determinado horário. Tínhamos consciência de que nos primeiros dias ela teria dificuldade com esse regime, mas era preciso mantê-lo até que se estabelecesse novamente o ritmo normal e automático de sono. Esse ritmo de sono, esse automatismo normal, está de algum modo obstruído por uma prática e por hábitos errôneos, bem como por uma superestrutura neurótica de ansiedade antecipatória. Levar o paciente de volta ao automatismo do sono que atualmente se encontra obstruído requer, contudo, um significativo trabalho psicoterapêutico prévio: a paciente tem que recuperar a confiança no automatismo do sono "latente" em seu organismo! Temos que lhe propiciar tanta confiança no próprio organismo que ela se convença que o organismo necessariamente assegura o sono de que indispensavelmente precisa.

É evidente que essa medida indispensavelmente necessária de sono varia conforme o indivíduo. Isso se sabe, assim como também que não importa a duração do sono noturno, mas a quantidade de sono. Essa quantidade de sono é o produto da duração pela profundidade do sono. Sabe-se que a profundidade do sono, porém, alcança seu ponto máximo em tempos diferentes dependendo da pessoa. Nesse aspecto, conhecemos dois tipos principais de "curva do sono": o tipo normal, em que se alcança a profundidade maior do sono antes da meia-noite, e o outro tipo, em que o máximo se apresenta pela manhã. As pessoas que pertencem ao segundo tipo têm seu verdadeiro sono somente pela manhã. Percebe-se como é especialmente desagradável para elas quando são despertadas de madrugada: para elas um déficit de uma a duas horas no sono matutino significa não ter dormido nada, ao passo que, para as pessoas que pertencem ao primeiro tipo, representa uma perda insignificante da quantidade de sono; para esse tipo, o sono matutino já é "superficial", já que o sono começa a diminuir pela manhã, depois de já ter obtido a quantidade principal antes da meia-noite.

A confiança apenas teórica no fato que afirmamos de que o organismo será capaz de assegurar, em todo caso, a quantidade indispensavelmente necessária de sono não basta de modo algum para tranquilizar nossos pacientes com distúrbio do sono a ponto de evitar que apareçam complicações desse distúrbio através daquela ansiedade antecipatória que, na realidade, constitui propriamente o distúrbio neurótico do sono. Assim temos que orientar esses pacientes para que, durante esse período que não podem dormir, se comportem de maneira adequada: Devem simplesmente relaxar o máximo possível, pois o mero relaxamento tem o efeito de um sono (ainda que breve ou superficial). Com essa indicação, afastamos as expectativas ansiosas de que a insônia, em virtude da supressão total e repentina dos soníferos, poderia oferecer perigo para o paciente.

Como já indicado repetidas vezes, a ansiedade antecipatória desempenha um papel dominante no surgimento dos distúrbios do sono. Em casos isolados, pode aumentar até se converter no típico "medo de ir para a cama". A pessoa que sofre de distúrbios do sono passa o dia todo cansada: basta chegar a hora de ir para a cama, e, justamente ao vê-la, é tomada pelo temor da próxima noite sem sono, fica inquieta e agitada, e essa agitação já não a deixa adormecer. Em primeiro lugar, é preciso abordar psicoterapeuticamente esse medo de ir para a cama. O medo faz com que o paciente pretenda conscientemente dormir, e essa pretensão consciente, por sua vez, basta para afugentar o sono. Pois é agora que o paciente comete o maior erro imaginável: ele fica à espreita do sono! Com a atenção tensa observa o que se passa nele, mas quanto mais tensa é sua atenção, menos é capaz de relaxar a ponto de conseguir adormecer. Pois dormir não significa outra coisa do que total relaxamento. E conscientemente ele se esforça para dormir. Mas adormecer consiste em submergir a um nível baixo de consciência. E não é possível pretender conscientemente o inconsciente. A intenção consciente e deliberada tem sempre um efeito contrário e indesejado. Ela leva a uma tensão interior que em si já basta para impedir o adormecimento natural. E todo pensamento sobre o sono e todo desejo de dormir só servem para impedir que alguém adormeça.

Conhecemos um caso em que alguém desejava tão ansiosamente adormecer que, de repente, despertou depois de já haver dormido, justamente pela sensação de ter "desejado algo": logo se lembrou do que tanto ansiava e do que tanto havia desejado "fazer ou realizar": adormecer!

Corretamente se comparou o sono com uma pomba que sai voando quando se tenta pegá-la, mas que pousa em nossa mão quando não se tenta pegá-la. Também o sono não se deixa "agarrar", nem pretender de forma consciente e intencional. Esperar impacientemente sua chegada ou observar-se ansiosamente para identificar o seu início, significa necessariamente afugentá-lo. Por isso a principal orientação a ser dada aos nossos pacientes é que, quando não conseguem dormir, pensem em qualquer coisa menos no sono e no seu problema de insônia! Também essa medida representa uma forma de derreflexão, cujo significado psicoterapêutico já mencionamos em repetidas ocasiões. A sabedoria popular sabe dessas coisas há muito tempo: Conhecida é a fábula da centopeia à qual outro animal perguntou certo dia, maliciosamente, em que ordem ela movia os seus "mil" pés; a centopeia então, na difícil situação de tentar observar sua forma de caminhar refletindo conscientemente, não foi capaz de dar um só passo a mais e sucumbiu miseravelmente.

No entanto, havíamos pedido expressamente que o doente "pense em qualquer coisa" menos em dormir: isso significa que não exigimos do paciente que afaste negativamente sua atenção da questão do "sono", mas que a oriente positivamente para outros assuntos de seu interesse. Isso é importante porque o mero propósito negativo de não pensar no sono em hipótese alguma já o levaria a pensar positivamente nele. Sucederia a ele, então, algo semelhante ao que se passou com aquela figura humorística, a quem se prometeu que poderia produzir ouro sempre que se cumprissem certas condições, entre as quais a principal era que não pensasse num camaleão durante dez minutos; depois disso o homem não conseguiu pensar em outra coisa do que nesse animal, no qual nunca havia pensado em toda a sua vida.

Já encontramos várias vezes a influência perturbadora do ato consciente de querer fazer, de ter em vista e em mente processos que podem se regular de forma mais ou menos automática. Em especial salientamos reiteradamente a relevância dessas interconexões no esclarecimento da psicogênese e na aplicação da psicoterapia aos distúrbios da potência sexual. Mas inclusive o coito pode ser realizado de forma mais reflexiva e consciente do que o adormecer. Aplica-se ao conjunto do âmbito de surgimento das neuroses o que Jaspers diz: "O que se transforma em objeto se perde justamente por isso; o que se transforma em objetivo deliberado não se alcança justamente por isso".

Também na psicoterapia dos distúrbios do sono trata-se necessariamente de romper o *circulus vitiosus* da ansiedade antecipatória e a intenção consciente que surge dela. E novamente a forma mais rápida e fácil de fazê-lo é recorrer à intenção paradoxal para tirar o ímpeto da ansiedade antecipatória específica dos distúrbios do sono, ou seja, do medo de ir para a cama. Para isso é necessário que o paciente – em vez de pretender dormir – se proponha simplesmente a fazer exercícios de relaxamento ou se ocupar consigo mesmo recordando coisas belas do passado. Quando não quer dormir, ou seja, não quer forçosamente dormir, quando aparentemente se propõe a ficar acordado, ou pelo menos não teme mais essa situação, então está no melhor caminho para adormecer.

Teríamos de indicar ainda algumas orientações e regras de comportamento que costumamos oferecer para a consideração de nossos pacientes com distúrbios do sono. Sobretudo é preciso advertir contra aquele conselho que se costuma dar de, à noite, ao se deitar, não mais se ocupar com todas aquelas coisas que deixaram alguém agitado. Não estamos de acordo, porque é mais correto buscar elaborar no pensamento todos aqueles "restos do dia" que foram incômodos e desgastantes. Toda repressão se vinga: os sonhos (quando se chega a tê-los) se tornam angustiantes e o sono se torna inquieto e não é reparador; recomendamos, portanto, repassar os eventos que nos atormentaram e angustiaram no decorrer do dia e somente então, quando esses eventos puderam ser afastados por meio de uma fórmula tranquilizadora, preparar-se para dormir.

Até aqui tratamos do adormecer; agora apresentamos uma recomendação a respeito do ato de voltar a dormir depois de despertar durante a noite: nesse ponto é decisivo desaconselhar aquele comportamento típico e recorrente nos distúrbios do sono em que os pacientes ligam a luz, olham as horas, começam a ler ou a refletir sobre um problema qualquer etc. Aqui, ao contrário, há somente uma recomendação: tentar imediatamente se lembrar de algo do último sonho e pensar sobre ele! Assim conseguimos nos manter no ambiente do sono; e, pelo visto, a atenção aos conteúdos do sonho faz com que a função do sono volte a funcionar automaticamente!

Uma última observação sobre o comportamento correto quando os pacientes são despertados por algum estímulo externo desagradável, por vizinhos barulhentos ou algo similar: geralmente costumam se entregar ao seu aborrecimento pelo fato de terem sido despertados, o que em si já torna impossível voltar a dormir. No entanto, recomendamos a nossos pacientes que não se entreguem ao aborrecimento com essa perturbação violenta do sono, pois é esse aborrecimento por ser despertado que, geralmente, não deixa alguém voltar a dormir. Mas tampouco se deve fazer desse aborrecimento um camaleão, ao se propor a não se aborrecer, e acabar se aborrecendo com o próprio aborrecimento. De fato, não há melhor maneira de aborrecer uma pessoa irritada do que lhe dizendo: Não se aborreça! O que pode ajudar a alguém que teve o sono perturbado não é se entregar ao aborrecimento, mas imaginar simplesmente que teria que se levantar tão cedo na madrugada para realizar algum trabalho desagradável... ao se entregar a essa ideia costuma sobrevir uma preguiça enorme e um cansaço especialmente profundo que faz com que logo volte a dormir.

A medicação paradoxal

Como observamos no início, exigimos de maneira inflexível que a paciente cortasse imediatamente o uso de soníferos. Como até o momento ela já tomou doses relativamente grandes de Pervitin e abundantes de cafeína para conseguir manter "à tona" a sua capacidade de trabalho intelectual pelo menos medianamente durante o dia, não poderíamos lhe proibir agora esses estimulantes, tendo em vista a expectativa de uma redução ainda maior da quantidade de sono no início. No entanto, recomendamos essa medicação também por outro motivo: nesses casos, ele não só facilita superar as dificuldades dos primeiros dias nos quais o paciente, se realmente adota o regime estrito que foi recomendado, terá naturalmente muito sono; mas essa medicação gera durante o dia um certo estado de vigília provocado artificialmente, e essa vigília corresponde a um aumento na necessidade natural de sono pela noite! Dessa forma se aumenta a amplitude da margem sono-vigília, mas não, como acontece com o uso habitual de soníferos, pelo aprofundamento de sua parte negativa, ou seja, do sono, mas pelo aumento de sua parte positiva. De fato, a medicação paradoxal com estimulantes consegue aprofundar o sono noturno. (Claro que os pacientes devem evitar tomar à noite qualquer sonífero, pois do contrário o organismo seria tangido alternativamente por assim dizer em duas direções.)

O princípio da medicação paradoxal foi progressivamente confirmado pela prática[159]. Para ilustrar a originalidade desse princípio de tratamento basta ter presente em que consistia a terapia medicamentosa dos distúrbios do sono praticada até hoje. Com esse propósito vamos olhar em que sentido se diferenciam a curva sono-vigília da pessoa normal (Figura 13) e, em comparação, a da pessoa que sofre de distúrbios do sono (Figura 14).

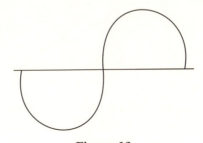

Figura 13
Sono normal

---

159. Cf. STENGER, J. *Med. Klin.*, 55, 1960, p. 1.693-1.694.

A partir da Figura 14 se pode observar que a pessoa que sofre de distúrbios do sono, para caracterizá-lo de forma bastante esquemática, não só dorme de maneira superficial durante a noite, mas também – e justamente por causa disso – está menos renovada e animada durante o dia. No âmbito da terapia rotineira dos distúrbios do sono se recorre, pelo menos no que se refere à parte medicamentosa, ao uso de soníferos. Sem considerar que já se trata de um processo de algum modo não fisiológico, um sono produzido dessa forma é acompanhado de efeitos colaterais e secundários mais ou menos pronunciados. Em especial, tornam-se ainda mais incômodos durante o dia o entorpecimento e a sonolência (Figura 15).

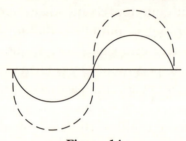

Figura 14
Distúrbio do sono

O "paradoxo" do novo princípio terapêutico reside em que, no lugar dos soníferos, são utilizados estimulantes, analépticos ou "energéticos". Em vez de nos limitarmos a reduzir a parte noturna da curva sono-vigília, nos concentramos em elevar a parte diurna, ou seja, não em aprofundar o sono noturno de maneira não fisiológica com o uso de soníferos, mas, inversamente, elevar o estado de vigília do paciente durante o dia e, assim, aprofundar o sono noturno de maneira fisiológica, renunciando a todas as muletas químicas.

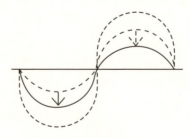

Figura 15
Medicação rotineira

Pois é evidente que a necessidade do sono que se segue a uma noite relativamente insone somente aumentará com uma elevação da vigília durante o dia, de modo que, seguindo esse caminho indireto, se aprofunda automaticamente a curva do sono – ou, melhor dito: se eleva e se aprofunda simultaneamente a amplitude da margem sono-vigília (Figura 16).

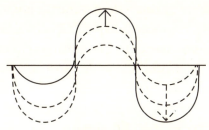

Figura 16
Medicação paradoxal

No entanto, a vantagem desse procedimento consiste em (1) ver que se pode reinstalar o ritmo espontâneo sem recorrer a soníferos; (2) superar os aspectos desagradáveis decorrentes de uma noite insone graças ao apoio de medicamentos estimulantes tomados durante o dia; (3) não se chega a uma habituação ao medicamento, mas sua dosagem logo pode ser reduzida, uma vez que o restabelecimento do ritmo espontâneo torna dispensável uma compensação medicamentosa da insônia; (4) a tão censurada e condenada *drug therapy* não está em contradição com uma psicoterapia simultânea – que evidentemente continua sendo indicada –, uma vez que se demonstra ao paciente aquilo de que a psicologia tenta convencê-lo, ou seja, que ele consegue dormir também sem soníferos e que, além disso, é infundado seu temor de que uma noite às claras pode ter consequências negativas para a saúde; isso significa que, uma vez que pode manter-se "à tona" durante o dia com uma dose baixa de estimulantes, uma noite às claras não parece um distúrbio tão grave.

Dessa maneira, nosso procedimento medicamentoso paradoxal se relaciona com os princípios daquela psicoterapia dos distúrbios do sono que desembocam na ideia de que o paciente chegue à convicção de que o organismo realmente consegue, de uma forma ou de outra, a quantidade de sono de que seu organismo realmente necessita. Note-se ainda que é recomendável, como medida de apoio, que o paciente seja levado a levantar-se, de forma regular, de preferência cedo, e a renunciar a dormir depois do meio-dia, o que é facilmente possível, uma vez que, devido ao medicamento estimulante, o paciente pode passar com relativa facilidade os primeiros dias difíceis que lhe são impostos pela medicação paradoxal. Desse modo, também se consegue entender que possamos interromper bruscamente os soníferos que eram tomados até a aplicação da medicação paradoxal.

Os resultados terapêuticos da medicação paradoxal no caso de distúrbios crônicos do sono mostram reiteradamente que os efeitos das chamadas terapias de curta duração podem ser "rápidos e benéficos"[160]. Soma-se a isso que o procedimento não gera mecanismos circulares, mas os rompe, e que não violenta nem atrofia o jogo de forças da autocondução normal, mas a leva em conta e a põe em movimento.

Os sonhos e a interpretação do sonho

Depois da psicoterapia dos distúrbios do sono trataremos brevemente também do significado diagnóstico dos sonhos. Desde Freud, essa questão tem sido tratada com tanta frequência que podemos nos permitir aqui apresentar apenas um breve esboço para complementar nossa exposição. O motivo pelo qual a psicanálise considera como algo dado que os impulsos em geral chegam ao consciente exclusivamente numa roupagem simbólica reside em que o sonho representa de antemão um "compromisso" entre as exigências dos impulsos do inconsciente, por um lado, e, por outro lado, o consciente que "censura" os conteúdos sexuais infantis daqueles impulsos, transformando-os no "conteúdo manifesto do sonho". Com isso, Freud concedeu ao sonho o significado biológico fundamental de um "guardião do sono". Algo análogo se aplica também à neurose, quando vista e interpretada a partir do aspecto psicanalítico; também ela representa um compromisso entre o "Ego" e o "Id". A análise existencial, no entanto, deve ter suas dúvidas a respeito dessa concepção: em nossa opinião, o par de opostos "Ego" e "Id" é uma construção. Em nosso ponto de vista, esse tipo de sistema bipartido que, segundo a doutrina freudiana, domina o fenômeno psíquico, é equivocado desde o princípio, uma vez que o suposto "Id", a parte instintiva, está formada e configurada pelo Ego desde o início.

Num sentido análogo, Medard Boss[161] enfatiza que "ao pensar uma instância do Ego ou do Id, uma instância do inconsciente e uma do Superego, a psicologia se serve, no fundo, da antiga técnica dos contos infantis.

---

160. Infelizmente, não soube até 1960 (depois da publicação de meu artigo sobre a medicação paradoxal (*Med. Klin.*, 55, 1960, p. 19-20 e 25-26), que W. Ernst, já em 1941 (*Wien. klin. Wschr.*, 54, 615), havia sugerido um procedimento análogo.

161. "Das Ich, Die Motivation?" – *Schweizerische Zeitschrift für Psychologie und ihre Anwendungen*, 19, 1960, p. 299-305.

Pois também esses costumam isolar os comportamentos da mãe desejados e queridos pela criança das outras possibilidades, e os condensam na representação de uma instância independente, numa fada bondosa, ao passo que, por outro lado, os comportamentos desagradáveis, os que a criança teme e dos quais não quer saber nada, são personificados na ideia de uma bruxa". E Boss conclui com a afirmação: "Assim como não se sustenta a crença nessas figuras dos contos, presume-se que tampouco poderão se sustentar futuramente as representações das instâncias psicológicas": antes, teríamos "que abandonar as representações psicológicas do Ego e do Id". Sim, Boss vai além e assevera que "nenhum ser humano foi capaz de perceber imediatamente a presença de qualquer impulso". Ele considera que, no fundo, a aceitação da existência de um "inconsciente" não contribui para uma compreensão real das possibilidades do comportamento humano[162]. Ele afirma que Freud parte dos pressupostos "filosóficos" como se fossem evidências inquestionáveis que determinam de antemão todas as perguntas e respostas de sua ciência (op. cit.).

A psicanálise observou corretamente que pode haver conflitos entre os distintos impulsos do ser humano. A teoria da interpretação dos chamados atos falhos introduzida pela psicanálise mostrou até que ponto podem surgir conflitos entre os impulsos no interior do que Freud chamou de "psicopatologia do cotidiano". Para ilustrar esses fatos, tomemos um exemplo: Um jovem médico fala a sua noiva sobre uma enfermeira do hospital em que ele trabalha. O médico menciona que, por certos motivos – supostamente inocentes – deseja que essa enfermeira o convide para um encontro privado, pois deseja ter com ela uma conversa supostamente objetiva e neutra, e insiste que de modo algum tem a intenção de se "envolver" com ela. Mas então ocorre o ato falho ao final da conversa com sua noiva: "Gostaria que a enfermeira se envolvesse comigo, ah não, quero dizer: me convidasse". Aqui fica evidente a situação de conflito entre o suposto conteúdo e o real conteúdo da intenção do médico, a qual leva ao ato falho.

A psicanálise apresenta os sonhos, exatamente como os atos falhos, como formações de compromisso. Ainda que não acreditemos que por trás da roupagem simbólica sempre se ocultem impulsos ou complexos sexuais infantis, podemos assumir que, no sonho, ocorre uma "regressão" para uma linguagem figurada e simbólica primitiva do pensamento. Apesar de

---

162. BOSS, M. Daseinsanalytische Bemerkungen zu Freuds Vorstellung des "Unbewussten". *Zeitschrift für Psychosomatische Medizin*, 7, 1961, p. 130-141.

que as leis psicológicas, sob as quais estão os pensamentos que se têm antes de dormir, não são idênticas às do pensamento onírico, é durante o adormecer que se mostra melhor quais são os meios de expressão simbólicos a que recorre o nível de consciência em declínio, e a melhor maneira de mostrá-lo é com base nos sonhos que Silberer designa de funcionais. O conteúdo desses sonhos é idêntico à sua função, ao próprio processo de sonhar, ao processo de adormecer[163].

Em nossa opinião, os sonhos funcionais podem ser explicados da seguinte maneira: Ao adormecer se produz uma regressão a um grau de consciência inferior. Ela vem acompanhada de uma diminuição da tendência à reflexão. No sonho, se retira, por assim dizer, o "ramo" reflexivo do pensamento (cf. "Ärztliche Seelsorge", p. 222); e, de alguma forma, o pensamento não pensa mais a si mesmo. Essa retirada tem o efeito de que os elementos ilustrativos das "representações que surgem livremente" podem desenvolver seu jogo alucinante sem qualquer correção por parte da reflexão (p. 222). Como isso sucede nos sonhos funcionais? Aqui o resto da atividade do pensamento reflexivo, que ainda subsiste no momento do adormecer e que, assim, pode observar o próprio processo de adormecer, é traduzido para a linguagem figurada própria dos sonhos: embora ainda se reflita sobre o sonhar, essa reflexão já é sonhada. Portanto, o pensamento já não pensa mais a si mesmo, ao passo que o sonho já sonha a si mesmo.

Um sonho habitual, mas não funcional que nos apresentasse a linguagem figurada do sonhador com simplicidade clássica seria o seguinte: depois da cerimônia religiosa na véspera do mais importante feriado judeu, o dia do perdão – em que se reza pela remissão dos pecados das almas "manchadas pela culpa" –, alguém sonha que lava uma peça de seu vestuário para tentar remover-lhe as manchas... Na interpretação do sonho basta simplesmente retraduzir a linguagem concreta do sonho para uma linguagem o mais abstrata possível para encontrar o conteúdo que dá sen-

---

163. Aqui queremos apresentar um exemplo próprio: O paciente desperta de manhã, mas em seguida adormece de novo. Então sonha que anda num carro, tem que frear, mas logo pode continuar a andar, conseguindo apenas engatar a segunda marcha. Enquanto sonha, realiza, na realidade, o movimento correspondente com a mão e acorda com um "solavanco". A análise desse sonho funcional apresenta o seguinte resultado: o paciente dá grande valor ao sono matutino e, se possível, a um sono complementar, ou seja, a um segundo adormecer de curta duração. Esse segundo sono é representado no sonho pela segunda marcha que ele mal consegue engatar – depois de o sono (no sonho: o andar, o movimento) já ter sido interrompido. O sonhador (o motorista) "continua a andar"... ou seja, continua a dormir! Não devemos esquecer que toda interpretação de sonhos permanece inacabada e inconclusiva; sempre podem ser encontrados detalhes cuja interpretação seria teoricamente possível, mas desnecessária na prática.

tido ao sonho. Não é difícil descobrir a que se refere o conteúdo abstrato desse sonho: a que detalhes concretos (mas de índole distinta) da situação existencial pessoal do sonhador.

Vejamos agora a interpretação de um sonho que deverá mostrar o trabalho de condensação já observado por Freud, que sobredetermina o conteúdo manifesto do sonho: O paciente sonha de uma câmara filmadora e, depois de despertar, só lembra que essa câmara significava para ele "seu filho". Uma breve análise evidencia que (1) sua esposa está grávida, (2) ele mesmo deseja ter uma câmara filmadora para poder filmar especialmente o filho que nascerá, e (3) na véspera do sonho havia visitado junto com sua esposa uma exposição de filmes em que assistiram à projeção de um filme sobre a história do cinema, intitulado: *O nascimento do cinema...*

Ou: Um de nossos pacientes nos relata que sonhou o seguinte: Ele participa de um passeio de montanhismo, mas leva na mochila apenas sapatos e corda para escalar. No passeio, ele é conduzido por um famoso guia, e sua irmã o acompanha, ao passo que sua mãe fica para trás. Associações e restos do dia: Uma semana antes, o paciente realizara de fato uma excursão na montanha, guiada pelo famoso alpinista e expedicionário ao Himalaia, Peter Aschenbrenner. E, de fato, nessa excursão foram levados apenas os sapatos para escalar; a corda havia ficado em casa. Por outro lado, a corda para escalar havia formado parte, anos antes, dos poucos pertences que restaram quando o paciente retornara do campo de concentração, ao passo que, de seus familiares, havia retornado apenas a sua irmã. Os sapatos para escalar representam, portanto, "o que leva consigo", e a corda para escalar, "o que ainda lhe restara". E o que significa a excursão em si? Significa a vida: a mãe (que não retornara na época) não vive mais, deixando assim de contar – ao contrário da irmã – entre os sobreviventes (no sonho a irmã continua a escalar, ao passo que a mãe fica para trás). E o que significa o guia? No campo de concentração, quando haviam sobrevivido somente a irmã e nosso paciente, um rabino disse-lhe certa vez (para consolá-lo): "Não se esqueça que, em última instância, sempre somos guiados" (ele se referia à providência). Segundo ele, o guia seria Deus. Em virtude dessa associação, a interpretação parece agora sobredeterminada, uma vez que Aschenbrenner havia subido, à época, com sua expedição ao Himalaia = trono de Deus; e, além disso, Deus é aquele que faz o ser humano voltar a ser cinza; e, por fim, a mãe de nosso paciente teve seu fim no crematório de Auschwitz, ou seja, como cinza. Além disso, na véspera do sonho em questão, imediatamente antes de adormecer, o paciente lera justamente o Sl 120, onde consta: "Levanto os olhos para os montes: donde me virá o socorro? O meu socorro vem do Senhor..." No sonho, nosso paciente levantou realmente seus olhos espirituais para as montanhas, e havia pensado aqui a ajuda que ele e sua irmã haviam recebido do Senhor.

Sem querer supervalorizar a relevância que a análise dos sonhos tem para a psicoterapia, podemos dizer que se pode muito bem integrá-la em qualquer tratamento psicoterapêutico, sobretudo como teste para medir temporariamente os progressos da terapia da psicologia profunda, ou seja, para servir como indicador dos restos de neuroses que ainda falta superar. Nessa tentativa, precisamos nos libertar do preconceito comum de que os sonhos não são mais do que a voz velada do inconsciente no sentido de uma instintividade inconsciente. Antes, defendemos o ponto de vista de que os sonhos podem nos fornecer informações também no sentido da espiritualidade inconsciente! E entendemos que a espiritualidade inconsciente de modo algum se refere apenas às realizações intelectuais – para as quais o inconsciente muitas vezes é mais capaz do que o consciente –[164], as quais os sonhos devem a fama de poderem ser "proféticos". Essas realizações dos sonhos se devem à capacidade do inconsciente de conservar percepções ou propósitos que permaneceram no limiar do inconsciente e, em dada ocasião, reproduzi-los de forma elaborada no sonho. Um caso ilustrativo: alguém sonha que um par de sapatos lhe fora roubado. Pela manhã se sente impelido por esse sonho, mas com resistência, a conferir no armário: os sapatos estão ali, mas na ocasião percebe que outro par de sapatos, que mandou reparar há muito, ainda não retornaram e que lhe parece urgente reclamá-los; ainda mais porque justamente neste dia planejava despedir a empregada doméstica que havia levado aqueles sapatos para um sapateiro que só ela conhecia e que, até a intervenção do sonho, todo assunto aparentemente cairia no esquecimento, o que lhe permitiria ficar com os sapatos, uma vez que seu endereço também era desconhecido. O sonho era, portanto, um verdadeiro alerta.

Antes se tratou da espiritualidade inconsciente em oposição à instintividade inconsciente. Não hesitamos em afirmar que, assim como existe uma sexualidade inconsciente, pode existir algo como uma religiosidade

---

164. Conhecemos um filósofo contemporâneo a quem a formulação satisfatória de seu "imperativo categórico", que enfim satisfez também a ele mesmo, ocorreu-lhe em seus sonhos.

inconsciente. Em que medida ela pode se refletir nos sonhos talvez tenha se evidenciado no sonho da excursão à montanha descrito acima. Em todo caso, na interpretação dos sonhos temos de levar em consideração o inconsciente também nesse sentido. Aqui nos referimos novamente àquela espiritualidade inconsciente, que se reporta à "pessoa profunda" existencial, ou seja, à camada profunda da pessoa espiritual, ao fundamento da existência, que – como já enfatizado repetidas vezes – consiste inclusive essencialmente em atos inconscientes, não refletidos. As grandes e essenciais decisões e experiências que competem ao ser humano estão arraigadas, em última instância, nessa camada fundamental da existência humana. Enquanto aprendemos a conceber em nossa análise existencial o ser humano como ser responsável, a raiz não refletida e não racionalizável desse ser responsável será representada por aquela instância que se denomina de consciência [*Gewissen*]. Ainda que certamente devemos deixar sem resposta – como médicos e psiquiatras – a pergunta de se essa consciência arraigada representa realmente o fundamento último ou talvez apenas o penúltimo. Nesse caso, o verdadeiro fundamento último seria representado por algo diferente, por algo que se situa fora do ser humano e cuja voz seria a consciência[165].

Como outros conteúdos que permaneciam inconscientes, também os conteúdos de uma religiosidade inconsciente podem ser elevados à consciência justamente na psicose ou através dela. Nesse sentido, conhecemos um caso de uma jovem que, durante um grave estado de agitação e confusão maníaca recidivante, mostrou uma profunda transformação de sua personalidade em que, ao contrário da sua atitude erótica extremamente superficial, de repente apareceu tomada por uma atitude de afeto e ternura comoventes. Além disso, um dia foi encontrada ajoelhada em piedosa oração, poucas horas antes de uma perda de força que inevitavelmente a levaria à morte. Assim, também o autêntico e o original podem se manifestar na psicose, ao passo que a normalidade permanece latente, encoberta e oculta pelo comum e pelo cotidiano. Não por acaso diz o ditado popular: "As crianças e os loucos dizem a verdade". O fundamento sobre o qual repousa "a verdade" pode ser evocado ocasionalmente também por um evento psicótico. Afinal de contas, isso poderia explicar também que os povos primitivos tratem os doentes mentais de antemão com respeito sagrado – diferentemente do homem moderno que – se é leigo – é dominado por uma

---

165. FRANKL, V.E. *Der unbewusste Gott*. Munique: Kassel-Verlag, 1974.

estranha mescla de medo e curiosidade: o medo o faz ver o doente mental como um perigoso animal selvagem à espreita, e a curiosidade o leva a admirar as pessoas psicóticas como animais enjaulados ou, ainda no século XIX, a exibi-las realmente em jaulas.

Neuroses orgânicas

A existência ou a possibilidade de existência de neuroses orgânicas não é de modo algum algo evidente, mas já em si mesma é um problema. A problemática patogenética das neuroses orgânicas nos leva diretamente para o interior da problemática psicofísica aparentemente quase ilimitada.

Nessa passagem, faremos apenas uma menção rápida a esse conjunto de questões. Mas uma questão – importante para a abordagem da terapia – impõe-se forçosamente: o problema da escolha dos sintomas. Essa questão pode ser entendida de duas formas: primeira, ela diz respeito ao problema de quando, em que casos e por quais razões um paciente sofre uma neurose psíquica ao passo que o outro sofre de uma neurose orgânica; e, segunda, teríamos que perguntar pela razão pela qual uma neurose orgânica ataca ou prefere esse órgão e a outra um órgão distinto.

Como demonstrado nos capítulos correspondentes deste livro, a "escolha" de uma neurose psíquica deveria ser atribuída principalmente a causas constitucionais. Nas neuroses compulsivas tratamos do significado dos tipos caracteriológicos anormais hereditários, em especial da psicopatia anancástica; e nas neuroses de angústia foi possível conhecer o papel daquela forma especial de neuropatia que é designada de estigmatização vegetativa. Está claro que, por exemplo, uma pessoa neurovegetativa lábil desde o princípio, ou seja, literalmente *ab origine*, estará mais predisposta a uma neurose de angústia e, inversamente, uma pessoa anancástica tenderá a adoecer de uma neurose de angústia, ainda que ambos tenham conflitos tanto externos como internos idênticos.

Passemos agora a segunda questão formulada, que se refere à escolha específica do órgão, portanto à escolha do sintoma no interior do campo das neuroses orgânicas. Aqui vemos as seguintes possibilidades teóricas: em primeiro lugar, há um âmbito ao que se aplica o que Alfred Adler descreveu como inferioridade orgânica e cuja importância destacou no desenvolvimento das neuroses orgânicas (certamente depois que inclusive Freud havia aprendido a ver a importância do papel da – por ele assim designada – "complacência somática" para a etiologia das neuroses).

Em segundo lugar, seria preciso recordar nesse ponto o que sabemos desde Adler sobre o chamado "dialeto dos órgãos": para além da "propensão somática" de origem orgânica, certos órgãos possuem, além disso, uma qualidade semântica específica. Essa qualidade já é uma valência psicológica, e por isso queremos caracterizar esse tipo de "propensão somática" como propensão simbólica. É conhecida, por exemplo, a especial representação simbólica que o aparelho digestivo possui em relação a determinadas atitudes psíquicas fundamentais: recordemos as relações constatadas pela psicanálise, e posteriormente também por outras orientações psicoterapêuticas mais recentes, entre a constipação, por um lado, e a avareza, por outro lado, ou seja, a atitude interior de não querer dar ou entregar nada (como qualificação antropológica, por assim dizer, de um determinado modo de "estar-no-mundo" em geral).

Em terceiro lugar, teria que se mencionar aqui nossos conhecimentos sobre o sentimento orgânico específico, assim como nos foram transmitidas desde as pesquisas de Ludwig Braun. Como é sabido, esse autor concebeu a angústia como sentimento orgânico do "coração"; da mesma forma poderíamos considerar, por motivos óbvios, o aborrecimento como um sentimento orgânico do estômago. Não é por acaso que a linguagem popular diz, por um lado, que alguém "tem um peso no coração", assim como que "algo está parado no estômago". As relações íntimas entre um determinado órgão como o coração e um determinado afeto como a angústia ficam evidentes a partir de dois fatos: que o melancólico ansioso sofre de uma angústia precordial típica e que, de forma análoga, o estenocardíaco sofre de um sentimento típico de destruição.

Vejamos ainda uma quarta possibilidade de escolha de um órgão determinado no caso de neuroses orgânicas: é claro que em todos aqueles casos em que o sintoma neurótico é escolhido com base numa determinada finalidade, o órgão afetado pela neurose orgânica será aquele que oferece as maiores possibilidades para alcançar a finalidade neurótica. O que a neurose numa determinada constelação de circunstâncias possa conseguir, por exemplo, apenas através de um transtorno da vesícula, levará consequentemente a uma doença neuro-orgânica da vesícula, ainda que não exista uma "predisposição somática" em forma de deficiência orgânica do sistema urinário.

O círculo de nossas considerações se fecharia completamente apenas se, nesse ponto, decidíssemos aceitar o sistema nervoso autônomo, vegetativo, como se fosse, de alguma forma, um órgão em si mesmo. Aquelas peculiaridades constitucionais de certos indivíduos, considerados como vegetativamente estigmatizados ou frágeis, representariam então uma inferioridade orgânica *sui generis*, ou, em outras palavras, uma forma específica de propensão somática. É evidente quais são os afetos aos quais tende o sistema vegetativo organicamente deficiente ou frágil: serão aqueles afetos primordiais que dominam toda a vida emocional no sentido de uma estrutura biológica profunda, sobretudo a sensação de angústia, que inclui as conhecidas "reações de emergência" associadas necessariamente a ela nos diversos âmbitos funcionais. A importância especial desse "órgão" – isto é, do sistema vegetativo – para todo o âmbito das neuroses orgânicas resulta do simples fato de que o sistema nervoso autônomo (inclusive, os centros vegetativos do diencéfalo) representa a ponte que une a vida psíquica e a orgânica. Além disso, uma vez que o órgão "coração" e o sistema vascular são os mais próximos aos sistemas simpático e parassimpático, parece concebível que a neurose cardíaca seja uma das neuroses orgânicas mais frequentes.

O que resulta de tudo isso no que diz respeito às possibilidades de uma terapia é o direito básico de adotar no tratamento das neuroses orgânicas em igual medida – ou, simultaneamente – uma abordagem medicamentosa ou psicológica. Em um caso daremos preferência, no que se refere ao primeiro tipo de tratamento, à medicação sedativa do sistema vegetativo e, em outro caso, a uma terapia que inclua o sistema endócrino[166]. (Nesse aspecto, queremos recordar aqui as relações intrínsecas entre simpaticotonia e hipertireoidismo, por um lado, bem como as relações intrínsecas entre neuroses de angústia e simpaticotonia, por outro lado; por fim, recordemos também que segundo nossa experiência, particularmente nos casos de claustrofobia, constatamos com enorme frequência um aumento do metabolismo basal.)

Se num caso concreto temos motivos para adotar uma abordagem psicológica, abrem-se várias possibilidades para alcançarmos o mesmo objetivo: desde a psicoterapia em qualquer de suas formas até a logoterapia ou a análise existencial e, em casos isolados, também a pastoral médica. Como já assinalado, esse último recurso se aplica quando o doente e seu médico enfrentam o fato inevitável e inalterável de uma doença crônica e incurável ou de uma enfermidade prolongada. Nesse e somente nesse caso – mas aí

---

166. FRANKL, V.E. *Theorie und Therapie der Neurosen*. Munique: Ernst Reinhardt, 1975, cap. "Basedowoide Pseudoneurosen".

até *in ultimis*! – o médico, que já não pode evitar a enfermidade nem a morte do paciente, pelo menos poderá poupar-lhe esse desespero extremo. No entanto, o ser humano não chega ao desespero extremo porque sofre de um mal irreparável, mas quando o sofrimento carece de sentido. Assim, em todos os casos em que, no sentido da pastoral médica, possamos identificar possibilidades de valor inclusive no sofrimento reto e digno, o destino de nossos pacientes incuráveis terá adquirido sentido pleno: sentido humano pleno! E ainda que essa situação careça completamente de sentido para nós como médicos, uma vez que nesse caso não podemos mais atuar como terapeutas, uma última tarefa é dada ao médico: a pastoral médica. Sem dúvida, em sentido banal, esses casos – enquanto "casos" – seriam o que se chama de "ingratos": neles não se consegue mais obter nenhum resultado terapêutico; mas ainda mais gratas ficarão as pessoas que se encontram detrás desses casos; gratas pelo fato de que o médico pelo menos pôde ajudar com uma coisa: quando não pôde salvar a saúde e a vida, ainda assim preservou o sentido da vida e do sofrimento.

Voltemos então a atenção para um caso concreto (**Caso 21**). Trata-se de uma paciente de 29 anos que foi internada por causa de problemas cardíacos. Há uma semana, ela sofrera um "ataque cardíaco" que, desde então, se repetiu duas vezes. Os exames médicos orgânicos, inclusive o eletrocardiograma, apresentaram resultado negativo. Depois de cada ataque produziu-se poliúria. Essa circunstância em si nos faz pensar em uma gênese vegetativa. Além disso, a paciente descreve que, durante os ataques, sentia "um fluxo quente lhe correr pelas costas"; além disso, eram acompanhados de sensação de aniquilamento, opressão e angústia. Ouvimos também que o filho da paciente falecera repentinamente há meio ano. Depois disso, ela se tornara "totalmente fria" quanto aos sentimentos. Temos motivos para supor que a reação afetiva adequada tenha sido transferida para o sistema vegetativo. Seis semanas depois do falecimento do filho, relata a paciente, ela teve de se submeter a uma operação de panarício, ocasião em que foi anestesiada com éter. Sob a influência do éter ela reviveu o funeral[167]. (Não se descarta que essa recapitulação da vivência traumática tivesse levado àquela espécie de descarga, como a que se produz, com um efeito curativo, na chamada síntese narcótica.)

---

167. FRANKL, V.E. & STROTZKA, H. "Narkodiagnose". *Wiener klinische Wochenschrift*, 61, 1949, p. 569.

Depois que as numerosas tentativas efetuadas com sedativos do sistema vegetativo foram ineficazes nesse caso, passamos a tratar a paciente com exercícios de relaxamento segundo o método de J.H. Schultz.

Terapia de relaxamento

Os métodos e a finalidade do tratamento moderno de relaxamento já foram suficientemente elaborados por J.H. Schultz. Segundo ele, trata-se, em última instância, de ampliar a esfera de influência do eu frente ao próprio organismo, de tal maneira que as regulações inconscientes e, sobretudo, involuntárias, possam se submeter à vontade consciente. Isso significa simplesmente uma ampla subordinação dos processos regulados pelo sistema nervoso autônomo vegetativo à vontade, ou seja, uma limitação da autonomia do sistema nervoso "autônomo".

O significativo nesse método parece ser, porém, que a esfera de poder da vontade, a esfera do eu enquanto consciência e responsabilidade, é ampliado sem que isso signifique, por sua vez, uma limitação da responsabilidade própria. Essa é a diferença essencial entre o método dos exercícios de relaxamento e o método da terapia sugestiva. De fato, na sugestão e, principalmente, na hipnose se reduz de forma substancial e metódica a responsabilidade própria e a atividade do paciente. A hipnose, em particular, representa uma "condenação" do paciente, ainda que temporariamente, a uma passividade por excelência. No entanto, como veremos, nos exercícios de relaxamento, preserva-se necessariamente a atividade e a responsabilidade do próprio doente; e se a hipnose é, num certo sentido e em última instância, uma realização do próprio hipnotizado, podemos de antemão declarar ao paciente quando tratado com exercícios de relaxamento que todos os efeitos terapêuticos representam exclusivamente sua própria realização.

Schultz qualifica seu método como exercícios de relaxamento e de concentração, como autorrelaxamento concentrativo ou treinamento autógeno. Como se sabe, métodos similares surgiram também nos países anglo-saxônicos. A importância decisiva da terapia de Schultz reside na delimitação clara e experimentalmente bem-fundamentada entre essa e todos os métodos sugestivos, inclusive a autossugestão. É preciso enfatizar esse fato também para o paciente no sentido do que já dissemos anteriormente. Ao contrário do que acontece na terapia sugestiva, no treinamento segundo o método de Schultz o paciente sabe que sua autonomia fica preservada e aprende a ver no efeito curativo desse treinamento sua própria realização, por crescer nele o ânimo que sustenta e consolida o efeito terapêutico.

Como sabemos, Schultz procede da seguinte maneira: no início do tratamento indica aos seus pacientes que adotem a atitude chamada de "posição de cocheiro". Nós costumamos recomendar aos pacientes a se sentar (ou se deitar) o mais confortavelmente possível e, após fechar os olhos, imaginar que estão sentados no banco de um parque num dia quente de verão. Os braços repousam de forma relaxada e solta sobre as coxas que estão levemente separadas entre si, sem que as mãos se toquem. Se possível, deve-se relaxar também a musculatura da nuca e deixar que a cabeça caia por seu próprio peso sobre o peito (se não se consegue isso no início, fazemos com que o paciente se limite a fechar os olhos). É importante que se obtenha, pelo menos, um completo relaxamento da musculatura dos braços. Consideramos indispensável indicar ao paciente, sentado diante dele, a postura correta para o relaxamento. Aí primeiramente levantamos um pouco as mãos e, em seguida, as deixamos cair totalmente inertes sobre as pernas. Então deixamos que o paciente levante um de nossos braços pelo extremo da manga e o solte de repente para lhe demonstrar como – pressupondo o relaxamento correto – a mão e o antebraço voltam a cair sobre a perna seguindo o próprio peso, e tão relaxados que a mão ainda oscila um pouco. Só então pedimos que o paciente faça sua própria tentativa e controlamos o relaxamento não só por palpação – através do que, ao mesmo tempo, liberamos a tensão –, mas também pela manobra de levantar e deixar cair os seus braços, como acabamos de descrever.

Segue então um ensaio prévio. Permitimos que o paciente se concentre por aproximadamente dois minutos em um de seus braços (mais precisamente, um antebraço e uma mão), no lado direito para o destro e no lado esquerdo para o canhoto. Pedimos apenas que o paciente, durante esse tempo, dirija sua atenção à parte do corpo correspondente sem se deixar distrair por estímulos exteriores nem por quaisquer pensamentos e preste atenção simplesmente ao que percebe; deve registrá-lo interiormente, retê--lo e não nos contar nada antes de passados os dois minutos.

Os experimentos coletivos demonstraram-se, nesse aspecto, os mais instrutivos: A maioria das pessoas que participaram dos exercícios conta que tiveram uma sensação de peso na extremidade correspondente, um grupo menor percebeu também sensações de calor e algumas pessoas contam que sentiram contrações e dores. (Durante esses procedimentos de relaxamento, segundo temos visto, podem se manifestar, por exemplo, em casos de artrite crônica leve, sensações de dor que, do contrário, permanecem latentes; por outro lado, observamos contrações e sensações de cãibra por uma sobrecarga de determinados grupos musculares, ou seja, de certa forma no sentido de neuroses profissionais latentes.)

É importante notar que essas informações coincidentes ocorrem independentemente de qualquer influência. Ainda mais importante é sua explicação teórica posterior para convencer o paciente de que não imaginou coisa alguma nem foi influenciado. Acreditamos que é de grande importância deixar claro em cada caso aos nossos pacientes que tudo isso aconteceu sem qualquer sugestão ou autossugestão. Assim, explicamos que, por meio do relaxamento da musculatura voluntária, esquelética, e na ausência de uma ação contrária, a força da gravidade pode atuar de maneira desimpedida, de modo que o próprio peso, o peso do membro relaxado pode fazer-se plenamente consciente (justamente na forma de sensação de peso). O relaxamento não intencional, mas espontâneo, da musculatura lisa (involuntária) das paredes vasculares leva, ao mesmo tempo, a um relaxamento dos vasos sanguíneos, a uma dilatação da luz vascular e, consequentemente, a um aumento da circulação sanguínea local e à sensação de calor.

É interessante observar que justamente os pacientes que enfrentam no início grandes dificuldades para relaxar-se costumam apresentar uma tensão generalizada, de modo que se pode dizer que, quanto mais difícil é o relaxamento, tanto mais necessário ele é. (Por outro lado, repetidas vezes fica claro que é mais fácil que cheguem ao relaxamento completo especialmente aquelas pessoas que praticam ginástica ou até que dispõem de aptidão para a dança.)

Uma vez que o doente conseguiu alcançar a sensação de peso e de calor em um braço, o incentivamos a generalizar o relaxamento muscular mediante exercícios que deve realizar individualmente várias vezes ao dia durante vários minutos, ou seja, que expanda o relaxamento para todo o corpo. Ele precisa chegar a sentir, por fim, uma distensão completa nos membros e articulações e um fluxo agradavelmente cálido através de todo o corpo. O treinamento deve ser prolongado tanto quanto possível até alcançar, em primeiro lugar, um certo grau de relaxamento no período mais breve possível e, em segundo lugar, que se consiga alcançar esse relaxamento não só quando se está sentado ou deitado, mas também quando se está de pé e, inclusive, caminhando. (Schultz instrui seus pacientes no sentido de que, sobretudo, "deixem cair" relaxadamente seus ombros.) Então, o doente tem que estar em condições de suprimir mais ou menos de imediato toda tensão – e se não está acamado, pelo menos, toda tensão excessiva –, ou seja, passar rapidamente para o relaxamento completo, tão rápido "como o aperto de um botão".

No entanto, ainda antes de termos levado o paciente até esse ponto, devemos ajudá-lo a aproveitar, por assim dizer, o equivalente psicológico do relaxamento muscular: para que possa vivenciar, juntamente com o pleno relaxamento corporal, também o relaxamento espiritual. Nesse sentido, recomendamos aos nossos pacientes que, no tempo certo, se entreguem inteiramente à sensação de quietude e equilíbrio interior, ou seja, ao relaxamento espiritual, para "saborear" inteiramente o relaxamento e a serenidade.

Para aprofundar essa vivência é aconselhável recorrer à imaginação. Alguns recursos úteis desse tipo são, por exemplo, imaginar a representação de um mar agitado por uma tempestade, cujas ondas fustigantes se aquietam pouco a pouco, até que por fim – no ponto alto do relaxamento psicofísico – alcança seu máximo efeito sedativo na visão interior da superfície do mar, lisa como um plano horizontal ilimitado. Mas recomenda-se permitir que os doentes escolham livremente as representações de sua preferência, incentivando-os inclusive a inventá-las. A representação escolhida pela própria pessoa sempre é a mais efetiva; e quanto mais fantástica, tanto mais efetiva costuma ser. A representação inventada por uma paciente se mostrou especialmente bem-sucedida: encontrava-se deitada sobre a relva florida e contemplava o céu, de um azul profundo, em que as nuvens passavam continuamente.

Passamos agora a adaptar os exercícios de relaxamento à respectiva necessidade decorrente de nossa intenção terapêutica. Se lidamos, por exemplo, com uma neurose cardíaca, fazemos com que o paciente represente vivencialmente a atividade cardíaca que, por ser automática, é serena e rítmica. A fórmula é mais ou menos a seguinte: "O coração bate de modo inteiramente sereno e regular – bate por si só –, nem ao menos tenho que me preocupar com isso". No caso de uma neurose do aparelho digestivo, por sua vez, faremos com que o paciente represente visualmente manifestações de espasmos, para permitir que obtenha uma representação visual de sua solução. Lembramos de um caso em que a paciente sofria de graves contrações espasmódicas do platisma. Nos exercícios de relaxamento nós a treinamos sobretudo a eliminar a região do "pescoço" do seu esquema corporal, ou seja, a escamoteá-lo, o que logo conseguiu, eliminando completamente suas moléstias. Um escritor que, em virtude de uma ciática, sofria de uma grave contratura sobreposta e fixada, de caráter psicógeno, passou por um treinamento que consistia em imaginar intensamente que o tronco ciático da perna enferma "não existia", que, em virtude dos exercícios de relaxamento e de concentração, havia "derretido" pelo "calor" experimentado: o resultado foi a liberação completa da dor e a recuperação da capacidade funcional. (No início do tratamento havíamos mostrado ao doente as imagens correspondentes a partir de um atlas de anatomia; assim, ele estava em condições de produzir nesse âmbito representações vívidas.)

Vemos aqui que o método de exercícios indicado por Schultz permite seguir numa direção em que o próprio doente esteja em condições de executar, por si mesmo, algo como "as operações no esquema corporal". A desconexão parcial de certas regiões do esquema do corpo – seja com terapia de distúrbios neuróticos ou de estados dolorosos de origem orgânica – nos recorda, de certo modo, a situação descrita por Pötzl em relação a anosognosia, em que o autor tentou explicar o mecanismo de sua origem – certamente, de forma não intencional e inconsciente – fazendo uso, como é sabido, da analogia da autonomia como modelo biológico.

É claro que os exercícios de relaxamento também podem ser praticados por pessoas sãs, portanto, também num sentido profilático. Em especial podem servir para aproveitar ao máximo breves intervalos de descanso. Mas isso somente acontece quando se leva em conta fielmente os conselhos dados por Schultz, em dois aspectos: primeiro, aproveitar os exercícios de relaxamento mediante a formulação de propósitos, como, por exemplo, "estou totalmente calmo", "Apesar de tudo, continuarei calmo", "não permito que nada me faça perder a calma, me perturbe nem me irrite", e outros semelhantes. Aqui temos, é claro, um vasto campo para a iniciativa individual. Mas quando se trata de combater maus hábitos ou estados impulsivos no sentido de vícios, recomendamos, em conexão com o método sugerido em seu tempo por Emil Fröschels, levar em consideração, de modo correspondente, também na formulação o fatalismo neurótico. Como se sabe, Fröschels pensava que a fórmula mais eficaz para um tabagista era: "Eu sou o não fumante". Fröschels prefere, portanto, aplicar o particípio presente, por assim dizer, como contrapeso gramatical contra a atitude fatalista. Nós, ao contrário, recomendamos elaborar a fórmula de maneira completamente impessoal, de modo que, para o exemplo de Fröschels, escolheríamos a seguinte fórmula: "Não se fuma", mas não sem acrescentar o complemento: "e sobre isso nem se discute!" Segundo nossa experiência, desse modo se consegue da melhor maneira reprimir todas as aparentes objeções que, do contrário, surgem por parte dos pacientes: "Não quero fumar, mas tenho que fumar, não posso agir de outra forma, não tenho força de vontade; e, além disso, fumar é um prazer, e pouco me importam alguns anos a mais de vida" etc.

Neste ponto queremos mencionar, em poucas palavras, como deve ser formulada a psicoterapia do abuso de nicotina, complementando o que já foi dito. O mais importante é verificar se o doente está seriamente decidido a deixar o hábito de fumar, se sua vontade é sincera, ou se, com a tentativa de tratamento, somente quer provar para si mesmo e para os outros que não é capaz de superar seu hábito. Num caso, trata-se de uma vontade autêntica, ao passo que, em outro, de um mero desejo. Nesse caso, a psicoterapia é inútil. De resto, a presença de uma vontade autêntica ou de um mero desejo é demonstrada no êxito ou fracasso não só de uma tentativa psicoterapêutica, mas também autoeducativa. Ao tratar psicoterapeuticamente a redução do hábito de fumar em excesso temos que partir do fato de que o nicotismo não representa um vício no sentido estrito do termo: as manifestações de abstinências, que ocorrem, por exemplo, na eliminação brusca dos alcaloides nos morfinistas, quase não surgem em tabagistas; não encontraremos na abstinência de nicotina sintomas que podem ser prejudiciais à saúde. Eles podem ser facilmente dominados através da aplicação de tranquilizantes durante o período de desintoxicação (é importante ter isso em conta porque fumantes inveterados não fumam tanto por prazer, mas "para acalmar os nervos", com o que estabelecem, como se sabe, um círculo vicioso). Quanto ao procedimento durante a abstinência, costumamos fazer com que nossos pacientes escrevam num papel a fórmula: "Não se fumará mais, e sobre isso não se discute" e se coloca na cigarreira. Assim, eles terão, pelo menos, a possibilidade de se lembrar da fórmula no momento em que for necessário, e não terão a desculpa, nem em relação a si mesmos nem em relação aos outros, de havê-la esquecido justamente no momento decisivo. Costumamos indicar ao paciente que a cada dia coloque um cigarro a menos na cigarreira, até chegar a uma quantidade que definimos previamente de comum acordo (p. ex., um cigarro depois de cada refeição, ou algo parecido). O importante é que os doentes tenham sempre claro que uma recaída faria com que todos os sacrifícios feitos até o momento para se dominarem perderiam seu sentido de uma só vez. Por fim, queremos mencionar nesse contexto que, na minha opinião, deve-se rejeitar decididamente a ideia de combater algo como o hábito de fumar em excesso por meio da grande hipnose, pois não desejamos que o paciente se prive da vivência do triunfo da sua própria vontade, pois é justamente esse triunfo que ele deve obter pagando o preço de sacrificar o prazer.

O segundo ponto que – juntamente com a formulação de propósitos acima mencionada – é relevante para a terapia de relaxamento diz respeito ao que Schultz denominou "retomada" da tensão. Não é inócuo deixar o paciente relaxado depois dos exercícios de relaxamento. Ao contrário, depois de haver formulado lemas como, por exemplo, "as energias voltam a fluir em mim" ou "durante o intervalo para descanso acumulam-se as novas forças mobilizadas e disponibilizadas pelos exercícios de relaxamento", é preciso indicar-lhes, na etapa seguinte, como suprimir novamente o relaxamento: 1) Cerrar os punhos; 2) Esticar o antebraço sobre o braço; 3) Levar o tórax para frente, endireitando assim a coluna; 4) Primeiro expirar firmemente (!) e depois respirar fundo (para eliminar o ar residual e inalar o ar rico em oxigênio) e 5) Abrir os olhos. Somente então podemos ter certeza de que os pacientes não apresentam sintomas posteriores (como tonturas, cintilações oculares e apatia).

Depois dessa digressão sobre a técnica do tratamento de relaxamento, passemos a tratar novamente de nossa casuística: A paciente, cujo caso havíamos começado a abordar, recebeu apenas um treinamento segundo o método de Schultz e, desde então, continuou a praticá-lo regularmente por conta própria. Em seguida, ela relatou que, depois dos exercícios, sentia-se disposta e agradavelmente descansada; inclusive as palpitações reduziram-se substancialmente. Ela logo se sentia também em geral mais renovada e animada. Desde que pratica os exercícios, sofreu um único e leve "ataque cardíaco", após uma refeição farta à noite (provavelmente atuou aqui como fator desencadeante uma elevação do diafragma).

Em seguida, para ilustrar o que foi dito sobre o valor e as possibilidades de variação dos exercícios de relaxamento, queremos apresentar um caso relacionado com um âmbito específico dos distúrbios que, em última análise, devem ser concebidos como neuróticos, a saber, os distúrbios da fala e, sobretudo, a gagueira:

(**Caso 22**) O paciente gagueja desde a infância. A propósito, dois de seus familiares também são gagos. Nosso tratamento inicia informando ao paciente que falar nada mais é do que pensar em voz alta. Ele mesmo só precisa se concentrar no pensar, que "a boca" se encarrega então automaticamente de falar. O paciente não deve prestar atenção ao como fala, mas somente ao que fala (precisamente aos conteúdos do pensamento). Do contrário, ao orientar a atenção para a forma de falar, e não para os conteúdos do pensamento, se produz, por um lado, uma inibição ao falar e, por outro lado, também uma desconcentração ao pensar. Ele pode e deve primeiramente compensar a disposição para sofrer um distúrbio da fala, que certamente existe até um certo grau, mediante um treinamento correspondente, que deve ser ensinado ao paciente. Inicialmente, pedimos que pratique exercícios de relaxamento segundo o método de Schultz; numa segunda etapa do tratamento, solicitamos que – durante o relaxamento! – ele realize exercícios simples de respiração, com o propósito de desinibi-lo, principalmente na expiração; numa fase seguinte, é instado a expirar de forma audível, de acordo com os exercícios recomendados por Fröschels, para, na penúltima fase, tentar aquilo que Fröschels denomina de "comer a respiração" [*Atemessen*] (produção de sílabas sem sentido, escolhidas arbitrariamente e enfileiradas durante a expiração, suprimindo estritamente aquela orientação da atenção para esse "falar" o mais desenvolto e sereno possível). E somente na última fase do tratamento permitimos que o paciente realize exercícios de fala propriamente ditos durante cada um dos exercícios de relaxamento. O paciente também realiza em sua própria casa exercícios segundo essa gradação. Logo ele relata sobre os êxitos: ele já conseguiu a postura correta frente ao ato de falar: "Sem que eu quisesse, algo falou", assim ele nos relata: ele apenas deixou os pensamentos "se tornarem audíveis", e permitiu que a boca falasse "por si mesma". Agora o tratamento psicoterapêutico tem que enfrentar aquela timidez geral do paciente, que, como é natural, segue presente porque surgiu como consequência do distúrbio da fala. Indicamos agora que o paciente, apesar de seu medo de falar e, por consequência, da vida social em geral, frequente reuniões sociais e participe o mais possível das conversas. Esse componente parcial da psicoterapia toma um caminho que já conhecemos ao abordar as neuroses de angústia: "Quem disse que é proibido falar com medo?" Era essa a pergunta que nosso paciente aprendeu a fazer a si mesmo sempre que o medo do fracasso tentava impedi-lo de obter, enfim, um sucesso mediante o treinamento. Se ele não estivesse disposto a correr o risco de um fracasso, nunca teria sucesso, e os primeiros sucessos que alcançasse, por sua vez, fariam desaparecer de imediato o medo, mas antes era preciso superar esse medo. Essa superação não é possível sem o risco de fracassos iniciais; também na roleta precisamos "colocar em jogo" a aposta, se queremos que se multiplique.

Nas sessões seguintes de psicoterapia, o paciente se queixa de sentimentos de ansiedade que lhe sobrevêm, de maneira significativa, toda vez que se "apresenta" – aliás, com êxito – na sociedade. É visível que nosso paciente teme agora as consequências de seu contato com a vida, que agora ele já conquista; ele teme a perda de sua *splendid isolation*, a perda da cápsula protetora em que a neurose o guardou até agora da vida "tão cheia de perigos". Aqui, portanto, lidamos com um benefício secundário no sentido da psicanálise. A psicoterapia tem de levar em consideração que esse motivo secundário – ao contrário da concepção da psicologia individual – não é culpado do surgimento da neurose, mas sim da persistência de sintomas isolados, da fixação posterior dos distúrbios neuróticos da fala. Por isso, eliminada a gagueira, é importante superar a angústia existencial agora revelada.

Histeria

No âmbito da psicopatologia há duas expressões que costumam ser utilizadas, sobretudo em círculos leigos, de forma tão equívoca como ambígua: "colapso nervoso" e "histeria". Com a primeira dessas expressões não temos que continuar a nos ocupar: ela penetra demasiadamente no âmbito da neurologia orgânica; além disso, designam-se como "colapso nervoso" também fenômenos como paralisia progressiva, acidente vascular encefálico, ataque epiléptico, bem como meros estados funcionais de esgotamento. É diferente no caso da histeria: com essa designação patológica se incorre frequentemente em despropósitos como quando o médico a emprega de forma irrefletida ou sem escrúpulos, significando para o paciente uma considerável estigmatização.

Inicialmente, teríamos que diferenciar entre mecanismos ou reações de tipo histérico, por um lado, e o caráter histérico, por outro lado. No que diz respeito aos mecanismos, recomenda-se evitar o máximo possível o termo "histérico". O que ele significa poderia ser descrito ou caracterizado de forma distinta, mas igualmente correta, porém mais clara e menos equívoca. Ele se refere, na realidade, à psicogênese – certamente com uma certa ênfase na tendência final que pode estar subjacente a um determinado sintoma. Nesse sentido, poderíamos considerar como histéricos aqueles mecanismos que, por exemplo, no sentido da psicologia individual, apresentam menos um caráter diretamente expressivo e principalmente um caráter de *arrangement*; portanto, representam meios a serviço de um objetivo neurótico. Cabe perguntar então por que devemos designar esses mecanismos de neuróticos, uma vez que esse termo está muito carregado, no sentido caracteriológico, pela autêntica histeria e, além disso, entre os leigos, continua a ter uma conotação de pronunciada condenação moral (quase ainda mais que a relativamente "sincera" simulação). Essas objeções são ainda mais pertinentes no caso da expressão "reação histérica", pelo menos quando seu uso não está limitado a certas formas de transição da neurose de acidente para a chamada histeria de renda.

Uma vez que quase não existe mais a grande histeria "clássica", com seus sintomas como ataques e paralisias investigados por Charcot, o conceito de histeria se limita a designar principalmente uma forma especial de psicopatia, ou seja, um traço caracteriológico específico dentro das diversas formas sobrepostas de psicopatia. Foram publicadas muitas obras substanciais e significativas sobre a natureza psicológica dessa distorção caracteriológica que nessa passagem, em que somente iremos apresentar um esboço desse complexo de questões, tratamos do tema recorrendo a alguns conceitos-chave. Os traços típicos do caráter histérico são os seguintes: inautenticidade, egoísmo, cálculo. A inautenticidade talvez corresponda à compensação ou sobrecompensação daquele vazio interior a que se referiu especialmente Kretschmer; ela deve abafar esse vazio interior por meio de uma série de "produções" das mais variadas. É evidente que isso leva a exageros e, além disso, a uma atitude geral exagerada e desmedida que se estende a todo o ser do paciente. Desse modo, porém, se explica também aquela especial sugestionabilidade dos pacientes histéricos, a que se reporta já a antiga doutrina sobre a histeria: segundo sua natureza, esses pacientes sempre estarão inclinados a se apropriar das vivências alheias, o que, ao se intensificar, pode trazer consigo, por fim, a conhecida "conversão" da vivência ao somático.

A neurose pode ser interpretada em geral como meio ou como expressão; desse modo, considerando as condições especiais da histeria, poderíamos afirmar que o sintoma pode ter ainda a função de representação. Com isso, já obteríamos também uma certa analogia com aquele esquema da psicologia da linguagem de Bühler, segundo o qual à linguagem cabe a tripla função de expressão, apelo e representação. De fato, o histérico apela com sua sintomatologia para a atenção geral do seu entorno; sobretudo, porém, alguns de seus sintomas – especialmente quando se trata de uma "conversão" – podem ser interpretados como uma representação somática de sua vivência psíquica.

Assim, a neurose se manifesta num certo sentido propriamente como "linguagem". Certamente ela é linguagem em outro sentido como a linguagem propriamente humana: a neurose é linguagem em outra camada da existência. Assim também se torna compreensível que as diversas "linguagens", que operam em "camadas" diferentes, às vezes se contradigam entre si. Já conhecemos, na pessoa normal, a contradição entre o que diz e o que faz. Em especial no neurótico, e particularmente no histérico "inautêntico", manifesta-se uma espécie de deiscência entre o que diz e o que faz, por um lado, e sua verdadeira postura interior, por outro lado.

A possibilidade de todas essas contradições internas no ser humano, essas contradições entre "linguagens" das "camadas" mais superficiais e das mais profundas – essa possibilidade fundamenta a necessidade de descobrir o que é o autêntico em cada caso. Nele reside o fundamento da possibilidade essencial do que na psicoterapia entendemos por interpretar! Pois, para poder interpretar, para poder descobrir o "significado" de um sintoma, este tem de poder revelar algo, essencialmente algo que o próprio neurótico encobriu.

Aqui está um breve exemplo: Um jovem foge de casa e está desaparecido. O anúncio de desaparecimento confeccionado pela polícia foi divulgado. Ninguém sabe para onde ele pode ter se dirigido. Pedimos que a mãe apresente os cadernos escolares do jovem. Ao folheá-los, observamos que os rabiscos revelam um aluno aparentemente bastante distraído durante a aula. Supomos que podemos descobrir o conteúdo de seus possíveis devaneios e o "traço de seus anseios". E, de fato, esses rabiscos – que sem dúvida não eram representação nem apelo, mas apenas expressão – nos revelam o objetivo daquele anseio que levou o jovem a extrapolar e a fugir para o mundo amplo: ele só desenha barquinhos! Por isso, atuamos para alertar e avisar especialmente os postos fronteiriços do sul do país, na fronteira do Adriático – e, de fato, alguns dias mais tarde o jovem foi localizado próximo dessa fronteira.

O segundo e o terceiro dos traços característicos principais do caráter histérico que mencionamos representam o elemento idêntico de inautenticidade no duplo aspecto das categorias de "meio e fim": Ao considerar o inautêntico no histérico como um meio para um fim, parece-nos necessariamente como "calculador" – todo inautêntico nos parecerá teatral, "encenado", "intencionado", "fabricado" – justamente fabricado a partir do cálculo e com o fim de alcançar um efeito calculado sobre o espectador (ainda que o espectador seja o próprio eu "ávido de sensações" e sedento de vivências). O próprio doente, no entanto, permanece profundamente indiferente; ao examinar a vida interior dessas pessoas encontraremos não só vazio e desolação, mas também frieza interior. Essa constatação, por sua vez, nos permite completar plenamente o círculo dos elementos que caracterizam a histeria: pois a frieza anímica leva diretamente à típica desconsideração com que o egoísmo histérico trata de se impor. Esse egoísmo, no entanto, representa a essência do caráter histérico se tentamos concebê-lo sob o ponto de vista de seus objetivos últimos: os histéricos estão estigmatizados pelo seu absoluto egocentrismo (que remete novamente a sua pobreza vivencial).

Na medida em que, como dito, a histeria representa uma autêntica psicopatia, somente será acessível em princípio a uma psicopatia condicionada, relativa e paliativa. No entanto, na medida em que, em última instância, não se relaciona com nenhuma categoria clínica[168], mas sim com algo como uma categoria existencial, perguntamos se não é justamente nessa camada fundamental da "pessoa profunda" existencial que o método da análise existencial poderia comprovar o seu valor. Em todo caso, a psicoterapia, distante de todo fatalismo e niilismo terapêutico, deve ocupar-se ainda

---

168. Até que ponto o caráter histérico se subtrai a uma qualificação exclusivamente clínica, talvez fique evidente da forma mais impressionante a partir da consideração de um caso compartilhado em certa ocasião por Kogerer: uma mulher histérica que havia sido qualificada como tal num parecer psiquiátrico e que, por consequência, se via ameaçada de divórcio, passou de repente a estar completamente assintomática, portanto, "saudável" em sentido clínico, mas precisamente por causa do cálculo histérico; nesse momento, seu estado completamente assintomático era seu único sintoma!

mais com os sintomas individuais, sobretudo, porém, com os denominados mecanismos histéricos. Seu tratamento consiste simplesmente em privar o paciente da utilidade de seus sintomas, ou seja, que não se produza o efeito que ele busca e, com isso, os próprios sintomas percam a sua razão de ser. Se o histérico faz teatro e já compreendemos a "direção" que toma, então trata-se de deixá-lo pagar o preço de suas encenações. Isso poderia seguir, por exemplo, o modelo, único em seu tipo, controlado por uma pessoa alheia à profissão médica: Um dia, uma mulher que tinha que ficar numa fila diante de um posto administrativo, juntamente com uma grande quantidade de pessoas, dirigiu-se irritada para o encarregado da ordem, ameaçando-o da seguinte forma: "Preciso ser atendida primeiro; você tem que me deixar entrar primeiro: sofro do coração e se você não me deixar passar, terei um ataque cardíaco, e o que você conseguirá com isso? Só problemas... Já verá como o derrubarei". O encarregado, conhecedor do ser humano, contestou calmamente: "A mim você derrubará? Você derrubará a si mesma!"

No entanto, há duas coisas que não se deve esquecer: Em primeiro lugar, que existe também uma histeria "mortal". Já aconteceu que, nos casos típicos de inautenticidade histérica, os atos praticados com uma intenção inautêntica tiveram êxito – basta lembrar as tentativas de suicídio de histéricos, encenados teatralmente, mas cujos efeitos nunca são completamente previsíveis! Em segundo lugar, nesse ponto teríamos que tomar posição contra a forma como alguns médicos, ainda que suas suposições sejam corretas, estigmatizam como histérico um sintoma diante do próprio doente ou de seu entorno. Com isso a única coisa que se consegue é incitar o paciente a uma atitude de protesto e levá-lo "mais do que nunca" a demonstrar a autenticidade de sua enfermidade. Parece-nos que, ao suspeitar de uma etiologia histérica, ou inclusive meramente psicógena, o médico ficava negativamente impressionado a ponto de atuar de má vontade e sair de seu papel de médico. Então ele age como se fosse um juiz moral que tivesse que submeter as qualidades do caráter de um doente a um juízo ético. Às vezes tem-se a impressão de que, de pura raiva por ter tido que examinar por tanto tempo e tão a fundo o paciente somente para chegar à conclusão de que se trata de uma psicogênese, quisesse descarregar uma parte dessa raiva sobre o próprio paciente. A impressão é que o médico quer se vingar do paciente pelo grande esforço que empreendeu ao diagnosticá-lo. E, cheio de ressentimento, ele pune o doente ao "desqualificar" o seu sofrimento como histérico, ou seja, ao tachar o próprio doente de histérico.

Diante disso, a postura que podemos adotar é que, talvez justamente ante a presença de distúrbios histéricos ou psicógenos, o médico tenha de proceder com maior cautela ao qualificar o caso como *coram publico* ou, até mesmo, como *coram aegroto*. Somente então ele poderá evitar que, pelo seu comportamento, ofereça ao paciente flancos novos e adicionais para desfechar ataques com sua postura de protesto. Se um sintoma é psicógeno sem ser propriamente histérico no sentido estrito do termo, temos de ter especial cuidado em trivializá-lo como "meramente nervoso". Além de um distúrbio psicógeno ser patológico, temos de evitar nesses casos que o paciente tenha a impressão que somos da opinião de que "tudo é apenas imaginação dele". Por isso, costumamos insistir com esses pacientes: "Certamente, você não está imaginando nada disso – o que você sente, isso é o que realmente sente; mas, felizmente, sua doença não tem nenhuma base orgânica (como ficou demonstrado em um exame minucioso). Ainda mais importante é que você desvie sua atenção – e agora com toda razão – das manifestações patológicas, pois bastará direcioná-la para algum órgão ou alguma parte do corpo para que observe ali alguma sensação anômala". E, no caso de pacientes mais inteligentes, realizamos, se necessário, um breve experimento dessas orientações que, segundo o primeiro grau dos exercícios de Schultz, pode demonstrar nossas afirmações.

Consideramos agora um caso concreto (**Caso 23**) que nos parece instrutivo em vários aspectos. Trata-se de uma jovem de 21 anos que nos foi encaminhada, por causa de uma retenção de urina diagnosticada como histérica, com o expresso pedido de realizar um tratamento hipnótico. Num exame superficial, a anamnese parecia dar razão à suspeita dos médicos que a encaminharam, de que se tratava de um distúrbio puramente psicógeno: a paciente havia sido deflorada há seis semanas. A defloração enquanto tal havia sido traumática tanto psíquica como fisicamente. Pouco tempo depois surgiu uma incapacidade total de urinar espontaneamente, de modo que, a partir de então, a paciente teve de ser cateterizada várias vezes ao dia. Repetidos exames urológicos, bem como diversas tentativas terapêuticas com base medicamentosa (com injeções etc.) e com auxílio de procedimentos hidriáticos apresentaram resultados negativos.

A primeira razão para apresentarmos esse caso é porque não havia sido comunicado à paciente o resultado negativo do exame orgânico; nem sequer lhe havia sido dito que sua doença era "meramente nervosa". Embora ela tenha perguntado pela causa do distúrbio, não se chegou a lhe dizer realmente alguma coisa. Esse procedimento comprova apenas como é importante levar expressamente ao conhecimento do paciente também um resultado negativo do seu exame. Por outro lado, ao guardar silêncio ou fazer como se houvesse um mistério, os médicos alimentam adicionalmente temores hipocondríacos, cujo resultado é, pelo menos, uma superestrutura neurótica, uma sobreposição psicógena, de caráter pronunciadamente iatrógeno.

A segunda razão que nos leva a considerar esse caso didaticamente valioso é o fato de que a hipnose, realizada segundo a vontade da paciente, teve total êxito (a partir do mesmo dia, ela conseguiu urinar de maneira espontânea e não precisou ser cateterizada nem uma única vez); apesar disso, de alguma maneira tínhamos a impressão de que não se tratava de forma alguma de um distúrbio puramente psicógeno. E, de fato, após diversos exames urológicos adicionais que insistimos que fossem realizados, constatou-se que uma afecção orgânica era subjacente ao distúrbio aparentemente funcional. Identificamos aí novamente a dupla verdade: primeira, que um diagnóstico orgânico negativo não dá o direito de inferir daí uma psicogênese; e segunda, que o efeito positivo de um tratamento psicoterapêutico tampouco dá o direito de inferir uma etiologia neurótica. Em outros termos: o diagnóstico de "neurose" não pode ser emitido *per exclusionem* nem *ex juvantibus*! Agora, porém, passaremos a abordar suscintamente a sugestão e a hipnose como métodos psicoterapêuticos.

Sugestão e hipnose

Certamente, a psicoterapia nunca poderá prescindir completamente de medidas de tratamento sugestivas. Pelo menos de forma inconsciente e não intencional, a sugestão está no jogo. Desprezar sua eficácia a ponto de procurar eliminá-la de maneira consciente e intencional significaria, em nossa opinião, perder de vista a finalidade pragmática de toda a atuação médica. Exceto nas situações em que o investigador tem que eliminar o fator sugestivo, por exemplo, no caso de exames em série com um novo tipo de procedimento, a sugestão sempre será bem-vinda também nos casos em que de antemão é questionável se e em que medida a doença em questão é primária ou secundariamente psicógena. Assim, por exemplo, continuamos com dúvidas a respeito de quais mecanismos orgânicos e funcionais subjazem à enurese noturna. Apesar disso, a terapia sugestiva apresentou bons resultados na maioria dos casos desse distúrbio. Nesse caso, preferimos aplicar o método da sugestão mascarada, na forma de aplicação de injeções de soro fisiológico, que apresentamos como um "soro altamente efetivo, difícil de obter, proveniente do estrangeiro" (e não só às crianças afetadas, mas também, por precaução, aos adultos – para não colocar em questão o efeito por meio de indiscrições ou alusões involuntárias), do qual dispomos justamente de uma única ampola, mas que uma dose será suficiente, como ficou demonstrado em todas as nossas experiências anteriores...

Sabemos que os efeitos da sugestão podem apresentar bons resultados terapêuticos também em enfermidades orgânicas. Às vezes, inclusive em pequenas intervenções cirúrgicas nas quais, por qualquer razão, é contraindicada uma anestesia geral ou local, pode-se realizar uma hipnose para substituí-la. Nós mesmos costumamos aplicar punções lombares no caso de pacientes com ansiedade, de modo que os fazemos crer que, depois de espetar a pele, teríamos injetado um anestésico local: muitas vezes quase não percebem a perfuração da dura-máter – em parte graças ao efeito da sugestão, em parte graças ao efeito muitas vezes distrativo justamente da elevada tensão ansiosa.

Não abordaremos aqui a técnica da hipnose. Em certo sentido, ela é evidente por si mesma se considerarmos sua natureza: a hipnose é um estado de exceção psíquico provocado pela sugestão, que é caracterizado pelo fato de oferecer, por sua vez, o terreno possivelmente mais favorável para outras sugestões mais audaciosas. É claro que não posso sugerir a ninguém que esteja sentindo o cheiro de perfume de rosas se lhe coloco um frasco de gasolina debaixo do nariz; mas facilmente posso sugerir que alguém se sinta cansado, e o cansaço aumente, e que seus membros estariam cada vez mais pesados, até que, finalmente, cai num estado de sonolência. Uma vez que se encontra nesse estado, posso muito bem sugerir-lhe que aquele frasco de gasolina seria uma rosa.

Uma consideração analítico-existencial da sugestão deve partir de uma análise do fenômeno, ou seja, da análise do que realmente acontece quando se produz algo como a sugestão. Se alguém me sugere que meus membros estão cansados e que minhas pálpebras estão pesadas, significa que estou tomando distância da pergunta que colocaria normalmente: Pode ser que meus membros pesem – meus membros devem pesar – eu quero que eles pesem: mas eles realmente pesam, é assim mesmo? Vemos que se renuncia a tudo isso: em primeiro lugar, questionar de alguma maneira (como faríamos normalmente) esse peso sugerido; essa *epoché* me parece ser o que constitui o processo da sugestão, onde ele desemboca. Quando me sugerem algo, significa que renuncio a questionar e a tomar posição frente ao que me é sugerido e, além disso, que me limito simplesmente a tomar conhecimento disso. E se a proeza de Sigmund Freud, para nos atermos às suas próprias palavras, consistiu em fazer que onde era o Id devia ser o Ego – ou seja, em drenar o lago da psique –, o processo de sugestão consiste, em certo sentido – certamente não no sentido psicanalítico! –, em que, onde era o Ego, deve voltar a ser o Id. O Ego abdica, renuncia a sua própria personalidade e existencialidade a favor da pura facticidade. Renuncia ao ato existencial, pois faz parte da essência desse ato existencial questionar tudo a fim de tomar posição, e não se limitar simplesmente a tomar conhecimento.

Desde Heidegger, sabemos que ser humano, que existência [*Dasein*], é um ser nas possibilidades, ou, como nós mesmos formulamos: ser humano é essencialmente ser facultativo e não ser fático. Por outro lado, o ser do homem na situação de sugestão é inteiramente um ser na realidade – na pura realidade –, um ser caído na pura realidade. Ao mesmo tempo, porém, lembramo-nos que, novamente segundo Heidegger, a existência [*Dasein*] sempre é também coexistência [*Mitsein*] e, por isso, não permanece jamais na pura possibilidade, mas que sempre já está "jogada" na realidade dessa coexistência – na realidade e na eficácia recíproca da coexistência.

Na medida em que designar como transcendental é retroceder até a questão da condição da possibilidade de algo, teríamos de responder à questão da condição da possibilidade da sugestão dizendo que a sugestão é um aspecto isolado da coexistência humana que, porém, sempre já está implícito; e uma análise transcendental da estrutura da sugestão a articula e realça como uma forma excepcional de coexistência.

Se anteriormente se falou da sugestão como eficácia recíproca, teria que se acrescentar que também pode se tratar de uma eficácia terapêutica excelente. Ao mesmo tempo, porém, deve nos chamar a atenção que a terapia sugestiva, de certa maneira, atualiza ou reativa algo que constitui a essência da neurose: a abdicação do Ego em favor do Id, a renúncia à personalidade e à existencialidade em favor da facticidade, a ἐποχή do ato existencial! Ou não definimos o neurótico como aquele que reinterpreta sua existência – que é um poder-ser-sempre-de-outra-maneira – como um dever-ser-assim-e-não-de-outra-maneira? Assim se dá a surpreendente circunstância de que a sugestão terapêutica, na verdade, imita a neurose. A diferença entre uma terapia sugestiva incorreta e a correta consistiria em que a terapia sugestiva incorreta apenas imita a neurose em vez de combatê-la, ao passo que a terapia sugestiva correta imita a neurose somente para combatê-la.

Mas justamente isso não deveria nos surpreender, pois só recentemente Edith Weisskopf-Joelson, da Universidade da Geórgia, chamou a atenção para o fato de que – em sua opinião, a partir de sua própria concepção psicodinâmica – a efetividade do método da intenção paradoxal consiste em imitar um mecanismo pré-formado na pessoa que sofre de neurose compulsiva, a fim de expulsar a neurose.

Particularmente os leigos se ocupam com a antiga pergunta: Quem pode hipnotizar e quem pode ser hipnotizado? Basicamente aquele que domina a técnica necessária e que, além disso, dispõe de alguma experiência de vida, conhecimento do ser humano e sensibilidade psicológica (de modo que, em situações inesperadas, não perca logo a calma nem o controle e não saiba o que fazer, mas que seja capaz de improvisar). E, em princípio, qualquer pessoa pode ser hipnotizada – exceto crianças e doentes mentais; mas também se requer, em geral, um certo interesse em ser hipnotizado – condição que se cumprirá pelo menos na hipnose terapêutica. Totalmente equivocada é a opinião tão difundida de que para ser hipnotizado teria que se "ter uma vontade débil": ao contrário, a vontade – pelo menos, a vontade de ser curado pela hipnose – é inclusive uma condição. Por outro lado, é certo que, especialmente em neuróticos compulsivos, um excesso de vontade pode atrapalhar, uma vez que, ao esforçar-se intencionalmente pelos conteúdos vivenciais sugeridos, muitas vezes são importunados por "representações de contraste" – quando não é sua exagerada tendência à reflexão que os prejudica. De resto, também uma curiosidade exagerada em relação ao que sucederá na hipnose é uma fonte frequente de perturbação, pois também ela diminui a entrega interior passiva e aumenta a observação reflexiva.

É claro que à medida que a pessoa pode ser hipnotizada e, em geral, a sugestionabilidade variam individualmente. Assim, pode ocorrer que – como aconteceu em certa ocasião diante de nossos olhos – ao tentar hipnotizar um dos pacientes (acamado há muito tempo) que ocupava um quarto duplo, a tentativa fracassou com o paciente em questão, mas o outro paciente logo adormeceu. Ou também pode suceder que, na tentativa de substituir uma anestesia geral pela hipnose, a instrumentista tenha que se esforçar muito para evitar o sono e poder se concentrar em sua participação na operação. Até onde pode chegar a sugestionabilidade, no caso concreto, é o que pretende demonstrar o seguinte caso: Num curso para médicos tivemos de falar também da técnica da hipnose. Devido à falta de pacientes adequados para isso, pedimos a uma enfermeira da unidade que praticamente nos permitisse aplicar nela um modelo de hipnose – ela só teria que "fazer como se" fosse uma paciente a ser hipnotizada. Somente mais tarde, a anestesia geral nos fez perceber que ela havia entrado em uma autêntica hipnose, sendo que a autenticidade pôde ser comprovada com uma repetição do experimento, em que, depois de aplicar uma anestesia local e com uma agulha grossa perfurar uma dobra da pele da região anestesiada sem haver dado a ordem correspondente, o canal da perfuração só começou a sangrar no momento em que se despertou a pessoa de experimentação.

Mas também a sugestionabilidade tem seus limites. É conhecida a tentativa de um hipnotizador leigo de demonstrar a possibilidade de cometer crimes sob a influência da hipnose, enviando seu "*medium*" ao consultório do adversário dessa teoria depois de lhe haver dado a tarefa pós-hipnótica de matá-lo a tiros. O resultado foi que a senhora em questão, no último instante, baixou a pistola, embora se tratasse de um brinquedo. Se é verdade que essa senhora concluiu, em parte, a tarefa pós-hipnótica, desautorizou a teoria de quem lhe conferiu a tarefa. Atualmente se defende o ponto de vista de que, embora a hipnose possa eliminar até certo ponto as inibições – assim como ocorre na embriaguez –, também sob hipnose a pessoa só faz, em última instância, aquilo que lhe diz respeito e que corresponde à sua essência.

Há contraindicações para o tratamento com hipnose? Certamente, e, em primeiro lugar, é contraindicada a hipnose de esquizofrênicos ou inclusive de esquizoides, pois poderia provocar com demasiada facilidade uma sensação de influenciação intensificada até atingir uma acentuada "ilusão hipnótica". Além disso, é contraindicado hipnotizar pacientes histéricos sem a presença de uma testemunha: isso poderia com demasiada facilidade levar a que as fantasias repletas de desejos imaginários dos pacientes os motivem a acusar posteriormente o médico de agressão sexual. No que diz respeito às indicações para a hipnose, podemos dizer o seguinte: praticamente não há um distúrbio que não possa ser tratado de outra forma do que através da hipnose; e, certamente, existem distúrbios que podem ser eliminados de maneira mais fácil e duradoura recorrendo a outros métodos. Apesar disso, também o psicoterapeuta instruído e experiente não se inclinará a abrir mão completamente do recurso à hipnose. Especialmente onde se trata de alcançar, no prazo mais breve possível, um efeito pelo menos sintomático em uma neurose de qualquer forma monossintomática, o método escolhido pode, por vezes, ser a hipnose.

Sobre a dialética entre destino e liberdade

Salientamos repetidamente, em especial no capítulo sobre a hipnose, que a psicoterapia tem que se dedicar, e em particular a logoterapia de fato se dedica, a restabelecer a responsabilidade própria do doente e de fortalecer, com esse fim, sua consciência de responsabilidade. A liberdade humana fundamental frente a tudo o que constitui seu destino, a inalienável possibilidade de se posicionar diante de seu destino como de uma tarefa que deve ser cumprida, e a sempre inalienável liberdade de tomar "esta ou aquela" posição, tudo isso tem de ser devidamente realçado pelo psicoterapeuta, pois dessa maneira e somente dessa maneira poderá ajudar o paciente a realizar ao máximo suas possibilidades internas e externas.

No entanto, a liberdade e a responsabilidade não estão garantidas se não se preserva a autonomia do paciente – inclusive sua autonomia diante do médico! Por isso é necessário evitar de antemão que ele entre numa relação de dependência com o psicoterapeuta encarregado do seu tratamento ou, porém, se isso parecer inevitável – como no caso da elaboração do chamado *rapport* nos processos sugestivos –, realizar, após o tratamento, uma reeducação para a autonomia.

O seguinte caso (**Caso 24**) mostra até que ponto a perda da autonomia representa um perigo em geral para toda psicoterapia: A paciente, de 40 anos, vem ao médico porque "teve um colapso mental"; ela está completamente desanimada desde que todos os seus bens foram confiscados e, além disso, devido à "iminente ameaça de uma terceira guerra mundial", da qual se lhe fala com tanta frequência. Ela está deprimida e, por isso, não consegue ter ânimo porque "sua vontade está tão debilitada": "lamentavelmente, sou assim..." Explica-se para a paciente sobretudo que nem sequer existe uma debilidade da vontade no sentido que ela concebe, e que, assim como se pode dizer que "onde há uma vontade, há também um caminho", pode-se dizer também que onde há um objetivo, há também uma vontade. Todas as demais objeções que costumam ser feitas pelos neuróticos são respondidas com o seguinte conselho: Caso não consiga reunir "vontade" para fazer algo, deve tentar simplesmente fazê-lo sem vontade! Desse modo retiramos do paciente a base de sustentação de sua tendência de hipostasiar a suposta debilidade de sua vontade e encontrar desculpas mais uma vez.

A paciente relata agora que já esteve e ainda está em tratamento psicoterapêutico com dois médicos. Esse tratamento, porém, deixou-a insatisfeita, pois o colega que a trata atualmente "a faz escrever e trazer repetidamente redações, como, por exemplo, sobre o sentido da vida, ou sobre a questão de haver uma prova da existência de Deus etc."; "mas o Sr. Doutor não diz nem sim nem não..." Quando lhe perguntamos o que ela considera ser o sentido da vida, ou seja, o que escreveu sobre o tema, a paciente disse que deve fazer algo de bom para alguém cada dia. No entanto o colega respondeu afirmando que é válido apenas manter Deus diante de seus olhos. E ela não soube como lidar direito com essa resposta.

Aqui se mostra muito bem todo o dilema da situação em que se encontra o médico. Se tem diante de si uma pessoa religiosa, e em especial talvez inclusive da mesma confissão que ele, certamente não há um problema real. Mas será diferente caso o médico tenha uma crença religiosa e o doente não, ou vice-versa. Aqui se coloca uma questão fundamental. Está claro desde o início que o médico enquanto tal de modo algum tem direito de ir tão longe quanto o sacerdote. Se, por um lado, tem menos direitos, por outro lado, tem mais obrigações – e nisso vemos uma situação trágica específica de toda pastoral médica. Pois do "pastor" médico de almas – ao contrário do sacerdote – se exige mais na medida em que o médico tem de "estar aí" para todos, ao passo que o sacerdote precisa estar apenas para os fiéis de sua crença.

Nossa paciente enfatiza repetidamente que, apesar de suas experiências insatisfatórias, necessita constantemente de um "médico de almas". É que já na infância sempre necessitou de alguém que lhe dissesse: "Tu tens que..." Agora ela está sozinha e necessita ainda mais desse apoio médico para sua alma. Nossa psicoterapia tem que se voltar em primeira linha contra essa relação de dependência e falta de autonomia.

O psicoterapeuta tem de estar constantemente disposto a se opor às hipóstases fatalistas que tendem a produzir o fatalismo neurótico. Acabamos de conhecer uma hipóstase desse tipo: "debilidade da vontade"... como se a vontade e sua força representassem algo que se pudesse medir de alguma forma! Como se a vontade humana, em sua liberdade essencial, não dependesse apenas de que alguém queira de forma suficientemente sincera e, além disso, talvez da clareza dos objetivos e da paciência para realizar um certo treinamento. Mas assim como o neurótico frequentemente se torna dependente do psicoterapeuta, facilmente também cai numa espécie de relação de dependência de si mesmo, do próprio interior, e vemos então que ele hipostasia esse interior; que ele simplesmente aceita os "fatos" de seu "modo de ser" psíquico precisamente como fatos, como algo determinado pelo destino, em vez de vê-los como tarefas, "tarefas" de sua "existência". "Lamentavelmente, sou assim" – desse modo se expressava a paciente citada. E sempre acharemos que essa aceitação não questionada do modo de ser corresponde a uma concepção que poderia caracterizar-se da melhor maneira através da tese: "Assim é, e assim continuará sendo". É a tese do fatalismo neurótico, que simplesmente aceita as leis psicológicas, que admite os fatos psíquicos em sua realidade fática, que acredita cegamente na facticidade do ser humano. Mas "ser-humano" nunca significa ser fático, mas sempre ser facultativo! E isso significa, por sua vez: ser nas próprias possibilidades – ser "antecipando-se a si mesmo" (Heidegger). Esse modo de ser, que caracteriza o ser humano e que corresponde somente a ele, se denomina existência [*Existenz*]. A existência – para falar conforme Jaspers – não é simplesmente, mas é "ser decisivo": ser-aí [*Dasein*] é um ser que segue decidindo sempre o que é. Esse caráter especial e peculiar do ser humano tem que necessariamente levar em consideração uma análise como a análise existencial se quiser focar a essência do ser humano sem destruí-la ou desfigurá-la. E nisso se opõe às tendências do século XIX: ao biologismo, ao sociologismo, ao psicologismo. Este último, em particular, associou-se à psicoterapia desde o surgimento da psicanálise. Uma interpretação equivocada e uma vulgarização diletante da teoria freudiana contribuem com a tendência à hipóstase que tanto caracteriza o neurótico na medida em que o enganam escamoteando-lhe a consciência de sua liberdade e de seu poder discricionário sobre seu modo de ser[169]. "É que tenho esse ou aquele complexo; sou desse jeito e não de outro; sou assim, não consigo evitar...", assim ouvimos falar aos pacientes impressionados e influenciados por pensamentos desse tipo. Não é necessário lembrar da piada do pregador ao qual encarregaram uma oração fúnebre e, ao perguntar pelo preço, disse que havia três tipos diferentes de oração cujo preço correspondia ao bem e ao efeito gerado pela prece; o pregador, no entanto, esclarece que "ele mesmo não pode recomendar a terceira, a mais econômica, pois ela tem um leve tom humorístico"... Esse homem faz como se ele mesmo não pudesse dispor livremente sobre os diversos tipos de orações fúnebres, como se não fossem suas orações, como se não fosse ele que as profere, que as pronuncia! Mas o neurótico não age como se estivesse ligado a algo que nele é só uma disposição, como se ele em última instância não fosse livre nem fosse ele mesmo, mas estivesse subordinado a um "isso" demoníaco, do qual fosse dependente e ao qual estivesse entregue? Ele não age como se o esquema da constituição de seu caráter ou das disposições para certos complexos estivesse fixado de forma definitiva e fatídica em seu ser, de modo que, de modo inequívoco e permanente, tem de "ser assim" como é, e não "pode" ser "diferente", ou seja, não pode ser também como quer ser ou como deveria ser?[170]

Novamente se mostra aqui o lugar que corresponde ao que chamamos de valores de atitude. Dependendo de como alguém lida com o destino – e dele faz parte também o passado –, dependendo da forma com que configura, supera ou se reconcilia com o fatídico, terá a possibilidade de realizar os valores de atitude ou a terá desperdiçado.

A seguir queremos introduzir o caso de um paciente (**Caso 25**) que sofre de uma lesão do ouvido interno. Além da afecção do nervo acústico,

---

169. Na verdade, porém, não é o determinismo que nega tal liberdade. Antes, é só um pandeterminismo que é responsável pela negação da liberdade humana. Mas, para voltar a falar de Freud, ele reverencia o pandeterminismo só na teoria. Na prática, ele era cego para a liberdade humana de se modificar. No entanto, ele mesmo definiu o objetivo fixado para a psicanálise na medida em que estipula que ela quer "procurar para o eu do doente a liberdade de decidir em um sentido ou em outro" (cursivo no original) (Psychoanalyse und Libidotheorie. *Gesammelte Werke*, vol. 13, 1923, p. 280).

170. Uma leitora do Alabama escreveu-me em certa ocasião: "Sofri mais com a ideia de que deveria ter complexos do que com os complexos reais. Por nada deste mundo abriria mão das coisas horríveis que experimentei e vivi na minha infância, pois estou convencida de que delas se originaram muitas coisas positivas".

encontra-se uma debilidade do lado direito da rama bucal do nervo facial, mas nossa investigação para verificar a possibilidade de um processo do ângulo ponto-cerebelar apresenta um resultado negativo. O paciente menciona que atribui sua perda auditiva a causas psíquicas e espera que o libertemos de seu distúrbio, de cuja origem psíquica está convencido, por meios psicológicos. Explicamos-lhe que tem um entendimento equivocado da questão; no entanto, tentamos evitar sua decepção salientando que ele já sobrecompensou há muito o defeito: devido a sua correta atitude, transformou a perda auditiva em algo frutífero, de modo que configurou adequadamente seu destino, pois nunca teria lido nem se instruído tanto se sua perda auditiva não o tivesse levado a ler uma grande quantidade de livros – como ele mesmo nos contara anteriormente. Apesar disso, nosso paciente manifesta de forma comovente sua tristeza pelo fato de não poder continuar a desempenhar seu serviço como maquinista de locomotiva, como no passado. Quanto a isso, porém, temos de indicar-lhe que, no que diz respeito a sua satisfação e realização interior mediante o trabalho, o "onde" é muito menos importante do que o "como". O paciente argumenta, no entanto, que o que importa para ele é alcançar novamente "esta única coisa": ser maquinista de locomotiva. Então lembramos que isso ele já alcançou e que não lhe poderá ser tirado: já lhe foi dada essa realização profissional e agora cabe alcançar precisamente algo diferente. E em sua capacidade de adaptar de forma flexível seus objetivos ideais às condições reais terá de comprovar sua firmeza espiritual.

Aqui se mostra claramente o que já havíamos mencionado: que a pastoral médica se torna necessária somente onde se tornou impossível a psicoterapia em sentido estrito. Essa psicoterapia seria indicada no caso de distúrbio auditivo somente se o distúrbio fosse extremamente psicógeno. Mas no caso acima não é assim – apesar do entendimento equivocado de nosso paciente a respeito –, pois é uma patologia de origem orgânica. No entanto, não ficou evidente que justamente o combate desnecessário, a atitude irreconciliável frente a um certo destino exige, por sua vez, uma determinada psicoterapia? Ou seja, uma psicoterapia num sentido determinado, ampliado, justamente uma pastoral médica! O que é necessário aí é reforçar internamente o doente para que aprenda a aceitar como verdadeiro destino o que é inevitável, o que não é acessível nem no plano somático nem no psíquico, aceitar como algo frente ao qual o importante é como se assume, como se suporta, como se sofre seu sofrimento.

Sabemos do núcleo inevitável das neuroses compulsivas graves o quanto a luta desnecessária contra um mal inevitável representa uma verdadeira carga psíquica para esses doentes. Por isso, é preciso parar essa luta, essa investida contra os sintomas, que é aquilo que os amplifica a um nível insuportável. Essa luta, exagerada pela neurose, não tem que necessariamente se dirigir contra um evento ou uma condição patológica pronunciada (de modo que temos de nos dirigir terapeuticamente contra essa luta); pode tratar-se simplesmente de um traço anormal e singular do caráter, e inclusive talvez de um tipo de caráter que possa ser situado no âmbito do normal, do mero modo de ser da pessoa. Por alguma razão, a pessoa se torna em algum momento hipersensível a esse modo de ser e luta ansiosamente contra ele; com Kierkegaard, também pode-se dizer: a pessoa em questão "quer desesperadamente não ser ela mesma". Porém, quanto menos a pessoa lutar contra o inevitável em si mesma, tanto melhor e mais facilmente poderá lutar contra o que pode e deve combater em si mesma.

Um exemplo pode ilustrar essa situação (**Caso 26**). O paciente, de 26 anos, nos procura por causa de seu grande isolamento. Não encontra nenhuma forma de se relacionar com pessoas do outro sexo. Ele se queixa de que é "uma pessoa voltada para o intelecto", "totalmente desprovida de sentimentos; enfim, um solitário". E realça que seu pai também teria sido assim como ele, pelo que teria casado só aos 45 anos de idade.

Nesse caso, a psicoterapia (no sentido estrito do termo) tem de se ocupar, em primeiro lugar, com o tema da masturbação, que o paciente coloca em primeiro plano não sem a correspondente sobrevalorização hipocondríaca. Explicamos-lhe que, do ponto de vista puramente corpóreo, um ato masturbatório não pode ser considerado algo distinto de um coito, pelo que tampouco pode provocar algum dano físico, mas só pode causar uma insatisfação no plano psíquico. Esclarecemos ao paciente que sua incapacidade de se concentrar e as outras moléstias semelhantes de modo algum são efeitos psíquicos diretos da masturbação, mas podem ser atribuídos simplesmente ao fato de se ocupar frequentemente com ideias hipocondríacas.

Contudo, no caso em questão, a verdadeira tarefa da psicoterapia consiste em levar o paciente a renunciar à luta ansiosa contra seu destino caracteriológico. Por isso, recomendamos que ele aceite, por fim, que é alguém como um "solitário" ou "pessoa voltada para o intelecto". Na realidade, é claro que também ele tem sentimentos, ou, pelo menos, resquícios de sentimentos; quanto mais ele os observa – a fim de capturá-los à força –, mais eles escapam dele. Pois toda observação e intenção tendem sempre a inibir e perturbar o desenvolvimento e a evolução do que está germinando. Nesse sentido, dizemos ao doente: se ele estiver pronto para se reconciliar com o seu destino de solidão, é provável que, num período relativamente breve, encontre uma companheira. Por sua vez, vemos os diversos âmbitos de aplicação do que chamamos de intenção paradoxal, e novamente se mostra quanto é importante se opor à crença fatalista do neurótico, ou seja, a sua tendência à hipóstase, e também desfazer aquela ansiedade da sua luta cega contra algo inevitável, a partir do que realmente se desenvolve a sua neurose.

É claro que o próprio psicoterapeuta deve ter uma dose de ousadia para não recuar de certas recomendações, ainda que possam soar banais aos próprios ouvidos; pois para a pessoa comum só podemos dar indicações positivas quando não a tratamos de forma soberba e arrogante, passando discretamente ao largo de sua problemática humana, para manter a qualquer preço uma pretensa "distância clínica". O psicoterapeuta não está disponível somente para tratar de uma camada social superior, mas está à disposição, pelo menos na mesma medida, também para as pessoas simples, cujos problemas ele deve tratar numa linguagem simples e clara, tanto se surgiram mais ou menos de uma atitude fundamental neurótica como se, inversamente, levaram a uma atitude neurótica[171]. Pois também isso é possível; e na medida em que em tais crises, por assim dizer, "logógenas" o ser humano não encontrou o caminho para o sacerdote, como médicos temos de acompanhá-lo na busca por um sentido da vida.

Já foi afirmado anteriormente que o intelectual, caso esteja doente de neurose, tende a colocar seu conhecimento psicológico a serviço de suas tendências neuróticas.

O seguinte caso (**Caso 27**) deve mostrar com quanta determinação isso sucede. Trata-se de um médico que nos procura por causa de "inibições em todas as esferas vitais". Logo fica evidente que ele está dominado pela tendência de encontrar inibições por toda a parte. Logo pela manhã, a primeira coisa que faz é se perguntar o seguinte: Hoje tenho inibições ou não?

---

171. Cf. FRANKL, V.E. Psychotherapie und Weltanschauung. *Internationale Zeitschrift für Individualpsychologie*, 1925.

Em vez disso, aconselhamos que ele faça a seguinte pergunta: O que queria fazer hoje? E se, depois disso, tropeçar em inibições, que tente fazer aquilo que tinha planejado, e que o faça justamente com as inibições. Se, por exemplo, tiver a intenção de visitar a sala de leitura da Associação de Médicos para se dedicar a estudar algum tema, pode simplesmente perguntar-se: Onde está escrito (p. ex., no regulamento da Biblioteca da Associação?) que está proibido visitar a sala de leitura com inibições? O colega nos pergunta, ao final, se deve combater as inibições. Mas o que ele deve não é realmente combater as inibições; ao contrário, o que deve é ignorá-las! No *Diário de um pároco de aldeia*, de Bernanos, encontra-se a bela sentença: "Odiar-se é mais fácil do que se crê. A graça está em se esquecer". Podemos variar essa frase para dizermos o que muitos neuróticos deveriam ter sempre presente: mais importante do que se depreciar ou se estimar em demasia seria, por fim, se esquecer por completo de si, ou seja, deixar de pensar em si mesmo e em todas as circunstâncias internas e entregar-se internamente a uma tarefa concreta cuja realização é uma exigência e um direito pessoal. Não nos liberaremos de nossos problemas mediante a auto-observação ou a autocontemplação narcisista, nem fazendo nosso pensamento girar em torno de nós mesmos, mas renunciando a nós mesmos, entregando-nos e doando-nos a uma tarefa digna dessa entrega.

Psicoterapia em psicoses endógenas

Tratar da psicoterapia *em* psicoses endógenas e não *de* uma psicoterapia de psicoses endógenas é algo que, obviamente, não se dá sem um motivo. A psicoterapia das psicoses endógenas é inconcebível pelo simples fato de que as psicoses endógenas enquanto tal não são psicógenas, mas somatógenas. Não hesitamos em defender uma somatogênese fundamental das psicoses endógenas.

H.J. Weitbrecht explica: "Não deve nos confundir que ainda não se tenha esclarecido o caráter dos fatores patógenos somáticos nas psicoses endógenas. Justamente as psicoses endógenas físicas são aquelas que, na nossa opinião, mostram de forma tão inequívoca o caráter patológico orgânico de modo que uma integração das psicoses endógenas nas neuroses só pode ser considerada como um descaminho fundamentalmente equivocado, decorrente de uma tendência da época, cujas raízes são facilmente demonstráveis na história da ciência. Seria preciso ter a coragem de admitir a inexorável singularidade do orgânico, que também nós somos, que nos sustenta e destrói, e que não podemos tornar passível de análise e manipulação por uma – de certo modo, impossível – vontade de compreensão e de interpretação"[172].

É preciso levar em conta que, sempre que nos referimos em tais contextos à somatogênese fundamental das psicoses endógenas, entendemos que se trata de uma somatogênese primária, e é claro que essa somatogênese meramente primária ainda deixa suficiente margem de manobra livre para aquela patoplástica psíquica que envolve a patogênese somática e que completa assim o quadro clínico do caso concreto. A psicoterapia deve se inserir justamente nesse espaço que permanece excluído da somatogênese.

Psicoterapia em depressões endógenas

Antes de começar a tratar da psicoterapia em depressões endógenas, queremos lembrar que entre os principais critérios na avaliação diagnóstica de estados depressivos se encontra a questão de saber se o doente apresenta um conjunto de fatores genéticos nesse sentido, se já passou por fases depressivas pronunciadas, se sofre de sentimentos de angústia vagos e desprovidos de conteúdo, se são perceptíveis as típicas oscilações diárias do estado de espírito (com a característica exacerbação matinal), se há sinais de inibição psicomotora, mas, sobretudo (em casos de dúvida), se ele se autoacusa. Nesse sentido, é claro que temos que distinguir entre autoacusações e sentimentos de inferioridade meramente neuróticos.

Como buscamos demonstrar em outra ocasião[173], nas depressões endógenas se vivencia e se experimenta de maneira exagerada a tensão – tão própria do ser humano – entre ser e dever ser. O paciente coloca aquilo que o seu ser deve ao seu dever ser sob a lupa de sua depressão endógena, que o amplifica e distorce. A distância entre o ser e o dever ser é vivida e experimentada como se fosse um abismo. No entanto, em si a tensão entre o ser e o dever ser – a tensão existencial, como também a designamos –, ou seja, a distância entre o ser e o dever ser é inelutável e indispensável: enquanto o ser humano tiver consciência, seu ser continuará devendo algo para o seu dever ser. De maneira alguma se trata de que essa tensão existencial exagerada, essa distância frente ao dever ser aprofundada até o abismo

---

172. Endogene phasische Psychosen. *Fschr. Neur.*, 29, 1961, p. 129-144.

173. FRANKL, V.E. *Ärztliche Seelsorge*. Viena, 1946.

gerou a depressão endógena (no sentido de uma patogênese); ao contrário, é a depressão endógena que deixa aparecer o abismo (no sentido de uma patognomia). Não é a tensão existencial que deixa o ser humano doente, mas é a doença, a depressão endógena, que faz com que o doente perceba essa tensão de maneira amplificada e distorcida.

A depressão endógena talvez possa ser caracterizada da forma mais certeira como "baixa organísmica" [*organismische Baisse*][174]. Mas também pode ser aceitável falar de uma maré baixa de "biotono" (Ewald). O que acontece quando a maré baixa deixa visível um recife? Apesar disso, é claro que ninguém ousará afirmar que o recife é a causa da maré baixa; ao contrário: é a maré baixa que o põe a descoberto. No entanto, é diferente no caso do abismo entre ser e dever ser? Não é assim que também ele só se torna visível, só é posto a descoberto pela depressão endógena, pela maré baixa vital? Ou seja, do mesmo modo que a maré baixa não é causada por um recife que emerge, tampouco uma psicose é causada pelos traumas, complexos e conflitos psíquicos, imputados e frequentemente citados do ponto de vista patógeno.

Ora, uma baixa vital não gera por si só nem mais nem menos do que um sentimento de vaga insuficiência; mas que a pessoa afetada por essa doença se esconda como um animal ferido e viva sua insuficiência como culpa, frente a sua consciência ou frente a seu Deus – tudo isso já há muito não depende mais no *morbus* da depressão endógena, mas, ao contrário, é a contribuição da pessoa para a doença; corresponde e surge de um enfrentamento entre o humano no doente e o patológico no ser humano. Vai muito além da mera baixa vital, de uma psicossomatose; lidamos aqui com um ingrediente da pessoa, algo pessoal e, como tal, algo transmórbido.

Da somatogênese fundamental, ainda que somente primária, dos estados depressivos endógenos se deduz que sua psicoterapia não pode ter um caráter causal. Assim como a psicoterapia nas depressões endógenas não tem a pretensão e a perspectiva de ser uma terapia causal, também nós temos todos os motivos para conduzir uma terapia ativa, ainda que não causal. Nesse sentido, porém, recomenda-se realizar uma terapia somatopsíquica de modo simultâneo.

Levando em consideração a somatogênese primária das depressões endógenas, compreende-se por si só que uma psicoterapia só é indicada em

---

174. Ibid.

casos de grau leve. Com isso não se afirma que a psicoterapia tenha que se restringir ao tratamento ambulatorial. Em uma palavra, não se deve entender como mutuamente excludentes, por um lado, a indicação de uma psicoterapia e, por outro lado, a indicação de hospitalização. As indicações são as seguintes: a) Indicação de hospitalização para tratamento e b) indicação de hospitalização por causa da própria enfermidade.

a) Tanto o tratamento clássico com eletrochoque como os métodos medicamentosos – estes, quando administrados em doses elevadas – necessitam em geral de internação, se tratados *lege artis*. É conhecido que também em todos esses casos não se deveria deixar de experimentar uma psicoterapia paralela.

b) No que se refere à própria enfermidade, dois motivos que nos levam a considerar uma internação: 1) Porque justamente os estados depressivos endógenos vão acompanhados de uma tendência muito típica à autoacusação e 2) Porque eles provocam uma tendência não menos característica ao suicídio.

(Ad 1.) O sentido da hospitalização nesses casos está em que, dessa maneira, se afasta o paciente de um meio que traz consigo uma cadeia de obrigações, seja de natureza familiar ou profissional. Trata-se aqui de obrigações que geram uma incessante confrontação com o que chamamos de tríade do fracasso; são, na verdade, três insuficiências sob as quais o paciente sofre demasiadamente: sua incapacidade de trabalhar, sua incapacidade de desfrutar e, no caso da chamada *melancholia anaesthetica*: sua incapacidade de sofrer. Sua incapacidade de trabalhar se converte em conteúdo e objeto de acusações que ele faz a si mesmo, mas que ele também escuta por parte de seu entorno, o que nada mais é que água no moinho de suas autoacusações. Semelhantes são as repreensões no sentido de que o paciente deve se controlar um pouco mais. Tais repreensões podem produzir um efeito paradoxal indesejado quando o paciente interpreta uma tentativa fracassada como uma insuficiência pessoal e aumenta sua carga de culpa subjetiva. O mesmo se aplica também para a recomendação conservadora de se distrair, que nos afasta não a incapacidade de trabalhar, mas a de desfrutar.

(Ad 2.) No que diz respeito ao risco a que está exposto o paciente pela tendência ao suicídio, é indicada não só uma hospitalização, mas especialmente uma internação. No caso de graves depressões endógenas, em especial no rapto de angústia, o perigo de suicídio é especialmente elevado porque as capacidades intelectuais não estão afetadas na depressão endógena; ao contrário, elas podem ser refinadas a ponto de o doente tentar o suicídio inclusive quando submetido a uma vigilância adequada.

É conhecido que justamente no processo de melhora de uma depressão endógena, no momento em que diminui a inibição psicomotora, aumenta o risco de suicídio. Isso, em geral, fala contra uma alta médica prematura. Soma-se a isso ainda que os pacientes com depressão endógena, como se sabe, têm uma marcada tendência à dissimulação. Para julgar se o grau de risco de suicídio torna aconselhável ou oportuna a alta do paciente ou, pelo contrário, sua internação num regime fechado, eu mesmo desenvolvi um método-padrão que repetidamente tem demonstrado sua eficácia. Esse método nos coloca em condições de fazer o diagnóstico do risco de suicídio, quanto a sua existência ou persistência, e diagnosticar a dissimulação da tendência de suicídio enquanto tal. Em primeiro lugar, perguntamos ao doente se ele (ainda) alimenta intenções suicidas: em todo caso – tanto se falar a verdade como se simplesmente dissimular intenções suicidas reais –, ele dará uma resposta negativa a nossa primeira pergunta; em seguida, colocaremos para ele uma segunda pergunta, ainda que pareça brutal: por que ele não quer (mais) tirar a própria vida. E agora. Em geral, aquele que realmente não tem intenções suicidas apresenta logo uma série de razões e contra-argumentos, todos eles contrários a que ele tire a vida: que ele considera sua doença como curável, que leva sua família em consideração ou que tem que pensar em suas obrigações profissionais, que é muito ligado à religião etc.; ao passo que aquele que apenas dissimulou suas intenções suicidas se verá desmascarado diante da nossa segunda pergunta, posto que ficará devendo uma resposta a nossa pergunta, ao passo que reagirá com um característico constrangimento pelo simples fato de que, realmente, não conta com argumentos contrários ao suicídio, de que não é capaz de apresentar um motivo para (supostamente) rechaçar uma tentativa de suicídio no futuro. No caso de se tratar de um paciente já internado, ele começará, tipicamente, a pressionar e a insistir para receber a alta, e a afirmar que não tem qualquer intenção suicida que a impeça. Aqui deve-se observar que, em nosso exame, trata-se de detectar se há intenções de suicídio (dissimuladas ou manifestas), e não meros pensamentos suicidas; pois, ao contrário dos pensamentos suicidas, as intenções suicidas já implicam também a posição do paciente em relação aos pensamentos suicidas. Os pensamentos por si só, prévios a qualquer posicionamento em relação a eles, são na realidade irrelevantes: o que nos interessa é a resposta à nossa pergunta a respeito das consequências que o paciente tira dos seus pensamentos suicidas: se se identifica com eles ou se, ao contrário, se distancia deles.

Que esse distanciamento – como modo e possibilidade de uma posição pessoal frente ao evento patológico organísmico – é possível pelo menos no sentido de um *facultativum* e que, além disso, pode se converter num fato ao permitir que se atualize terapeuticamente, é um dado empírico clínico que, infelizmente, corre um grande risco de cair no esquecimento. Nós mesmos tentamos impedir a conversão dos pensamentos suicidas em intenções suicidas contrapondo as duas tendências que mencionamos relacionadas às depressões endógenas: a tendência a fazer autoacusações e a tendência ao suicídio. Nos casos em que se faz necessário, permitimos que em nossa conversa com os doentes se fale do risco que corremos se os tratarmos meramente de forma ambulatorial, e lhes descrevemos o grande peso de consciência que assumiriam sobre si caso se deixassem levar por uma tentativa de suicídio: descrevemo-lhes como o médico que trata dos enfermos ou as enfermeiras de serviço seriam, por exemplo, "levados à justiça" etc. – e, com isso, já teríamos entrado no âmbito da psicoterapia das depressões endógenas propriamente dita.

Como havíamos dito, nosso procedimento não pretende de modo algum ser uma terapia causal; entretanto, isso não quer dizer que não se trata de uma terapia específica e com objetivos definidos. E ela pode ser específica e com objetivos na medida em que se dirige à pessoa espiritual do paciente. De fato, a psicoterapia em depressões endógenas tem que ter seu foco na tomada de posição pessoal do doente diante da sua patologia organísmica; pois não se trata de influenciar psicoterapeuticamente a doença em si e enquanto tal, mas onde temos de nos concentrar é na postura do doente em relação a sua doença, isto é, em uma mudança de sua postura – em uma palavra: em uma mudança da atitude do doente.

Na realidade, essa mudança de atitude não é outra coisa que uma profilaxia, a profilaxia de uma depressão secundária, posterior, adicional, que se sobrepõe à depressão primária, inicial, originária. De fato, vemos seguidamente que os doentes não estariam tão desesperados, ou seja, não teriam que sofrer tanto por motivos endógenos, se não estivessem (psicogenamente) deprimidos por causa da depressão (endógena).

Conhecemos casos em que os doentes choram por ser tão chorões, não no sentido de um nexo causal, ou seja, no sentido de causa e efeito, mas essencialmente no sentido de fundamento e consequência. Essas pessoas – como, de resto, em casos isolados de choro compulsivo ou de incontinência emocional em *arteriosclerosis cerebri* – percebem sua propensão para o choro, mas estão tão chocadas com ele que, em vez de tomar conhecimento e aceitar esse fato, reagem com mais choro (agora psicógeno). Ao passo que o choro primário corresponde a um evento necessário, orgânico, o choro secundário surge de uma tristeza desnecessária.

Tratemos agora da questão propriamente psicoterapêutica: Em primeira linha, é preciso estar atento para que – como sucede facilmente nesses casos – a psicoterapia que se tenta realizar não se torne um fator iatrógeno. Como paradigma e exemplo dessa ação podem mencionar-se os comentários acerca da melancolia, ou seja, – entenda-se bem! – da depressão endógena, não psicógena, mas somatógena, como uma doença que se baseia literalmente na culpa existencial. Uma coisa é levar a sério o doente, a outra é interpretar a doença em sentido literal: Que o paciente com depressão endógena se sinta existencialmente culpado é algo patognomônico, mas não patógeno; é algo que faz parte da sintomatologia da depressão endógena, mas não da sua etiologia – sim, mais do que isso: se o médico vai adiante e, para além de estabelecer uma patogênese da culpa existencial, propõe-se a culpar existencialmente o doente depressivo endógeno lembrando-lhe a suposta causa de sua enfermidade, isso significa água no moinho da tendência patológica para as mais absurdas autoacusações, típicas nos casos de enfermidade depressivo-endógena. Atenhamo-nos à seguinte analogia: Quando se me instila um midiátrico e, como consequência, a luz do dia me cega, então a midríase não foi provocada pela luz do dia; se por causa de uma paresia do nervo facial se produziu uma hiperacusia e o ruído da rua me incomoda, a hiperacusia não foi provocada pelo ruído da rua. Não é diferente no caso da culpa existencial, que pode se manifestar de forma mais nítida em consequência de uma doença depressivo-endógena, mas que é inerente a toda existência enquanto tal: a culpa existencial não é a causa da doença depressivo-endógena; mas a nitidez de sua manifestação, o absurdo das autoacusações, o volume da voz da consciência: tudo isso são efeitos, ou seja, os efeitos de uma "hiperacusia da consciência".

Também é completamente equivocado qualquer apelo para que o cliente se controle. Os argumentos e apelos à razão e à sensatez não funcionam nos casos graves de depressão endógena. Não conseguimos nada com contra-argumentos: eles não levantam o ânimo de nossos enfermos, pelo simples fato de que toda a enfermidade do estado de ânimo não tem qualquer razão, não no sentido de motivos; pois a depressão endógena inicia onde acabam todas as razões, quando não há mais qualquer motivo externo ou interno que poderia fazer compreensível a tristeza do paciente que sofre de depressão endógena. É claro que fatores de ordem psíquica podem desencadear a fase depressivo-endógena, mas um motivo desencadeante ainda não é uma causa real.

Tentar realizar uma terapia de acordo com o modelo da psicologia individual é contraindicado porque a possível insinuação – segundo a interpretação da escola da melancolia – de que o paciente pretende tiranizar os familiares com sua depressão pode facilmente provocar uma tentativa de suicídio. Algo semelhante acontece com um erro psicoterapêutico análogo em outro conjunto de enfermidades psicóticas, na esquizofrenia, em que, se diagnosticada erroneamente como neurose e tratada como hipnose, podem provocar floridos delírios de influência e de hipnose. A direção para a qual tem que se mover uma psicoterapia com objetivos definidos de depressões endógenas é, antes, a seguinte:

Temos de levar o paciente a que ele não tente "se controlar", mas, pelo contrário, que ele suporte com serenidade a depressão, que ele a aceite como endógena; numa palavra, que a objetive e, desse modo, se distancie dela, na medida do possível, e isso é possível nos casos de gravidade leve a média. O fato de que, *ceteris paribus*, uma pessoa se distancia de sua depressão endógena ao passo que a outra se deixa cair nela não depende da depressão endógena, mas da pessoa espiritual; pois desde o princípio a pessoa já estava em ação; desde sempre estava em jogo participando da configuração do fenômeno patológico, pois esse fenômeno sucede a um ser humano: um animal teria se deixado cair na afetividade patológica – um animal teria se deixado levar pela impulsividade patológica; somente o ser humano pode – e deve! – enfrentar tudo isso.

Entre outras coisas temos de indicar ao enfermo, de maneira insistente e enfática, que ele está realmente doente. Com isso, também já fazemos frente a sua tendência à autoacusação na medida em que ele tende naturalmente a compreender que seu estado não é patológico, mas "meramente histérico" ou a afirmar, condenando-se moralmente, que ele "simplesmente se deixa levar". E agora pedimos ao doente antes de tudo que nem ele (nem, é claro, seu entorno) se exija nada: como verdadeiro enfermo, ele deve ser dispensado de todas as obrigações; e, para dar ênfase a essa ideia, recomenda-se, eventualmente, já a partir dessa indicação, passar o paciente para um ambiente hospitalar (ainda que em regime aberto), pois essa será a melhor forma de demonstrar que o consideramos realmente doente. Assim, retomamos que ele não é um doente mental em sentido estrito, mas um doente do estado de ânimo – com o que já enfraquecemos eventuais temores psicotofóbicos. Acrescentamos que seu distúrbio de ânimo constitui uma exceção, de modo que nos permite fazer um prognóstico excepcionalmente favorável. Esclarecemos que nem sequer em uma doença tão banal como uma simples angina podemos prever com total segurança que será curada com certeza absoluta sem quaisquer complicações ou sequelas (afinal de contas, seria possível que o paciente ficasse, p. ex., com uma poliartrite ou uma endocardite em decorrência da angina). Por outro lado, a sua doença, assim lhe dizemos, é a única em que podemos prever com absoluta certeza uma cura inclusive espontânea! E tampouco ele representará o primeiro caso da medicina a romper essa constante. Essa é a verdade e não depende de nós que "por acaso" seja reconfortante para ele. Cuidamos de dizer literalmente ao paciente: Podemos lhe assegurar que sairá de sua doença, pelo menos da fase atual, inteiramente como a pessoa que era quando estava saudável. Até o dia da cura, o tratamento não faz mais do que mitigar seu estado, suavizar e aliviar seus sintomas particularmente aflitivos. De resto, a fase em questão se atenuará e curará e – enfatizamos isso expressamente – fundamentalmente também sem tratamento, ou seja, por si só; pois não somos nós que o curamos, mas ele ficará curado completamente por si só – e ficará pelo menos tão saudável como já era anteriormente: nem melhor nem pior. (Com a observação de que o doente sairá da doença o mesmo que ele era, ou seja, não "melhor" do que estava, tentamos demonstrar-lhe a seriedade do nosso prognóstico.) E agora é preciso lembrar ao paciente que já lhe havíamos dito "sem rodeios" que apareceriam alguns outros sintomas (recomenda-se, por isso, já durante o exame, depois de assegurado o diagnóstico com base nos primeiros sintomas, dizer-lhe sem rodeios os demais sintomas).

Por fim, não deixaremos de insistir que, apesar de seu ceticismo – tão sintomático –, ele ficará curado de qualquer forma, ainda que não acredite e nada faça a respeito. Pois, de antemão, o próprio paciente melancólico não acreditará, não poderá acreditar em nosso prognóstico tão favorável, pois entre os sintomas da depressão endógena está esse ceticismo e seu pessimismo: ainda que não se considere realmente doente, mas, de acordo com suas autoacusações patológicas, unicamente rejeitado, ou até mesmo doente, mas doente incurável, por fim, ele irá se agarrar às palavras do seu médico e à esperança que anunciam. Nós, porém, temos de nos esforçar para psicoterapeuticamente ir além do intenso sentimento patológico que acompanha uma depressão endógena e criar o maior grau possível de compreensão da doença. Sabemos que o depressivo endógeno não é capaz de reconhecer valores ou sentido nem em si mesmo nem nos outros, no mundo. Tanto mais precisamos salientar repetidas vezes que sua cegueira para os valores, sua incapacidade de encontrar um valor em si mesmo e um sentido na vida, faz parte do distúrbio do ânimo; ainda mais: o fato de que tenha dúvidas somente comprova que sofre uma depressão endógena e que se justifica o prognóstico favorável.

O paciente tem de ser encorajado a deixar de emitir juízos sobre valor e falta de valor, sentido ou falta de sentido de sua existência, a partir de sua tristeza, de seu temor e de sua náusea vital, pois tais juízos são sempre ditados por sua vivência emocional patológica, visto que os pensamentos (catatímicos) dela provenientes de modo algum podem ser corretos. Por isso, o paciente não deve nem começar a cismar nem se entregar a suas cismas; ao contrário, deve tentar suspendê-las o máximo possível. É certo que, em todos os seus juízos de valor, ele será arrastado pela corrente de sua perturbação emocional, mas ele deve pelo menos manter a "cabeça" fora da corrente – ou seja: por mais que sua vivência emocional esteja afetada pela doença, tanto mais ele precisa se agarrar ao que os médicos têm para lhe dizer quanto ao diagnóstico e ao prognóstico. E o que temos para lhe dizer é em primeira linha: que em seu estado atual não deve pretender ver o mundo de outra maneira que em cinza, como através de lentes escuras; repetidas vezes temos de lhe dizer que todo seu ceticismo, sua dúvida na correção de nosso diagnóstico e de nosso prognóstico favorável, são um sintoma de sua enfermidade. Justamente sua desconfiança – doentia –, seu ceticismo também em relação a si mesmo, sua falta de confiança em si mesmo e em seu futuro somente confirmam nosso diagnóstico e nosso prognóstico.

Ao mesmo tempo, temos de dizer repetidamente ao paciente que ele está doente e em que sentido está doente; para além de todas as tentativas de ampliar psicoterapeuticamente o sentimento patognomônico da doença na perspectiva de compreendê-la de maneira autêntica, isso tem o verdadeiro sentido de despertar e manter desperta a consciência de como ele está livre e dispensado de todas as obrigações. Por esse motivo, também nos casos de depressão endógena leve defendemos usualmente limitar, o labor profissional à meia-jornada, mas sem interrompê-lo: essa medida se justifica, pois, como se revela repetidamente, a atividade profissional representa, muitas vezes, a única possibilidade de distrair o paciente de suas cismas. Por isso, sugerimos, por motivos evidentes, um labor pela tarde e recomendamos ao paciente que, pela manhã, não só não se envolva em nenhuma atividade regular, mas que, se possível, permaneça na cama. No que se refere à remissão espontânea pela tarde e à exacerbação da excitação ansiosa pela manhã, tão característicos casos de depressão endógena, o paciente reagirá a qualquer trabalho matutino com sentimentos de insuficiência ainda mais profundos, ao passo que, pela tarde, tenderá a ver no labor o que ele deve ser: uma "tarefa laboriosa" para distrair que, pelo menos em caso de êxito, é útil para mitigar seus sentimentos de insuficiência profissional.

Temos que exigir duas coisas do paciente: confiança no médico e paciência consigo mesmo. Confiança – ou seja: confiança no prognóstico totalmente favorável que o médico pode fazer: temos de explicar-lhe que precisa ter em mente que provavelmente é o único caso que ele conhece, enquanto nós, médicos, conhecemos e temos podido acompanhar o curso de milhares e milhares de casos desse tipo. Em quem ele deve acreditar? Em si mesmo – perguntamos-lhe – ou no especialista? E na medida em que ele, baseando-se em nosso diagnóstico e prognóstico, tem esperança, nós, especialistas, podemos nos permitir não só ter esperança, mas estar convictos de que nosso prognóstico tão favorável estava correto. Paciência – ou seja: paciência justamente em relação ao prognóstico favorável de sua doença, enquanto espera a cura espontânea e aguarda a passagem da nuvem que obscurece o horizonte dos seus valores, para que consiga voltar a ver os valores e a plenitude de sentido do ser. E é desse modo que ele, por fim, estará em condições de deixar passar sua depressão endógena como uma nuvem que, embora possa obscurecer o sol, não pode fazer esquecer que, apesar de tudo, o sol existe: do mesmo modo, o paciente depressivo-endógeno tem de se agarrar ao fato de que seu distúrbio de ânimo está em condições de obscurecer o sentido e os valores da existência, de modo que não encontre no mundo nem em si mesmo algo que ainda possa tornar sua vida digna de ser vivida, mas que também essa sua cegueira em relação aos valores passará e ele poderá experimentar um reflexo do que Richard Dehmel expressou com estas belas palavras: "Veja: com a dor do tempo joga a felicidade eterna". Somos conscientes, para expressá-lo sem rodeios, da banalidade que caracteriza a maioria dos conselhos e indicações que damos aos nossos pacientes depressivo-endógenos para guiá-los em seu caminho, e, apesar de tudo, somos conscientes também de uma coisa: aquele que não tem a coragem de dizer essas banalidades privará a si e a seus pacientes do êxito. Será que tudo isso significa que podemos curar pelo menos um único caso de depressão endógena por esse método psicoterapêutico? De modo algum. Já ao definirmos nossos objetivos somos mais modestos: nos contentamos em propiciar alívio para a sorte de nossos pacientes, e tampouco de forma duradoura, mas – dependendo da gravidade da doença – por algumas horas ou dias, pois se trata, em última análise, de conduzir o doente através da fase da depressão endógena mediante uma psicoterapia "de apoio" durante a duração da doença.

Em síntese, trata-se nessa psicoterapia de um dos tratamentos psíquicos mais gratificantes da prática de um psiquiatra – e esses pacientes são os mais agradecidos que encontramos nesse tipo de prática.

No seguinte caso (**Caso 28**) podemos reconhecer a importância do que temos denominado de "derreflexão". A paciente, de 43 anos, havia estado há muitos anos em tratamento neurológico hospitalar porque sofria de "distúrbios estomacais". (Como ainda se demonstrará, temos todos os motivos para interpretar essa neurose estomacal como o que muitas vezes realmente é: uma fase depressivo-endógena oculta que acompanha o quadro de uma neurose orgânica.) A mãe havia sofrido de estados depressivos. Ela mesma sempre apresentava tendências depressivas, especialmente no período pré-menstrual. (Nesse ponto queremos chamar a atenção para o fato de que as distimias que se manifestam apenas no período pré-menstrual podem ser atribuídas a uma acidose e, de modo correspondente, reagem de forma surpreendentemente favorável aos antiácidos, inclusive segundo nossas próprias experiências. Como se sabe, um medicamento composto especificamente para esse fim é o "Antacid" de Helfenberg.) Durante a atual fase depressiva a menstruação foi descontínua, como corresponde ao caráter endógeno da depressão. O que mais a faz sofrer é o medo do trabalho: ela teme constantemente cometer erros. Ainda que consideremos que a depressão seja endógena no seu conjunto, aqui é importante desativar a reação psicógena a ela, procedendo psicoterapeuticamente como no caso de uma neurose. Nesse sentido, perguntamos à paciente o que aconteceria se ela cometesse erros no trabalho. E ela respondeu: "Então trabalho cada vez pior". Portanto, em vez de confiar que, com exercícios graduais espontâneos, os erros se tornem cada vez mais esporádicos, a paciente comete o erro secundário, desnecessário de hipostasiar seu cometimento de erros e lutar tanto contra ele que, por fim, afeta realmente sua capacidade de concentração. Essa luta não é só frustrante, mas, além disso, seguida de um efeito paradoxal: ele fixa aquilo que combate de forma tão forçada. Em consequência, recorremos também aqui ao meio da "intenção paradoxal": temos de explicar para a paciente que sempre é melhor cometer eventuais erros do que ter medo, pois cometer erros é algo que, cedo ou tarde, se supera por si mesmo, ao passo que o medo somente aumenta o problema. Aliás, um fato análogo permite que o paciente estabeleça espontaneamente um paralelo: com ela "acontece o mesmo ao chorar: não consigo parar e, quanto mais quero parar, tanto mais piora a situação". Agora o paciente tenta hipostasiar o componente neurótico adicional de sua depressão – justamente como fazem os neuróticos: "Será que talvez eu seja assim? Será que minha infância é culpada de que viva com medo? Será que tudo é resultado de um orgulho ferido? Não poderia uma psicanálise fazer um milagre? Ou será que na minha idade não há mais nenhuma perspectiva de melhora?" Pode ser que, em alguns casos, essas perguntas se encontrem também na base da própria insegurança da depressão endógena, mas, em geral, trata-se aqui apenas de um comportamento neurótico frente a uma fase depressivo-endógena; e, consequentemente, nessa situação a principal tarefa da psicoterapia é combater o fatalismo neurótico. Novamente, porém, vemos a importância de separar os aspectos endógenos e psicógenos, bem como de adequar a psicoterapia para levar em consideração, por um lado, o fenômeno patológico em seu caráter de fatalidade e, por outro lado, a liberdade do paciente para se posicionar adequadamente frente a esse fenômeno.

Os erros que o médico pode cometer durante o tratamento psiquiátrico de depressões endógenas quando ignora as recomendações logoterapêuticas ficam evidentes no seguinte relato que devemos a um de nossos estudantes da Califórnia: "Há três anos, comecei a sofrer de uma profunda e inexplicável depressão. Tive até que ser internado e tratado com medicamentos. Depois de receber alta, fui a um terapeuta adleriano e, durante três meses, segui um tratamento segundo a psicologia individual. Minha depressão foi atribuída a um sentimento de inferioridade e relacionada com o desejo de dispor de um álibi que me eximisse por ter seguido muito pouco o exemplo de meu pai. Essa interpretação era bem interessante, mas não me ajudou. Eu tinha um sentimento de vazio, a vida parecia cerecer de sentido, e de manhã mal conseguia ter disposição para sair da cama. Mais tarde, de repente, tudo estava bem de novo. Diplomei-me conselheiro matrimonial e procurei um terapeuta gestáltico para receber tratamento. Eu queria descobrir por que havia ficado doente. O terapeuta, adepto de Perls, orientou-me a liberar meus sentimentos – de raiva, culpa e vergonha –, e, como cabe a uma terapia gestáltica, chorei tanto quanto possível. Porém, de nada adiantou. Ao contrário. Com o tempo voltei a ficar nervoso. Novamente precisei ser internado, e caí nas mãos de um adepto da terapia bioenergética. Ele me disse que eu ainda não havia expressado suficientemente meus sentimentos, e que eles continuavam represados no meu interior. Atendendo seu pedido, comecei a esmurrar almofadas e a gritar tanto quanto possível. O tratamento durou quatro meses. Mas o nervosismo ficou cada vez mais intenso. Comecei a sofrer um temor terrível, e uma espécie de despersonalização se apoderou de mim. O psiquiatra que me tratava disse então que eu havia expressado suficientemente os meus sentimentos. Chegou a hora de procurar um trabalho e de assumir uma obrigação. Nessa ocasião, porém, eu estava destroçado. Não conseguia dormir nem comer. Sofria tormentos indescritíveis. Os familiares exigiam que me controlasse. Por mais que tentasse, simplesmente não conseguia. Com isso meu sentimento de culpa se intensificou. Quase cometi suicídio. No meu desespero, procurei outro psiquiatra. E ele considerou inapropriado me confrontar com uma exigência, pois meu estado não dependia da força de vontade que podia ou não reunir. Receitou-me também certos medicamentos, e, depois de alguns dias, me senti melhor. A melhora perdura, e cheguei a trabalhar em parte na universidade e em parte no meu trabalho, até 20 horas na semana.

Quando me inscrevi em suas conferências, ainda não sabia o que me esperava. Mas quando começou a contar histórias de pacientes de depressões endógenas, ficou claro o que se fez de errado no meu caso. No seu livro, você diz que o paciente, quando deprimido, tem de abster-se de emitir juízos sobre o valor ou a falta de valor e sobre o sentido ou a falta de sentido de sua vida. Pressionaram-me a emitir esses juízos. Em seu livro, você diz que ao paciente que sofre de uma depressão endógena deve ser explicado que essas depressões sempre (de novo) passam. Ninguém me disse algo parecido. Ao contrário. Insistiu-se repetidamente que não melhoraria se não expressasse meus sentimentos ou não me obrigasse a procurar um trabalho regular. Você diz que o paciente não deveria lutar contra sua depressão. Também nesse ponto exigiu-se de mim o contrário. E o que aconteceu? Como você diz: censurei-me ainda mais por causa de minha fraqueza. Você diz que, nas depressões endógenas, o médico não deve apelar para a força de vontade ou para o sentido de responsabilidade do paciente. Censurou-se-me constantemente minha fraqueza de vontade e minha falta de sentido de responsabilidade. Você alerta contra a hiper-reflexão. Para mim disseram que tenho que me observar ininterruptamente e estar atento a todos os meus sentidos e aspirações. (I experienced a consciousness that was pure hell.)

Estou convencido de que meus médicos e conselheiros pensaram apenas no meu interesse. Posso entender que meus familiares e amigos não sabem como tratar de depressões endógenas. Mais difícil de entender é que os psicólogos e até os psiquiatras que me trataram não soubessem disso. Só o último psiquiatra que me tratou procedeu da mesma forma que você teria procedido, e ele nem sequer era um logoterapeuta.

Não desejo a ninguém ter de passar por depressões endógenas. Mas para mim fez sentido. Pois espero, cedo ou tarde, ter a oportunidade de ajudar outra pessoa que passa pela mesma situação a compreender que pode transformar esse seu sofrimento em um desempenho máximo (that the endurance of his predicament is the ultimate achievement)".

Para concluir essa seção, temos de falar também dos fatores de risco do equivalente contrário das depressões endógenas, ou seja, nas suas fases maníacas. A esse respeito deve-se sublinhar que, nesses casos, doentes jovens são particularmente ameaçados por dois riscos: pelo contágio de uma sífilis e – no caso das moças – pela gravidez. Devido a essa dupla fonte de riscos, nos casos de mania grave relutaremos menos em indicar uma internação do que nos casos de depressão endógena; e menos ainda porque com a internação se supõe um choque muito menor no paciente maníaco do que no depressivo-endógeno.

Psicoterapia em psicoses do grupo das esquizofrenias

O diagnóstico ou diagnóstico diferencial dos quadros psicóticos pertencentes ao grupo das esquizofrenias é, em geral, mais difícil do que a detecção e delimitação dos casos de patologia maníaco-depressiva. Por esse motivo temos que iniciar nos ocupando brevemente com a técnica do diagnóstico psiquiátrico e, em primeiro lugar, com a técnica dos exames psiquiátricos. Sem dúvida: o médico não pode aplicar na prática a técnica de exame e de exploração de doentes psicóticos que ele aprendeu durante o Curso de Medicina. Como se sabe, por exemplo, segundo o esquema proposto, a primeira pergunta se dirige a investigar a orientação do paciente – "Você sabe onde está? Que dia é hoje?"; é dessa forma casual que se inicia o exame costumeiro. Só que se esquece que na maioria das psicoses essas perguntas certamente são supérfluas, pois, em geral, são oportunas quase exclusivamente nos estados de demência e, talvez, particularmente, nos casos de demência senil ou presbiofrenia. No entanto, se formularmos essa pergunta, por exemplo, a um paciente com esquizofrenia incipiente, já teremos perdido sua confiança e desperdiçado a oportunidade de chegar a conclusões diagnósticas com ajuda de outras perguntas e respostas, pois o doente pensará e até nos dirá o seguinte: "Será que você me toma por tolo?"

Igualmente equivocado seria perguntar diretamente a um paciente se ele se sente perseguido – a reação seria: "então também você acha que sofro de mania de perseguição?" –, ou simplesmente perguntar se o paciente ouve vozes. Ao contrário, recomenda-se perguntar, por exemplo: O que dizem as vozes? (A não ser que possamos tirar nossas conclusões da mera observação do gestual e da atitude de escuta do paciente.) Perguntas desse tipo, que desarmam a resistência do paciente e a sua vontade de dissimular, são recomendáveis também em outros contextos, como, por exemplo, quando perguntamos diretamente para a pessoa que sofre de debilidade mental: Quantas vezes você repetiu de ano na escola?

Se o paciente responder as nossas perguntas, aí mesmo temos de deixar tempo para que ele continue a falar, ou seja, para que espontaneamente nos dê informações que vão além das perguntas colocadas. Podemos incentivar os pacientes psicóticos a fazê-lo se, quando fazem uma pausa e se detêm na explicação de suas manifestações espontâneas, simplesmente esperando em silêncio, perguntamos de vez em quando: "e?"

A exploração pode acabar de forma especialmente lamentável para o médico se, como acontece muitas vezes, considera oportuno realizar provas de inteligência que são de todo inúteis. Somente o leigo continua a acreditar que a realização dessas provas antiquadas de inteligência, que certamente se encontram ainda hoje na literatura humorístico-ficcional, naturalmente em tom satírico, fazem parte das ferramentas essenciais da técnica de exame psiquiátrico. Não tenho dúvida em afirmar que a forma que se realiza uma prova de inteligência permite tirar menos conclusões sobre a inteligência do examinado do que sobre a inteligência do respectivo examinador. Dentre as perguntas usuais de entendimento e de diferenciação somente podemos utilizar algumas perguntas selecionadas; as demais, e sobretudo as que habitualmente se colocam para determinar a abrangência dos conhecimentos e a formação escolar, devem ser rejeitadas. É claro que se, ao perguntarmos sobre a diferença entre uma criança e um anão, recebemos a resposta (como já nos ocorreu em certa ocasião): "Uma criança é simplesmente uma criança, e um anãozinho, por Deus, um anãozinho trabalha em uma mina", dificilmente teremos ainda alguma dúvida sobre a demência de semelhante resposta.

Muitos pacientes revelam sua demência ou sua deficiência mental já antes de realizarmos uma prova expressa de inteligência. Nesse momento, seria oportuno citar, em especial, o comportamento de alguns pacientes que sofrem de demência paralítica – que nos recorda tanto a figura humorística do "Conde Bobby". Mencionamos, como exemplo, somente um episódio: Um dia a enfermeira chamou um paciente com demência paralítica para ser examinado pelo médico residente; ele andava descalço, mas nas mãos carregava as pantufas. Então o médico lhe perguntou por que não usava as pantufas, mas as levava nas mãos; e o doente respondeu, francamente: "...mas elas não são pesadas". Ou outra reação típica, tão característica da demência paralítica, que torna dispensável qualquer prova de inteligência: Uma pessoa com demência paralítica, segundo o parecer do médico oficial, jogou grande parte de seu dinheiro num cesto de lixo; perguntado por que fez isso, ele respondeu (preste-se atenção à sequência, ou seja, a sua escala de valores!): "É que não necessito de dinheiro, eu já tenho tudo:

uma mesa, uma poltrona, um cão e uma mulher". Também é desnecessário realizar provas minuciosas para medir sua capacidade de memorização. Se já pedimos que ele fizesse, por exemplo, cálculos mentais, somente é preciso perguntar-lhe pela primeira tarefa de cálculo, e veremos imediatamente como está sua capacidade de memorização. Se uma vez for preciso, por exemplo, indicar uma data para testar a capacidade de memorizá-la, recomendamos de antemão que seja a data de nascimento de quem realiza o exame; já aconteceu que o próprio médico, sobrecarregado de trabalho, havia se esquecido da data escolhida ao acaso – ao contrário do doente.

Também nos casos de enfraquecimento intelectual que não correspondem a uma demência, mas a uma debilidade, já a forma com que se expõem os conteúdos da anamnese pode, às vezes, nos dar uma indicação. Por exemplo, a manifestação diante da pergunta se a paciente alguma vez teve relações sexuais: "Nunca – no máximo quando era criança", ou a resposta à mesma pergunta dirigida a outra paciente: "Nunca tenho relações sexuais – isto é: a não ser quando sou violentada (é que raramente saio de casa)". Essas manifestações falam por si sós contra sua capacidade intelectual plena.

Não é possível afirmar que se possa chegar a captar em essência o núcleo da personalidade recorrendo à aplicação de algum tipo de teste. Ninguém menos do que Villinger foi quem sublinhou enfaticamente a incerteza que está associada a todos os métodos baseados em testes e o perigo das interpretações arbitrárias. Ele diz que esse perigo e essa incerteza são menores nos testes de inteligência e de desempenho. No entanto, a arbitrariedade das intepretações aumenta nos testes de aptidão, indispensáveis na orientação profissional, e é evidente nos testes de personalidade. Quem tenta captar a personalidade recorrendo a testes corre o risco de cair em uma exatidão falsa, em uma cientificidade fictícia – esses são os termos empregados por Villinger. Ele adverte expressamente para não confiar demais numa exatidão laboratorial, que na realidade não é exatidão alguma. Até aqui a opinião de Villinger.

Também Kraemer reivindicou que uma exploração hábil, ou seja, uma conversa conduzida de modo competente com o paciente, pode produzir o mesmo resultado que a aplicação muitas vezes complicada de métodos baseados em testes.

Contudo, não só uma observação psiquiátrica mais prolongada que pode levar aos mesmos resultados. É notável que Langen pôde demonstrar estatisticamente que o diagnóstico final de doenças mentais após a observação hospitalar de longa duração coincidia completamente em não menos de 80% dos casos com a primeira impressão que o médico obteve já na primeira conversa com o paciente: em 80% dos casos de psicoses e em 100% dos casos de neuroses.

Eu havia dito isso dos pacientes; de maneira mais precisa deveria dizer: da personalidade única, singular e inconfundível, que é própria de cada pessoa individual e, portanto, de cada doente individual. Se alguém quiser aproximar-se desse aspecto pessoal, dessa dimensão absolutamente individual de cada pessoa, com auxílio de testes, se quiser mais do que uma mera tipologia, se quiser compreender a pessoa, nunca conseguirá individualizar suficientemente. E mais do que isso: na realidade, seria preciso inventar primeiro um teste próprio para cada pessoa e, acrescento de imediato, para cada situação em que essa pessoa se encontra. Tampouco se consegue improvisar o suficiente. Vamos elucidar isso com um exemplo:

Certo dia fui encarregado de elaborar um parecer psiquiátrico sobre as faculdades de um jovem que estava preso. O jovem havia justificado que um amigo o induzira ao ato criminoso, prometendo-lhe que, consumado o ato, receberia 1.000 xelins. O tribunal queria saber do psiquiatra se esse jovem realmente era tão fácil de influenciar e tão ingênuo, pois seu amigo havia negado ter algo a ver com o ato. Se a pessoa a ser examinada tivesse sido realmente tão crédula, teria que se ter podido demonstrar um leve grau de deficiência mental, mas os testes não apontaram nem um pouco nessa direção. Também seria possível que o jovem não era nem um pouco deficiente mental, mas, ao contrário, que era suficientemente astuto para usar seu amigo como pretexto. E o juiz queria saber se o jovem era tão tolo a ponto de acreditar que seu amigo realmente lhe daria 100 xelins, ou tão astuto que queria nos fazer acreditar que era tão tolo. Como dissemos, os testes de inteligência haviam falhado. No último momento, improvisei e lhe perguntei se ele poderia me dar 10 xelins, pois, se me pagasse, poderia atuar junto ao presidente do tribunal para anular imediatamente o processo e liberá-lo de imediato. Prontamente, ele aceitou essa proposta e, depois, foi difícil convencê-lo de que não havia falado a sério. Portanto, ele havia sido tão crédulo, mas a credulidade somente pde ser objetivada por meio de um teste improvisado, inventado especificamente para esse fim.

É evidente que a época atual se caracteriza por julgar a alma humana, inclusive reconhecer sua existência, somente na medida em que possa ser medida e pesada. Mas como disse Schiller em certa ocasião: "Quando a alma fala, ah, já não é a alma que fala". Desse modo, fazendo uma variação pode-se falar: Quando se aplica um teste ao ser humano, o que se capta não é o ser humano, e muito menos a sua essência. Nesse sentido, uma psicologia que culmina num método de testes somente projeta o ser humano a partir de sua dimensão própria na dimensão do que pode ser medido e pesado. Com isso, ela perdeu de vista o essencial e o próprio no ser humano, o núcleo de sua personalidade.

No entanto, talvez não se possa de modo algum captar esse próprio do ser humano pela via puramente científica e muito menos pela via puramente científico-natural, mas essa tarefa requeria outra forma de aproximação. Talvez se aplique de maneira análoga ao ser humano o que disse em certa ocasião o grande médico Paracelso: "Quem não conhece a Deus, ama-o demasiadamente pouco". Para poder captar a essência do ser humano, talvez se requeira aquela abertura interior que só é dada na entrega amorosa ao inconfundível tu do outro. Pois, em última instância, amar não significa outra coisa do que poder dizer tu para o outro, captá-lo em sua condição única e singular e, certamente, também isto: confirmar o seu valor. Portanto, não só poder dizer tu, mas também poder dizer sim para ele. E desse modo se manifesta novamente que, de modo algum, é correto afirmar que o amor nos torna cegos. Ao contrário, o amor nos faz ver perfeitamente; sim, inclusive nos torna visionários, pois o valor que o amor permite ver e resplandecer no outro ainda não é uma realidade, mas uma mera possibilidade, algo que ainda não é, mas que virá a ser, que pode vir a ser e deve vir a ser. O amor tem uma função cognitiva, ou seja, uma função de conhecimento. Mas também a psicoterapia tem que ver os valores; ela não pode nunca ser completamente isenta dos valores, mas no máximo estar cega para eles.

Desse modo, partindo do teste de inteligência e dos demais testes, nossas reflexões desembocaram na afirmação de que não conseguiremos nos aproximar da essência de um ser humano, e de tudo que está detrás de suas funções e eventuais distúrbios funcionais se, no nosso esforço de entender o outro, nos limitarmos e ativermos meramente ao racional e ao racionalizável. Se queremos lançar uma ponte de pessoa a pessoa – e isso se aplica também a uma ponte do conhecimento e da compreensão –, as cabeças de ponte deveriam ser não as cabeças, mas os corações.

Ouvimos anteriormente a respeito da demonstração estatística e exata que a primeira impressão – que certamente significa uma impressão inteiramente intuitiva e emocional – foi apenas confirmada pelos resultados das observações psiquiátricas posteriores. Desse modo, também na metodologia do diagnóstico psiquiátrico, é válida a minha convicção de que a sensibilidade do sentimento pode ser muito maior do que a perspicácia da razão.

Agora, no que diz respeito ao grupo das esquizofrenias, jamais devemos perder de vista que a expressão *dementia praecox*, utilizada no passado, não só é incoerente, uma vez que essa demência de modo algum aparece de forma "precoce", mas sobretudo porque sequer se trata de uma demência, ou seja, de uma debilidade intelectual propriamente dita. Não é fácil deixar claro, especialmente para o leigo, a importância relativamente diminuta das funções intelectuais nas enfermidades esquizofrênicas. E isso seria muito necessário principalmente quando os familiares não querem reconhecer quão doentes estão os pacientes internados, ou seja, quão justificada, apesar de tudo, foi sua internação. Esses familiares costumam objetar que os doentes os reconhecem de novo, ou que já se lembram de tudo etc.

Sempre que estiver em jogo uma possível internação do paciente, é importante a avaliação do caso em função da possibilidade de uma súbita alteração do estado de inibição para um estado de excitação. Enquanto, nas depressões endógenas, essa questão tem a ver principalmente com o risco de suicídio, ou seja, com o risco para o próprio paciente, nas esquizofrenias (paranoicas) se refere antes ao risco para a coletividade. Nesse contexto, deve-se considerar sobretudo o risco iminente associado à existência de alucinações imperativas. Essas alucinações representam em si um estado extremamente aflitivo para o paciente, e as alucinações percebidas como "vozes que dão ordens" significam um perigo para o entorno, pois é difícil para o paciente escapar a seu "poder" e, apesar de intensa resistência, seguidamente acaba por obedecê-las. Sob certas circunstâncias, esses doentes podem se ver arrastados à prática de atos que estão em flagrante contradição com sua personalidade (pré-mórbida). Nesse contexto, lembramos o caso de uma paciente que recebeu alta de um médico suplente que (na condição de substituto) não a conhecia o suficiente; já em casa, comprovadamente devido a uma alucinação imperativa, ela atacou de forma repentina e inesperada sua nora e a jogou diretamente pela janela do apartamento situado em um andar mais elevado.

Se o médico lida com um doente que se encontra num estado de agitação e ainda não está internado, terá de agir com presença de espírito e compreensão rápida da situação, inclusive no plano psicológico. Um exemplo pode ilustrar essa situação: Certo dia um paciente fisicamente muito forte queria jogar o médico, que casualmente não podia contar nesse momento com nenhuma ajuda externa, pela janela aberta do consultório. Foi somente recorrendo a um truque psicológico que o médico conseguiu evitar o pior: apelou à confiança que o doente teve nele até aquele momento e se mostrou aborrecido porque o doente pagava tão mal seus esforços médicos. O efeito foi que o paciente mudou para uma disposição dócil de modo tão repentino como antes havia assumido uma atitude ameaçadora. Porém, ainda era preciso interná-lo. Também isso conseguiu, e novamente com o auxílio de um truque: O médico sabia que o doente era muito avarento; e por isso propôs ao seu paciente – ao qual havia simulado levar, de acordo com sua vontade, a um sanatório (aberto) – conduzi-lo de táxi somente até a delegacia de polícia mais próxima e ali convencer o funcionário que o paciente sofria de uma doença orgânica aguda e que teria que ser transportado ao sanatório necessariamente numa ambulância: assim o Estado teria que arcar com os custos de transporte. O doente aceitou essa proposta e, chegando à delegacia, pôde ser transferido sem dificuldades dali para a clínica psiquiátrica.

É evidente que devemos contar com que, ao recorrer a tais truques, afastamos para sempre o paciente e perdemos a sua confiança, que mais tarde seria uma condição indispensável para os eventuais esforços psicoterapêuticos. Ainda assim, às vezes temos que aceitar conscientemente essa situação e assumir as consequências – em especial quando envolve risco para o entorno e para o próprio paciente. Nesses casos, porém, tampouco devemos recuar de uma internação que dispensa truques, se bem que não devemos esquecer que o doente costuma abrir mão de qualquer resistência no momento em que se dá conta da falta de perspectiva de resistir ou de se opor aos policiais ou enfermeiros.

O requisito principal para se comportar corretamente nessas situações é, naturalmente, a experiência pessoal e a compreensão intuitiva. Ambas não podem ser ensinadas, e só podem ser aprendidas na prática e através da prática. Por esse motivo, também aqui, onde não se trata de uma exposição sistemática, de manual, damos preferência a nos restringir, ao lidar com psicóticos, a referências que se transmitem da melhor maneira em forma anedótica. Nesse sentido, o que temos tentado oferecer é uma breve psiquiatria *in more anecdotico* adaptada *ad usum practici*. No entanto, a seguir queremos tentar expor, com base em um caso de delírio sensitivo de referência, por quais vias deve se mover uma verdadeira psicoterapia em doenças esquizofrênicas.

(Caso 29) O doente, de 22 anos, é trazido por sua mãe. De imediato, chamam-nos a atenção as contrações da região do corrugador na forma de tique, que podemos observar frequentemente na fase inicial da esquizofrenia (ao contrário das contrações similares "em relâmpago" na demência paralítica, esse "fenômeno do corrugador", como nós o chamamos[175], não ocorre na área de inervação do segundo e do terceiro ramos do nervo facial, mas no primeiro. O próprio paciente reclama dos estados de agitação que lhe sobrevêm principalmente em relação com o companheiro de sua mãe. "O Dr. B. quer sempre se fazer de médico. Ele dissimula. Mas cada movimento das mãos indica isso. Isso já ocorre há dois anos. Sempre é preciso pensar em cinco ou dez coisas..." Uma vez lhe perguntamos por que ele diz algo tão alusivo, ao que o paciente nos interrompe: "Alusivo, sim, é isso mesmo: alusivo é tudo o que o Sr. B. faz e diz!"

O que recomendamos ao nosso paciente é o seguinte: ele precisa aprender a ignorar tudo o que vivencia e acabou de descrever. Exclusivamente conosco, ele deve falar a respeito de todas as suas queixas e, para isso, deve nos visitar regularmente. Se falar sobre isso com outras pessoas, é provável que logo o tomariam por louco.

Dessa maneira, atingimos o objetivo principal de toda psicoterapia nos casos de índole paranoica, um objetivo que pode ser desdobrado da seguinte forma: (1) Obter uma sólida relação de confiança com o médico e (2) educar conscientemente para a dissimulação das ideias paranoicas em relação às demais pessoas. Se alcançarmos esse objetivo e tudo isso dá certo, esses doentes podem permanecer sem problemas fora de hospitais. Claro que a condição é que eles não tirem qualquer tipo de consequências

---

175. FRANKL, V.E. Ein häufiges Phänomen bei Schizophrenie. *Zeitschrift für Neurologie und Psychiatrie*, 152, 1935, p. 161-162.

de suas ideias, ou seja, que tratemos de educá-los para que nunca se deixem levar para atividades que decorram do sentimento de que isso ou aquilo tem esse ou aquele significado ou essa ou aquela relação. Para diagnosticar se é contraindicado tentar colocar em prática semelhante psicagogia ou se eventualmente é indicada uma internação imediata, cuidamos de perguntar ao doente, após escutar suas afirmações paranoicas: "E que planos você tem agora, a partir de tudo isso?" Temos que ajustar toda a psicoterapia ao objetivo de fazer do "*persécuteur persécuté*" ["perseguidor perseguido"] (como tão acertadamente o caracterizou a literatura psiquiátrica francesa clássica) uma pessoa que se sinta perseguida sem tirar disso consequência prática alguma, ou, se possível, uma pessoa que, ainda que se sinta perseguida, se condiciona para ignorar esse sentimento.

APÊNDICE À 1ª EDIÇÃO

Psicoterapia, arte e religião

Na medida em que a tarefa da análise existencial é considerar a luta espiritual do ser humano, é válido perguntar em que consiste realmente essa luta. Está em questão, com isso, o "sobre o que" da luta espiritual na qual o ser humano neurótico tanto necessita do nosso apoio. A seguir devemos mostrar como esse "sobre o que" se apresenta concretamente na atividade psicoterapêutica. No seguinte caso, trata-se de dois aspectos: o paciente, cuja história da doença e do tratamento será reproduzida a seguir, luta por duas coisas: pela sua obra e por Deus. O que nos convém salientar nesse caso é, sobretudo, o fato de que, no início do tratamento psicoterapêutico, nem sequer se havia manifestado qualquer problema religioso, que surgiu espontaneamente no curso da psicoterapia. Na nossa opinião, isso constitui não só uma evidência a mais da validez de nossa constatação de que o médico não tem a obrigação nem o direito de interferir, quanto ao mérito, nas questões relacionadas à visão de mundo do doente (porque qualquer interferência desse tipo seria equivalente a uma imposição) – mas, além disso, constitui uma evidência de que, no caso de uma pessoa religiosa, ainda que sua religiosidade seja apenas latente, uma psicoterapia corretamente aplicada liberta essa religiosidade, embora esse efeito não fosse minimamente pretendido pelo médico.

No caso concreto, trata-se de uma senhora de meia-idade, pintora de profissão. As queixas originais que a levaram a procurar o médico consistiam em uma "falta de contato com a vida" que persistia há anos; "de algum modo, é tudo uma mentira", disse a paciente. "Preciso urgentemente uma pessoa que me ajude a sair do meu círculo vicioso", escreve em uma descrição de si mesma. "Estou me asfixiando no meu silêncio. A confusão na minha alma é cada vez maior. Sempre chega um momento em que se percebe que a vida deixou de ter conteúdo, que tudo perdeu o sentido, que não há mais saída dessa situação de ruína. Mas eu quero descobrir um novo conteúdo para a minha vida." Do ponto de vista puramente externo, nossa paciente parece ser perfeitamente capaz de enfrentar a vida, ainda que ela mesma perceba que todo seu sucesso social, artístico e erótico seja demasiadamente externo. Desse modo, ela esclarece: "No momento, só consigo me manter em pé ao me movimentar num ritmo acelerado. Eventos sociais, concertos, homens, livros, todo o possível... e quando a sequência de impressões desacelera ou se interrompe, caio imediatamente num abismo de vazio e desespero. O teatro também é apenas uma fuga para o ritmo acelerado. A pintura (a única coisa que me interessa) me dá um medo terrível – como toda vivência mais profunda! Logo que desejo muito alguma coisa, ela se frustra. O que amo, destruo – repetidamente. Agora não ouso mais amar alguma coisa. Na próxima destruição me enforco de verdade".

Em primeiro lugar, o tratamento da neurose deve dar atenção especial ao fatalismo tipicamente neurótico: em uma entrevista orientada para questões gerais, esclarece-se para a paciente que ela é livre frente ao passado e suas influências, e até que ponto vai essa liberdade – e que não é apenas uma "liberdade de" suas antigas inibições, mas sim uma "liberdade para" encontrar o conteúdo concreto e pessoal de sua vida, em toda sua singularidade e originalidade, bem como o seu "estilo pessoal" e concreto em todas as suas criações artísticas.

Com isso, no entanto, esse tratamento psicoterapêutico das neuroses também já foi, de alguma maneira, confrontado com a problemática da concepção atual de arte. E daí resulta a necessidade de tomar uma posição quanto à problemática das tendências artísticas atuais, na medida em que, nesse caso, estão envolvidos não apenas pontos de vista psicológicos em geral, mas também patopsicológicos específicos. De fato, a arte contemporânea está repetidamente relacionada com manifestações pura e simplesmente psicopatológicas, quando não patológico-culturais.

Pois bem, nesse contexto seria importante recordar, sobretudo, um aspecto que, no meu entendimento, até agora passou despercebido: que todas as produções artísticas ou supostamente artísticas de pessoas com doenças mentais, como as obras que, por exemplo, foram reunidas em instituições psiquiátricas ou, há alguns anos, expostas no primeiro Congresso Mundial de Psiquiatria em Paris, não só foram expostas, mas em cada caso foram também selecionadas. E a seleção seguramente se deu do ponto de vista do seu caráter chamativo e bizarro. No entanto, a maioria das produções desse tipo que eu mesmo vi durante um ano de atividade em clínicas psiquiátricas era – devo dizer – extremamente banal. Sem dúvida, no conteúdo, por exemplo, na escolha dos temas, se revela repetidamente a influência do distúrbio mental. Mas quanto ao aspecto formal, ao estilo, os psiquiatras conhecem, no máximo, um estilo característico em certas formas de epilepsia, ou seja, a tendência para repetir ornamentos estereotipados.

É claro que, em tudo isso, há algo que não podemos esquecer: a graduação como pintor acadêmico não significa, lamentavelmente, ter imunidade contra a doença mental. Nesse sentido, também um verdadeiro pintor, um autêntico artista pode adoecer de uma psicose. No melhor dos casos, quando tem sorte na desgraça, seu talento artístico permanecerá intacto e sua produção artística terá continuidade. Mas nesse caso, se acontece, se dá apesar da psicose, não em decorrência da psicose. Uma doença mental nunca é produtiva em si mesma; o patológico nunca é criativo em si mesmo e por iniciativa própria. Criativa só pode ser a mente do ser humano, nunca uma doença "psíquica", uma doença mental. No entanto, eventualmente, a mente humana pode dar o máximo de sua capacidade produtiva exatamente ao enfrentar esse terrível destino, a assim chamada doença mental.

Quando isso acontece, tampouco se deve cair no erro oposto, ou seja, assim como não se deve atribuir à doença enquanto tal qualquer força criadora, tampouco se deve opor o fato de uma doença mental ao valor artístico de uma criação. Em hipótese alguma o psiquiatra deve julgar acerca de valor ou não valor, acerca de verdade e não verdade. Que a visão de mundo de Nietzsche seja verdadeira ou falsa não tem nada a ver com sua demência paralítica; que as poesias de um Holderlin sejam belas não tem nada em comum com sua esquizofrenia. Numa ocasião, formulei isso de forma bem simples dizendo que $2 \times 2 = 4$, ainda que uma pessoa com demência paralítica o afirme[176].

Cabe perguntar agora se a arte moderna tem algo em comum com as produções (intencionalmente não digo com as "criações") de pessoas que realmente são doentes mentais, e em que pode consistir esse denominador comum. Teríamos que responder que, em certo sentido, alguns doentes mentais se encontram em uma situação semelhante à do artista moderno: o doente se sente dominado pela vivência de "mundos nunca vividos", como

---

176. Cf. FRANKL, V.E. Psychotherapie und Weltanschauung. *Internationale Zeitschrift für Individualpsychologie*, set./1925: "Naturalmente, não é evidente de antemão que aquilo que não é "normal" também é falso. Pode-se afirmar que Schopenhauer contemplou o mundo através de uma lente cinza ou que ele o viu de forma correta, ao passo que as demais pessoas, as normais, é que usavam lentes cor-de-rosa, ou, em outras palavras, não foi a melancolia de Schopenhauer que o confundiu, mas é a vontade de viver das pessoas saudáveis que as mantêm presas à ilusão de que a vida possui um valor absoluto".

Storch expressou tão belamente em certa ocasião; e, diante do estranho e terrível que lhe acontece, ele luta para encontrar a expressão linguística, e nessa luta não são suficientes as palavras da linguagem cotidiana, pelo que ele forma novas palavras e essas novas formações linguísticas, os assim chamados neologismos, são para nós, os psiquiatras, um sintoma corriqueiro em determinadas psicoses. Agora, algo semelhante ocorre ao artista moderno, que se encontra diante de uma série de problemas – nem mais nem menos que os problemas da nossa época! –, para os quais as formas tradicionais mostram não apresentar uma resposta; por que se admirar se ele recorre a novas formas? O denominador comum que buscamos reside, portanto, na necessidade de expressão, na crise de expressão em que se encontram ambos, em igual medida, tanto o doente mental como o artista contemporâneo.

No entanto, esse ponto em comum não deve servir para desmerecer os artistas – ele não é realmente uma vergonha, pois, em primeiro lugar, em todas as épocas houve uma crise de expressão semelhante – qualquer época teve sua "modernidade"! Em segundo lugar, essa crise de expressão ocorre em todo espaço do ponto de vista mental, ou seja, em todo o âmbito da vida intelectual. Ou será que ela se apresenta menos, por exemplo, na filosofia moderna ou na psiquiatria moderna? Conhecido é o estilo difícil e os muitos neologismos atribuídos, por exemplo, a Martin Heidegger. Há um ano tomei a liberdade de realizar o experimento de, por ocasião de uma aula, ler cada vez três frases, com a observação de que as três primeiras eram provenientes de uma obra de Heidegger, ao passo que as outras eu havia anotado taquigraficamente no mesmo dia em uma conversa com uma paciente esquizofrênica. Em seguida, pedi ao auditório que votasse que frases foram extraídas do livro do conhecido filósofo e que frases provinham do paciente com distúrbio mental. E posso revelar que a grande maioria de meus ouvintes considerou esquizofrênicas as palavras do grande filósofo e vice-versa – afinal de contas, trata-se do ponto de vista de um filósofo de que Ludwig Binswanger disse em certa ocasião que, com uma só frase, Heidegger havia relegado ao reino da história bibliotecas inteiras escritas sobre esse mesmo tema. Vamos supor que realmente é assim: não era necessário que Heidegger cunhasse novas palavras para levar a cabo semelhante feito? Que não lhe foram suficientes os antigos termos, essas moedas gastas, pode ser no máximo um argumento contra a idoneidade de nossa linguagem, mas em nenhuma hipótese falaria contra o filósofo e o estilo muito particular de sua linguagem.

Depois dessa digressão sobre a necessidade de expressão do artista, agora perguntamos, para concluir, até que ponto a arte moderna pode ser levada a sério – embora saliente que essa questão só deve ser respondida neste momento na medida em que o psiquiatra pode dar uma contribuição para esse tema. Agora, o que significa nesse caso: levar a sério? Significa tanto quanto reconhecer que é autêntica. E a respeito da questão da autenticidade, o psiquiatra pode, de fato, ter algo a dizer, pode ter uma palavra a aportar. O que nós temos a dizer seria o seguinte: é perfeitamente possível que algum aspecto do estilo característico da arte contemporânea foi criado originalmente por uma personalidade artística com anomalia psíquica. Também seria possível que justamente essas personalidades anômalas e suas criações se caracterizam por uma certa força sugestiva que logo teria que ter o efeito de começar a criar um estilo, uma moda; porém, onde há uma moda, onde algo se torna uma moda, cedo ou tarde aparecem os que se aproveitam da conjuntura e, entre eles, pode haver um ou outro que não leve completamente a sério a arte, nem o público e nem a si mesmo, mas pensa que se o mundo esnobe quer ser enganado, que o seja.

Admitimos que tudo isso é possível; mas para mim, como psiquiatra, o que é real e tem sustentação é que entre os artistas modernos, e entre aqueles com as criações mais ousadas, encontram-se sempre os que merecem incondicionalmente ser levados a sério porque são autênticos. Quem alguma vez foi testemunha da luta incessante e sincera dos pacientes artisticamente produtivos, de seu combate interior pela expressão autêntica de sua intenção artística, terá que concordar comigo. Quem testemunhou como tal artista somente validava o centésimo esboço de uma obra ou como apenas a décima versão de sua obra subsistia à sua consciência artística, tornar-se-á mais cauteloso em seu juízo e mais reticente a uma condenação precipitada. Pois ele terá visto que inclusive o que, à primeira vista, pode parecer a mais flagrante arbitrariedade se originou de uma necessidade interior, mais elevada.

Ainda que existisse um só desses artistas, um só artista autêntico entre os modernos, já valeria a pena dar-se ao trabalho de aprender a distinguir entre o autêntico e o inautêntico, e não se conformar facilmente desqualificando globalmente a arte moderna e, para esse propósito, recorrer inclusive à psiquiatria.

Cabe observar nessa passagem o que nossa paciente tinha a dizer a esse respeito em resposta a uma pergunta incondicional. Ela foi indagada sobre os princípios ou o plano de sua criação. E qual foi o teor de sua resposta? "Princípio não tenho nenhum – ou, melhor dito, talvez um: a máxima honestidade!" E então: "Pinto porque sou compelida a fazê-lo, porque tenho que pintar, porque, por momentos, estou obcecada"; ou, em outra ocasião: "Tampouco sei por que e para que pinto – só sei que tenho que pintar – por isso o faço". Em vista dessa situação interna, não estamos tentados a afirmar – contra a antiga tese "A arte vem do saber-fazer" – que a arte provém do ter-que-fazer? Detrás das considerações mencionadas da paciente se encontra nada menos do que uma coqueteria com a "obsessão" interior, com o que a impele e pela qual se sente compelida a trabalhar. É ela mesma que diz: "Temo a obsessão". Mas segue afirmando: "Não há um porquê nem um para quê. Somente: sede e... inibições". Ela percebe, até certo ponto, a "atividade" do inconsciente, a criação que vem do inconsciente. E a esse respeito diz o seguinte: "Não sei nada, não sei outra coisa que me pôr a trabalhar, tentar, descartar, e voltar a tentar. Não sei nada sobre a escolha das cores, por exemplo; exceto que não está condicionada pelo estado de ânimo momentâneo do pintor. A escolha se dá num nível muito mais profundo". E agora vêm as queixas que mais tarde deveriam conduzir ao caminho adequado para o objetivo terapêutico: "Muitas vezes sonho com quadros concluídos que, no sonho, muito me satisfazem, mas que nunca consigo reproduzir quando estou acordado". Não era óbvio começar por aqui? A paciente disse em certa ocasião, com entusiasmo: "Quero encontrar o quadro ao qual possa dizer sim de corpo e alma. Tenho de evitar qualquer rotina. O que tenho que deixar de fazer é precisamente copiar-me constantemente a mim mesma. Mas tenho de tornar conscientes minhas vivências formais mais íntimas". Desse modo, ela expressa espontaneamente a questão: "Gostaria de saber se na hipnose se pode ser criativo quanto às formas, se dessa maneira, por exemplo, posso liberar minha vivência formal mais própria". O que lhe interessava era extrair impressões do passado. Sua consciência artística, seu autocontrole, sim, sua desconfiança em relação a si mesma como artista está tão aguçada que continua a perguntar diretamente: "Gostaria de saber até que ponto os surrealistas mentem. Seus traços supostamente automáticos não se diferenciam em nada dos conscientes. Quem são os que copiam os outros?"

A paciente mencionou que sonhava com composições de manchas coloridas que não estava em condições de reconstruir quando acordada. O requerido contato com o inconsciente onírico foi abordado mediante o emprego de uma forma mais ou menos modificada dos exercícios de relaxamento sistemático ("treinamento autógeno") indicados pelo método de J.H. Schultz. Agora a paciente descreve o que vivenciou imediatamente depois: "Uma clareza peculiar. Percebo menos a mim mesma, mas todos os objetos estão mais nítidos. Um frescor e uma nitidez como se tivesse sido tirado um véu dos meus olhos. Isso é algo completamente novo. Agora estou reclinada no sofá. A poltrona, o cesto de papéis, a sombra da escrivaninha, tudo está nítido. E eu desenho..." Até aqui as anotações como registradas posteriormente pela paciente.

A paciente contou que na noite seguinte teve sonhos com cores e formas. "A mão direita se contrai em busca do lápis", escreve ela; "tens que desenhá-lo, ouço em meu interior. E, por isso, desperto-me algumas vezes. Por fim, faço o teste, para me tranquilizar. Em seguida, durmo tranquilamente até às 9h."

Na tarde seguinte, a paciente começa a pintar segundo o método formulado no sentido de Shultz, ou seja, em obediência aos comandos pós--hipnóticos. Sobre isso ela relata: "Esboço para uma paisagem... Depois de meia hora de pintura, de repente tomo consciência que trabalhei automaticamente. Um claro sentimento de compulsão... Percebo que pinto algo completamente distinto do que pensava querer pintar. Sentimento de impotência... Resisto à compulsão – não quero me entregar a ela. A última fase: de forma alternada, pintura automática, com um resto de crítica, e pintura consciente – que se transforma de novo em pintura automática".

Em seguida, consta: "Com os olhos fechados – com o lápis na mão – espero por imagens. Um quadrado rosado – uma forma de lua crescente branca – um oval violeta escuro – e, de repente, a reprodução de um perfil de mulher: um claro-escuro intenso. E eu estou pintando, semiconsciente. Vejo manchas de cores claramente delimitadas, que depois minha mão pinta. Acho que as vejo na minha tela, mas não estou inteiramente segura disso. Tampouco consigo dizer em que momento, antes, ao pintar conscientemente, eu projetei as imagens sobre a tela. É claro que existe, porém, um nítido contraste com a pintura consciente. Há visões muito mais aguçadas e, por vezes, um trabalho executado de forma compulsiva. Hoje, porém, não combato a compulsão. Estou muito disposta, faço tudo; às vezes, observo o quadro com olhos críticos – e isso me alegra! Depois de colocar o quadro numa moldura menor, isto é, de recortá-lo em cima e embaixo – sinto-me, de súbito, inteiramente livre, leve e clara".

No dia seguinte: "O quadro me agrada! Aqui estão duas abordagens para algo inteiramente novo na pintura. Primeiro, a composição, e, segundo, o tratamento da reprodução. E vejo que a composição de cores é a mesma do que aquela que havia desejado para a primeira pintura 'automática' e que não pude executar. A pintura de hoje é muito harmônica". Em seguida: "Um historiador de arte – especialista em pintura moderna – viu o quadro hoje; ele disse: Este quadro é equilibrado; é perfeito na composição de cores; é harmônico – é diferente do que seus outros quadros".

Depois vem uma recaída. Nas anotações da paciente, encontram-se as seguintes passagens: "Não consigo fazer nada – pinto tão mal quanto os outros; não sei o que fazer: como arrancar as imagens pessoais da minha alma? – Exercício de relaxamento com o Dr. F. Relaxada – logo começo a flutuar. Vejo fragmentos de imagens. Entrego-me inteiramente às cores que surgem, pintar... Pintarei! Já estou pintando – sinto o cheiro das tintas – quero ir para casa e trabalhar; quero me levantar e pintar. Quero pintar agora! Corro para casa; outros fragmentos de imagens; começo a esboçar, não consigo. Não me ocorre nada – as cores são refinadas, mas não estão bem distribuídas no espaço. Chega a noite. Tenho que parar; tenho afazeres na cozinha. Porém, mal cheguei à cozinha – começo a ver! O rolo de massa ao lado da tigela: Uma relação fascinante entre curvas e retas – um enlace das linhas que busco há dias! Por que não funciona? Provavelmente, porque quero". No dia seguinte: "Fiz os exercícios periodicamente por conta própria. Mas pintar continua impossível. Estou inibida, vazia, fria". Então, porém: "Hoje novamente, como Dr. F. sugeriu, faço um exercício por minha conta: Sou dois corpos; estou separada de minha gravidade; sinto-a abaixo e estou planando um pouco debaixo do teto... Amanhã verei de forma pictórica, amanhã vivenciarei novas relações entre cores e formas, a inibição terá desaparecido". E então: "Dormi bem. De manhã, fiz exercícios. O mesmo propósito de ontem. De repente: imagens!... Depois, animada e otimista. Mas pela manhã chega uma notícia ruim dos Estados Unidos. E, de repente, tudo desmorona. Não tenho mais sustentação. Estou sozinha. Tudo carece de sentido. A que posso me apegar? Os amigos se afastam. E eu não posso rezar. Reclinar-se e morrer... Deus o compreenderá; mas eu não devo. O curioso é que justamente hoje vejo de forma pictórica. Trabalho um pouco. Desenho. Mas, repetidas vezes, ocorre o desmoronamento interior. Fica insuportável... De alguma maneira quero continuar minha condição humana de forma decente. Simplesmente submergir-me em Deus, total e profundamente... Mas não funciona. Também isso acabou. Tudo perdido de novo! Um exercício? Mas a mudança não dá certo. Apesar disso, fico mais tranquila..." Assim a crise continua. No dia seguinte: "Exercício. Finalmente, depois de meia hora, um leve transe. Meu propósito é: Tudo é irrelevante, importante é somente a pintura, e Deus. Poderei rezar, poderei pintar; estou sozinha, com Deus e a pintura... Pela manhã e pela tarde, os mesmos exercícios". E um dia depois: "Exercício. Entro muito rapidamente em transe. Um ar morno, azul, circula através de mim, meu antebraço direito apoia seu peso sobre o suporte... Propósito: as imagens recorrentes que vivencio voltarão a ser livres; as imagens recorrentes, há muito esquecidas, de rara beleza. Vejo-as de novo, minhas impressões mais próprias. E, desta vez, de maneira tão clara que posso realizá-las. Pintei durante toda a tarde; estou vendo de forma pictórica. Muitas ideias me ocorrem, mas numa sequência tão rápida que não pude anotá-las. Estou muito otimista e alegremente animada. Dormi pouco". E no dia seguinte: "Imagens recorrentes que surgem constantemente. Mas tenho que receber visitas, correr para o telefone, grande agitação. Nesse meio-tempo, porém, pintei duas paisagens, são as minhas melhores! E as fiz muito rapidamente, e 'espontaneamente'. Alegria desenfreada, assim que fecho os olhos, uma imagem recorrente segue a outra; recordações e imagens que surgem de coisas que acabo de ver. Também composições de imagens, harmonias sofisticadas de cores. Tudo sucede tão rapidamente que não consigo reter quase nada. Por isso, antes de dormir, um exercício para me tranquilizar. – Também no dia seguinte, continuam as reproduções. Sou muito feliz! Graças a Deus... A vida é maravilhosa. O filme de imagens continua. No entanto, durmo formidavelmente. Pela manhã, estou sempre renovada, saudável, animada. – Hoje fiz exercícios. De imediato estou flutuando. Uma espécie de transfiguração: sou luz... é belo não ser mais do que luz! É tão belo que, no exercício de hoje, não estabeleci nenhum propósito para mim. Não sei quanto tempo durou. Depois dele, entretanto, trabalhei melhor. O quadro não ficou pronto, mas eu tenho tempo! Estou muito tranquila – muito feliz..."

Depois de meses – em que foi altamente produtiva no plano artístico e em que só raras vezes precisou consultar o médico –, a paciente relata: "N.N. (um importante crítico de arte) viu os meus dez quadros e indicou um como o melhor deles. Ela falou de uma visão muito pessoal e disse: Esses quadros são pinturas de verdade; são muito mais intensos e pessoais do que seus quadros do período anterior à guerra; eles têm espaço – o que os anteriores não tinham; tudo é completamente independente, autêntico e honesto; só resta aqui e ali um traço naturalista. – Enquanto que, nos primeiros meses do tratamento, houve muitas vezes o que se poderia chamar de explosões – como se fossem quartos de hora automáticos – e não havia um trabalho regular, agora posso trabalhar regularmente; agora voltei a ter dias tão claros e repletos de trabalho como antes da guerra, e agora já sem transe. Em todo caso, o trabalho está realizado – e de consciência tranquila posso considerar o tratamento concluído e exitoso. Exatamente agora que tenho dificuldades externas tão grandes, vejo a importância do êxito da terapia: não estou desesperada, nem decepcionada, nem temerosa, nem reclamo carinho: embora esteja sozinha e saiba que ninguém me ajudará... Mas a considero como uma prova e quero fazer o melhor dela. Deus me observa – embora dizer algo assim seja, provavelmente, mais do que pretensioso. – Sinto-me ricamente presenteada: assim que a palavra teve efeito, o tratamento foi removendo, um a um, todos os obstáculos, e as coisas se libertaram. O tratamento me deu o que de melhor se pode dar a um ser humano".

Apesar de uma autocrítica em grau quase patológico, a paciente também está satisfeita com seus últimos trabalhos. Ela voltou a se sentir perfeitamente capaz de trabalhar. Ocasionalmente realiza por conta própria "exercícios de relaxamento". Indagada pelos propósitos (no sentido de J.H. Schultz), ela sugere a seguinte formulação: que tudo se liberte – que minhas próprias vivências de cores e formas se tornem conscientes – e que eu as possa realizar.

Agora, com a capacidade de trabalho plenamente recuperada, coloca-se a segunda problemática dessa existência humana concreta que, até o momento, havia permanecido latente. E, na sequência, era preciso levar nosso trabalho psicoterapêutico e analítico-existencial para além do que foi alcançado até o momento; ao passo que, até agora, a psicoterapia desse caso serviu, de alguma forma, como auxílio para um nascimento artístico, a partir de então se converteu em auxílio para um nascimento espiritual por excelência. Era preciso agora esclarecer, no sentido da análise existencial, a problemática religiosa que nesse meio-tempo se desenvolveu de forma progressiva – e completamente espontânea! –, ou seja, o árduo enfrentamento de nossa paciente com seu problema religioso. Pode-se também formular a situação dessa psicoterapia neste momento da seguinte forma: do conhecido imperativo *ora et labora* realizou-se a segunda parte; agora trata-se de realizar a primeira parte.

Nas anotações da paciente desse período encontra-se a seguinte passagem: "Hoje, ao amanhecer, depois de um sono profundo, estou de repente completamente desperta. O primeiro pensamento: Deus me joga de joelhos. Revivi a perda de meu marido e me dei conta por inteiro de como foi terrível o meu fracasso naquela ocasião. Eu sabia disso – de alguma forma, bem surdamente, mas só agora consigo me arrepender. Hoje Deus me despertou. Pela manhã, fui à Igreja dos minoritas... Não quero falar disso agora. Só que, de repente, me ocorreu o seguinte: há quatro anos (após a notícia da morte de meu marido), eu também estava na Igreja dos minoritas. Naquela ocasião supliquei fervorosamente pela morte. Hoje quero viver! Tenho tanto para reparar".

Várias semanas mais tarde – podemos acrescentar aqui –, a paciente registrou em suas anotações no diário o seguinte: "Esforço-me em vão para localizar a culpa oculta que há anos sinto surdamente e que não consigo encontrar. Pois durante esse longo tempo não me permiti ter fé (crer, em especial em Deus, não é uma virtude, mas uma sorte, uma graça). O que, afinal, eu fiz? Por que me puni dessa maneira? Tenho que saber". A paciente supõe, portanto, que ela mesma obstruiu o caminho para a fé. Por recomendação médica, ela se propõe a fazer exercícios em que o propósito é formulado da seguinte forma: Hoje à noite sonharei qual é minha culpa. Em seu relato, ela indica, porém, que não teve êxito com essa iniciativa. No entanto, é digno de nota que junto com essa indicação, na mesma página, solicita que o médico interprete um antigo sonho – ainda da época da guerra –, que "continua a inquietá-la muito". Lembramo-nos da conhecida e importante recomendação de Freud de valorar do ponto de vista psicológico uma recordação da infância independentemente de se ela constitui uma recordação real, ou seja, uma recordação de uma realidade vivida, ou apenas uma projeção para o passado de uma vivência procedente do inconsciente; portanto, uma espécie de alucinação ou falsificação delirante (ou catatímica) da memória. Também no nosso caso em nada afeta a dignidade da análise existencial o fato de que o sonho não apareceu, de maneira rápida e conforme o esperado, como a resposta à pergunta que a paciente dirigiu ao seu inconsciente; ao contrário, sua importância analítica consiste em que, embora seja um sonho ocorrido há muito tempo, é apresentado pela primeira vez ao médico somente agora, em relação temporal com a referida pergunta. O sonho tem, pois, o seguinte conteúdo: A paciente observa a partir da janela do corredor a porta do seu apartamento e de repente vê uma jovem entrar por ela. Ela sabe imediatamente que se trata dela mesma: "A eu 1 observa a eu 2", descreve; "A eu 2 abre a porta do apartamento, dirige-se à sala grande, em seguida vai à esquerda – agora as paredes ficam transparentes – até a sala pequena (à época era o estúdio), até o canto da estufa. Ali se encontra um soldado alemão deitado sobre a palha. A eu 2 se inclina sobre ele – e o assassina. Desperto-me". Não nos equivocamos se vemos nesse sonho antigo a resposta antecipada à pergunta formulada mais tarde e, assim, consideramos que a paciente – ao citar o sonho justamente nesse momento – respondeu, por fim, sua pergunta dirigida para o médico e, desse modo, para si mesma.

A luta constante para dar forma a sua arte continua nesse meio-tempo. Tampouco diminui o autocontrole e a autocrítica, mas repetidas vezes irrompe a força criadora libertada, de modo que a paciente, pelo menos no primeiro momento, "tem" que trabalhar independentemente de toda autocrítica. Ela descreve da seguinte maneira: "Acabei de pintar uma natureza morta. Ela está muito ruim ou muito boa – não faço a menor ideia; comecei a pintar sem refletir. Por fim, tive que me dar conta de que a ideia é minha. Continuo a praticar comportadamente os exercícios segundo Schultz. Já os pratico com confiança, até a sensação térmica. Mas sobretudo uma coisa: consigo rezar de novo! Já desde semanas. A cada instante surge a oração – quase diria: contra a minha vontade. Muitas vezes, quase não consigo retomar a pintura".

Suas anotações a esse respeito atestam, em nossa opinião, uma autêntica luta pela integridade da intenção religiosa: "Deus sempre é inalcançável, inconcebível... Somente na oração é que Deus se condensa. Tenho que criar a Deus repetidamente. Aparentemente, isso faz parte da condição humana, mas também é provável que Deus o tenha feito dessa forma. Muitas vezes, preferia muito mais orar do que pintar; a pintura é bem mais difícil. Então: 'Somente encontro a Deus na felicidade. Aí, porém, chego ao êxtase. Ainda não estou disposta a sofrer. Mas a cada dia aprendo um pouco: a sacrificar meu Isaque... Deus quer algo de mim, não sei o que é; mas eu mesmo tenho que descobrir. Às vezes, gostaria de gritar de felicidade: A vida é bela, bela, bela!'"

Assim como ocorre com sua própria pintura, a paciente se mostra cética também em relação com sua religiosidade: "Algumas coisas me são muito suspeitas. Por exemplo, que venho até você com esses problemas. As mulheres gostam tanto de se adornar com Deus. Seria o mesmo correr para ver o sacerdote". Ou: "Surpreende-me que encontre a Deus justamente agora... Não quero ser a noiva de Cristo! Não quero nenhum comércio com Deus! Quero Deus sem erotismo e sem esperança por justiça!" Ou, em outra ocasião: "Não quero amar a Deus porque N.N. não gosta de mim. Se minhas orações são só isso, prefiro abrir um bordel! Para amar estão aí os homens; Deus eu quero... me falta a palavra para isso. Já vejo: eu deveria ter aprendido como ser realmente infeliz. Já de novo sofro de forma equivocada, mas sem a graça provavelmente nem sequer posso sofrer corretamente".

Em seguida, perguntada por eventuais vivências dissuasórias de cunho religioso, no intuito de propiciar uma libertação interior de suas inibições, a paciente menciona que teve uma educação católica débil. Aos 14, 15 anos entrou numa crise religiosa. "Por que a carne teria que ser pecaminosa? Isso era inconcebível para mim. Então, me converti ao protestantismo. Para mim, isso significou, sobretudo, um gratificante pontapé em toda autoridade. Não sei quando rezei pela última vez; pela primeira vez, rezei no sonho, e nessa ocasião vivenciei (digo intencionalmente 'vivenciei') pela primeira vez uma representação de Deus: infinitamente luminoso e inconcebível, e nada humano... Não tem sentido algum pedir algo a Deus. Só é digno de Deus: Amar a Deus por Ele mesmo".

"Há pouco tempo, no meio da noite, rezei conscientemente pela primeira vez. Foi de forma involuntária, completamente inesperada. Certamente, foi a primeira oração real na minha vida. Uma oração que já é cumprimento, e não mendigar algo."

A paciente se deu conta por si mesma: ela não ousava crer. Agora ela foi instruída a, num "exercício", deixar atuar sobre si o seguinte propósito: Esta noite sonharei o que me fez ficar tão tensa. E, no dia seguinte, ela relata o seguinte sonho: "Esforço-me desesperadamente para construir 'o quadro'; eu não o estou pintando – mas vivendo!" A interpretação é nítida: "o quadro" significa sua existência inteira que cabe construir. No quadro, ou seja, nas imagens do sonho, a própria vida se converteu em um quadro. Além disso: Vejo um veículo partindo. Perguntada, ela menciona que era uma carroça de cavalos e que, em sua infância, ou seja, em sua terra natal, andava muito em carroças de cavalos. À esquerda, continua o relato, há uma forma estranha que quero ansiosamente que seja um todo, mas que sempre se fragmenta. À direita, veja uma cunha que atravessa o quadro inteiro de cima para baixo. Perguntada sobre o que houve em sua vida que ela sentiu como uma cunha que destruiu a totalidade da sua vida, ela respondeu de imediato: a morte de seu marido. (Vemos como o círculo se fecha: o sentimento de que toda sua vida foi destruída aponta na mesma direção que o sentimento de culpa que perturbou sua capacidade de crer.) Já antes de interpretar o sonho com auxílio médico, a paciente sonhou um sonho que poderíamos designar de terapêutico (além do outro, mais diagnóstico), de que ela conservou na memória somente uma coisa: sentimento de felicidade e uma voz que diz: "Deixa que durma, deixa que durma esse antigo sofrimento!"

No entanto, a crise ainda não foi superada. Assim, torna-se necessário um novo exercício *ad hoc* com o seguinte propósito: Sonharei esta noite por que tenho uma rejeição ao cristianismo, o que fez com que me afastasse dele? E, em seguida, despertarei imediatamente para anotar o sonho. E a paciente sonha que se encontra em W., onde passou a sua infância. Ela espera um trem para Viena. (Trata-se da continuação, da construção de sua própria e autêntica vida.) O Dr. K.N. vive aqui – ela quer visitá-lo. (Dr. K.N. é um conhecido psicoterapeuta; a paciente tem amizade com toda a família dele; portanto, ela se vê necessitada de procurar um psiquiatra para pedir ajuda.) Ela não sabe onde ele mora; por isso, pergunta a uma mulher que lhe diz: junto à igreja. (Portanto, ela sabe, de alguma forma, que sua cura psíquica somente se completará no âmbito religioso. Quem não se recorda aqui da "guinada" – tanto no sentido linguístico como no literal –, que Künkel utilizou: da ciência médica da alma para a ciência da salvação da alma...) No sonho, nossa paciente pensa o seguinte: vou encontrar a igreja de novo. (Portanto, ela está otimista: ela encontrará a igreja – no sonho, o prédio da igreja –, ela certamente encontrará o caminho de volta para a igreja, para a fé...) Mas tudo é diferente do que no passado, continua a sonhar. (O retorno à fé para o adulto, para a pessoa perseguida pelos infernos da vida e da dúvida, não é algo tão fácil e simples.) Que caminho tomar?, ela se pergunta no sonho. (Como, por qual caminho, retornará à fé?) Já andei sozinha por muito tempo... tenho dúvidas... (No sonho, as dúvidas se referem, naturalmente, apenas ao caminho correto para a igreja.) Ali me deparo com uma menina que me dá informação. No sonho, a informação sobre a pergunta onde mora o Dr. K.N. é novamente: ...junto à igreja; mas você tomou o caminho errado e tem que regressar! (Ela tem de reencontrar o caminho para a originalidade, para a ingenuidade daquela fé.) E continua a sonhar: Tenho sede! Quero comprar um cântaro, pois o meu está quebrado. (A paciente se queixa repetidas vezes de que, desde a partida de seu marido, não consegue amar ninguém, mas que, por outro lado, sentia falta de ter alguém.) Então, no decorrer do sonho, ela realmente percorre o caminho de volta. (Esse caminho representa o tratamento da análise existencial.) De repente, há álamos caídos transversalmente na estrada. (Dificuldades, recaídas durante o tratamento!) Mas então o caminho novamente está livre, e ao longe está a igreja! Uma bela catedral, como a em Caen: branca como o leite... Desperta-se. Ao ser perguntada sobre esse aspecto a paciente conta o seguinte: "Uma vez fiz uma viagem de carro pela Normandia; quando chegamos a Caen, não pude ver aquela catedral na escuridão, a qual tinha muita vontade de ver – eu a conhecia muito bem de fotos e a amava muito". A catedral, que ela não conseguia ver na escuridão, mas que agora vê no sonho, pode ser tranquilamente concebida como a representação simbólico-onírica da ideia do Deus *absconditus* ou de sua transformação no Deus *revelatus*, vivida de forma tão intensiva pela paciente no decorrer do tratamento.

E agora mais um sonho: "Meu rosto está voltado para a luz. Atrás de mim há um declive profundo para as trevas. Do abismo sopra um vento gélido. Mesmo assim, não tenho medo, pois pertenço a Deus. Sentimento de infinita felicidade, de humildade, de amor, de acolhimento e proteção. Sofrerei muito, mas Deus está comigo. Uma entrega religiosa como nunca a havia vivido; um estar permeada por Deus de forma inteiramente natural e segura. As dúvidas são inconcebíveis nesse estado! Estar em Deus... Uma mulher me diz: Você está muito suja – não é de se admirar, depois de uma viagem tão longa. E digo: Sim, e também passei por uma cirurgia. (Com a cirurgia, o sonho se refere aparentemente àquele dano à totalidade da vida – que já abordamos acima –, que no final teve um efeito salutar.) Estou cansada. E agora tenho de ir para casa, para meu apartamento em Zurique, para me banhar. (Cf. acima o motivo de estar suja.) Seguem aventuras, obstáculos que são superados – sonho um romance inteiro. Mas, por fim, chego ao meu apartamento. E, muito feliz, me organizo de novo". Esse sonho, sonhado poucas semanas depois do citado anteriormente, expressa a vivência de voltar para casa e estar limpa novamente.

Em correspondência com esse último motivo do sonho, mas sem nenhuma dependência consciente dele, consta nas anotações de nossa paciente, colocadas à nossa disposição: "Tenho que fazer tudo de novo, pois não sei mais nenhuma oração, esqueci de todos os ritos, não consigo me apoiar em nenhuma igreja..., mas estou redimida. O tratamento me devolveu a pintura. E posso rezar de novo! Rezar de forma cada vez mais profunda e feliz. É a graça..."

Se antes mencionamos a correspondência definitiva entre os sonhos antecipatórios e a vida que os realizava, ao final vemos como o motivo do último sonho se realiza, por fim, na vida desperta: A outrora doente luta pela pureza última de sua vivência: "Não facilito demais as coisas para mim? É permitido que eu creia? É que nem sequer sou digna de ter encontrado um sentido". Mas na mesma página de suas anotações encontra-se a seguinte passagem: "O sentimento de felicidade daquele sonho do qual falei certa vez vivencio – já há alguns dias – muito intensamente quando estou acordada. Agora sucedeu... Paz em Deus – agora tudo realmente tem sentido!"

Desse modo, o tratamento, para exprimi-lo com as palavras da paciente, "extraiu dela tudo o que podia ser extraído". E imediatamente a paciente havia aprendido a encontrar e a seguir o seu caminho de maneira autônoma. Isso se expressa também nos sonhos, por exemplo, no seguinte: "É noite. Entrego a um homem um bilhete em que está anotado um endereço. Tenho que segui-lo, é o que combinamos. No início, vou ofegante, depois sigo inteiramente sem esforço. Por fim, o homem desaparece. (É claro que é uma referência ao término do tratamento.) Primeiro, estou temerosa, mas depois fico completamente tranquila e penso: Por que me inquieto? Eu sei o endereço. Posso encontrar sozinha o caminho através da escuridão".

No entanto, a paciente segue insatisfeita com seus progressos nesse caminho e, portanto, também consigo mesma: "Nos últimos meses, meu desejo mais fervoroso era ir a um mosteiro, não num mosteiro de verdade, mas estar inteiramente só, pintar, aceitar as coisas assim como vêm; e agora vejo que isso é impossível, que não estou em condições de fazê-lo". "Por que não posso me entregar?", queixa-se a paciente, e ela mesma dá a resposta para sua pergunta: "Tenho um grande anseio e ao mesmo tempo medo de realizá-lo". Ela suspeita inclusive que sua vivência de Deus não é autêntica, ou ainda não é suficientemente autêntica: "Como distinguir entre o verdadeiro e o falso? É meu Deus um sinal da idade? Fui eu que o inventei para não mais ter de procurá-lo? Não duvido da existência de Deus, mas duvido da minha fé. Fujo de Deus para uma relação de familiaridade com Ele".

"E Deus está aí. Eu sei. Deus está por trás de uma parede fina como papel que não consigo atravessar. Tento repetidamente e me esforço e só consigo nos sonhos. Assim que desperto, acabou." Ela cita um dos sonhos: "Restos de uma igreja gótica no cume de uma montanha. Colunas muito belas... Deixo-me cair no solo de pedra. Esse se torna macio e acolhedor... rezo... tudo cai... as colunas para Deus permanecem em pé. Penso: logo Deus estará aí...Uma fissura dolorosa e me desperto".

Um dia, a paciente se considera "curada" – ou é histeria essa união profunda e sincera com Deus, a aceitação incondicional e ao mesmo tempo a realização sóbria e prudente daquilo que tem que ser feito? Não é mérito meu – não me convenço de nada, só estou muito surpreso e agradecido. "Ainda não sei o que realmente me aconteceu nessa noite. Creio, porém, que foi algo muito belo. E continua aí, só que ainda não posso expressá-lo."

E os estados em questão se repetem: "Invade-me de forma muito dolorosa. Creio que vou morrer agora. Não tenho medo; ao contrário, seria tão doce. Vivências totalmente intensas, indizivelmente belas... Longas horas de ser luz, uma espécie de dissolução em Deus... ligada a Deus... Ser uma com todas as coisas e uma com Deus. Tudo o que vejo sou, tudo que pego sou... Vibrar com todas as linhas e cores... Contato com as coisas... Através de mim flui toda a existência terrena para Deus; eu sou um pedaço de fio condutor". Algo lhe parece como "um pedacinho de Deus", "como se tivesse se tornado transparente"; fala de *présence* e diz de si: *j'ai touché*, mas tem "vergonha de ser mais clara". "É o início da loucura... E se assim fosse? Se é loucura, a quero sempre... Não importa, então a verdade está justamente na loucura, e prefiro essa à saúde".

Agora se segue uma crise: "Estou inteiramente aborrecida e vazia". Depois das inúmeras e grandes vivências, ela vivencia o vazio de forma ainda mais angustiante. Em uma ocasião, ela mesma interpreta a crise como um castigo que aplica a si mesma, pois ela "não merece essa felicidade". Sua vivência é tão plena que sua vida, seu tempo parece ter se cumprido: "Cada vez mais intensamente tenho a sensação de que minha vida já acabou, que não consigo seguir adiante, que só me falta morrer. Tudo me é monótono, desejo só uma coisa" – a repetição dos êxtases – "e o restante me é indiferente. Estou viciada. Sou muito miserável e pequena frente à graça, reflito dia e noite sobre como poderia me tornar digna dela, mas talvez isso seja um orgulho estúpido. Tenho muito medo do vazio, embora agora saiba que tenho de aceitar tudo sem reservas nem condições – também o vazio".

Finalmente, porém, a vivência feliz e a vida ativa saem vitoriosas: "Essa é minha primeira primavera em Deus. Até agora estava surda e cega", agora "as coisas são permeadas pela luz de Deus" e nossa paciente quer "perceber a Deus como se tivesse recebido um novo sentido acrescentado aos outros cinco: perceber a Deus assim como ouço e vejo! Para Deus só faltava o nome. O tratamento me conduziu a Deus. Não há mais nenhum abismo, o estar em Deus me sustenta, não posso cair; a vida voltou a ser maravilhosa, rica e plena de possibilidades. Tudo é suportável e tem sentido quando relacionado com Deus. Creio saber o que tenho que fazer: Por amor a Deus, pôr em ordem a vida cotidiana".

APÊNDICE À 4ª EDIÇÃO

A deguruficação da logoterapia

Discurso de abertura no Primeiro Congresso Mundial de Logoterapia (San Diego, Califórnia, de 6 a 8 de novembro de 1980)

Prof. Ghougassian, Prof. Simms, suas excelências, é incrível o que o Prof. Ghougassian, assistido pelo Prof. Simms e pelo Prof. Wawrytko, alcançou ao realizar este Congresso Internacional e reunir tantas pessoas tão dedicadas à causa da logoterapia. Neste primeiro dia do congresso, ao observar as salas onde se realizavam as sessões individuais e ao ouvir os palestrantes individuais, eu passava de uma experiência culminante para a outra. Mas a situação não só me impressiona – ela também me constrange. Até o último momento, não sabia que se esperava de mim um discurso de abertura. O que devo dizer para pessoas como vocês que são especialistas no campo da logoterapia? Afinal de contas, eu não posso elaborar outra logoterapia a cada ano. Mas que tal apresentar uma versão condensada e atualizada da logoterapia, como a que explanei há meio ano na Filadélfia, quando o Prof. Wolpe me convidou para participar de um congresso promovido pela sua universidade? Mas infelizmente o Dr. Fabry, fundador e diretor do Logotherapy Institute in Berkeley e editor do *The International Forum for Logotherapy*, incluiu o texto na mais recente edição de seu jornal(1). Como se vê, há não só ansiedade antecipatória, um fenômeno em que nós, logoterapeutas, focalizamos tanto em nossa teoria das neuroses, mas também algo que eu gostaria de chamar publicidade antecipatória.

Há alguns dias, logo depois de deixar Viena, recebi uma carta do Prof. Ghougassian em que ele foi mais específico quanto ao formato do discurso de abertura. Ele queria que elaborasse – e cito literalmente – "como imagino a logoterapia depois que eu tiver partido". Em outras palavras, ele deseja que eu apresente um "canto do cisne", que deposite um legado. Mas não sou um profeta para prever o futuro da logoterapia, menos ainda um guru para determinar qual deveria ser seu futuro. E, em alusão ao título que escolhi para a Filadélfia, a saber, *A psicoterapia em seu caminho para a re-humanização*, o título mais apropriado para San Diego seria: *A logoterapia em seu caminho para a degurificação*. De fato, o futuro da logoterapia depende de você, e, ao determiná-lo, você deve ser independente. Afinal de contas, a logoterapia diz respeito à pessoa como um ser em busca de sentido, e como um ser que é responsável pela realização do sentido, e a logoterapia vê sua própria missão em torná-lo consciente do seu "ser responsável", da sua "responsabilidade", como a designo. Isso se aplica também ao próprio logoterapeuta, uma vez que ele, também, deveria estar consciente de sua responsabilidade, do seu ser livre e responsável. Em outras palavras, ele deve ser caracterizado por um espírito independente. É verdade que sou um descendente do Maharal de Praga, o lendário rabino que vocês devem conhecer a partir do famoso romance *The Golem* e dos filmes baseados nele. O rabino era amigo íntimo do imperador contemporâneo da Áustria, e Golem era um ser artificial que o rabino criou do barro. Bem, várias gerações me separam do meu venerado[177] antepassado e, nesse meio-tempo, dissipou-se qualquer receio quanto à criação de seres artificiais. Eu não tenho interesse em fabricar seres artificiais nem em criar papagaios que somente reproduzem a "voz do seu dono". Mas o que desejo para o futuro é que a causa da logoterapia seja assumida e levada a cabo por espíritos independentes e inventivos, inovadores e criativos. Será creditado a Reuven P. Bulka(3) a defesa da logoterapia contra a acusação de ser "autoritária". No entanto, nós, logoterapeutas, somos tolerantes não apenas *vis-à-vis* com nossos pacientes, mas também *vis-à-vis* um com o outro. No mais recente livro sobre logoterapia, de autoria de Elisabeth S. Lukas(4), você vai até encontrar uma afirmação no sentido de que, ao longo da história da psicoterapia, nunca houve uma escola adogmática e aberta como a logoterapia. De fato, a logoterapia pode ser chamada de um sistema aberto. No entanto, não só admitimos sua abertura, mas também que é um sistema. Afinal de contas, "el sistema es el orgullo del pensador", como disse Ortega y Gasset: o sistema é o orgulho do pensador". J.B. Torello(5) nem sequer hesitou em afirmar que, na história da psicoterapia, a logoterapia é a última escola cujo corpo docente foi desenvolvido em termos de uma estrutura sistematicamente organizada.

---

177. Ele pode ser considerado um precursor da ontologia dimensional. Em seu *Book of Divine Power: Introduction on the Diverse Aspects and Levels of Reality*(2) ele disse há cerca de 400 anos: "Não há contradição real no fato de que se possa olhar para a realidade a partir de dois pontos de vista distintos. Um objeto pode ter duas qualidades contraditórias relativo a dois pontos de vista distintos, pois há dois níveis distintos envolvidos".

Tudo o que disse anteriormente não elimina ou diminui a importância de ser "O Pai da Logoterapia", como me chamou a revista *Existential Psychiatry*. Sem dúvida. E o ditado latino segundo o qual a paternidade sempre é incerta (*pater semper incertus*) não se aplica à logoterapia. Mas o fato de ser o pai ou, digamos simplesmente, o fundador da logoterapia significa tão somente ter estabelecido sua fundação; e uma fundação, por sua vez, significa nada menos do que um convite dirigido aos outros para que continuem a construir a obra com base na fundação. A leitura, e releitura, dos meus livros dispensa-os de fazer tudo de novo, e assim ganham tempo para desempenhar a parte que lhes cabe no desenvolvimento ulterior da logoterapia. Por que eles deveriam gastar seu tempo reinventando a logoterapia?

Quando fiz o discurso de abertura por ocasião da inauguração da "Frankl Library and Memorabilia" na Graduate Theological Union, salientei que a logoterapia é um sistema aberto num duplo sentido na medida em que é aberto em relação a sua própria evolução e em relação à cooperação com outras escolas. É evidente que essa dupla abertura já produziu frutos, pois até agora nada menos que 18 autores (sem me incluir) produziram 35 livros sobre logoterapia, publicados em 9 línguas, sem mencionar as 72 dissertações sobre esse mesmo sujeito. E todos os autores se movem em distintos níveis de sofisticação – cobrindo todo o espectro desde a popularização, para não dizer vulgarização, da literatura até publicações de orientação empírica ou de base experimental – e se movem em distintas direções. Basta olhar para o volume *Logotherapy in Action*(6). Como a diferença de pontos de vista, por vezes, desemboca em resultados diferentes uns dos outros, você pode me perguntar: O que ainda é e o que não é mais logoterapia? Eu poderia simplesmente responder essa questão afirmando que a logoterapia na sua forma pura e própria é exatamente o que você encontra nos meus livros, isto é, nos 6 livros disponíveis em inglês (dos quais 3 livros foram escritos diretamente em inglês e não foram traduzidos para o alemão) e nos 8 livros escritos em alemão que não foram traduzidos para o inglês. Mas isso quer dizer que você é obrigado a fazer citações de todos esses livros de maneira incessante e contínua? De forma alguma. Afinal de contas, esse foi o único objetivo e a razão de ser para ter criado o termo "logoterapia", para me poupar de dizer repetidas vezes "Acho... Acredito... Descobri..." etc.; em vez disso, digo "A logoterapia ensina... É um princípio da logoterapia...", ou algo semelhante. De qualquer forma, era poupado de falar, ou escrever, na primeira pessoa. De igual modo, você é poupado de dizer ou escrever repetidas vezes "Frankl ensina...", "é uma afirmação de Frankl...", e assim por diante *ad nauseam*. Você agora poderia dizer "nós, logoterapeutas, afirmamos..."

Aderir à comunidade dos logoterapeutas ou, como diria o Prof. Ghougassian, ao "movimento" logoterapêutico não exige que você subscreva tudo que o Dr. Frankl disse ou escreveu. De tudo aquilo que me ouviu falar, ou leu em meus livros, você deve adotar apenas o que considerou convincente. Você não pode convencer os outros a respeito de algo que você mesmo não esteja convencido! Isso se aplica particularmente à convicção logoterapêutica de que a vida tem um sentido e que é incondicionalmente plena de sentido, o que significa que permanece plena de sentido sob qualquer condição, ela conserva o sentido até sob as condições mais miseráveis e, literalmente, até o último instante, até o último suspiro. Além disso, a morte, por si só, é dotada de sentido. Mas inclusive no caso de acreditar nisso, você deve estar preparado para encontrar e contrapor aqueles argumentos com que seus pacientes podem atacar seu ponto de vista, e essa é a razão pela qual você de tempos em tempos relê meus livros com o objetivo de munir-se de todos os argumentos que tornam sua posição inatacável.

Visto nessa perspectiva, pode-se estar inclinado a redefinir as profissões assistenciais, por último, mas não menos importante, chamadas mais especificamente a ajudar seus pacientes na básica e crucial aspiração humana de encontrar um sentido para suas vidas. Ao fazer isso, no entanto, aqueles que pertencem a essas profissões assistenciais, encontram retroativamente uma vocação e missão para eles mesmos, para suas próprias vidas. Bob Lesue e Mel Kimble devem lembrar muito bem da manhã no Hospital Geral de Viena quando estavam sentados no meu escritório com Paul E. Johnson e o jovem Toby Weiss à minha espera para discutir questões atuais de logoteoria e logoterapia. Quando cheguei, tinha um envelope fechado em minha mão: "Esta é minha resposta a um pedido que recebi do editor de *Who's Who in America*; ele me escolheu, juntamente com outras 99 pessoas, e pediu-nos um resumo de nossas vidas; fiz isso – e apontei para o envelope fechado – e gostaria de saber a opinião de vocês sobre o que escrevi", disse. E como um tiro de pistola, as palavras saíram da boca de Toby Weiss: "Você viu o sentido da sua vida em ajudar outras pessoas a ver um sentido em suas vidas". Palavra por palavra, era o que eu havia escrito!

A evolução da logoterapia diz respeito não apenas a sua aplicação em várias disciplinas, mas também aos seus fundamentos. Muito trabalho foi feito por vários autores para consolidar, confirmar e validar essas conclusões que, durante muito tempo, foram baseadas em fundamentos exclusivamente intuitivos, mais especificamente nas intuições de um adolescente chamado Viktor E. Frankl. Agora, a logoterapia tornou-se cientificamente estabelecida sobre os fundamentos da pesquisa baseada em (1) testes, (2) estatísticas e (3) experiências.

(1) Até hoje, dispomos de 10 testes logoterapêuticos, que devemos a Walter Bockmann, James C. Crumbaugh, Bernard Dansart, Bruno Giorgi, Ruth Hablas, R.R. Hutzell, Gerald Kovacic, Elisabeth S. Luckas, Leonard T. Maholick e Patricia L. Stark.

(2) Quanto às estatísticas, permita-me recorrer aos resultados da pesquisa conduzida por Brown, Casciani, Crumbaugh, Dansart, Durlak, Kratochvil, Lukas, Lunceford, Mason, Meier, Murphy, Planova, Popielski, Richmond, Roberts, Ruch, Sallee, Smith, Yarnell e Young. Estamos em dívida com todos eles pela evidência empírica de que, de fato, as pessoas podem encontrar, e realizar, um sentido em suas vidas, independentemente de sexo ou idade, QI ou formação acadêmica, ambiente ou caráter, e por fim, independentemente do fato de alguém ser ou não religioso, e se é, independentemente da confissão a que pertence. Os autores devem ter computado centenas de milhares de dados obtidos de milhares de pessoas com o objetivo de encontrar evidência empírica acerca do significado potencial incondicional da vida. O adolescente tinha razão...

Mas também no que diz respeito ao oposto, ao sentimento de falta de sentido ou, melhor dito, à neurose noogênica que dela deriva, muito foi feito com base em estatísticas. Eu só mencionei os 10 projetos de pesquisa que, embora conduzidos de modo independente um do outro, chegaram à consistente conclusão de que cerca de 20% das neuroses são noogênicas quanto à natureza e à origem (Frankl M. Buckley, Eric Kunger, Dietrich Langen, Elisabeth S. Luckas, Eva Niebauer-Kozdera, Kazimierz Popielski, Hans Joachim Prill, Nina Toll, Ruth Volhard, T.A. Werner).

(3) Quanto às experiências, L. Solyom, J. Garza-Perez, B.L. Ledwidge e C. Solyom(7) foram os primeiros a apresentar evidência experimental de que a técnica logoterapêutica da intenção paradoxal é eficaz. Mais recentemente, L. Michael Ascher e Ralph M. Turner(8, 9) elaboraram uma validação experimental controlada da eficácia clínica da intenção paradoxal em comparação com outras estratégias comportamentais.

O interesse em experiências não é relativamente recente, mas tem uma antiga tradição em minha vida. Já como estudante de medicina, eu trabalhava no laboratório neurofisiológico da Escola de Medicina da Universidade de Viena, dirigida pelo meu grande professor já falecido, Rudolf Allers, e eu estava envolvido em experiências de percepção visual. Mesmo como estudante secundarista, realizei experimentos no decorrer de uma aula sobre o fenômeno do reflexo psicogalvânico de Veraguth. E mesmo antes disso, aos 4 anos de idade, eu consigo me ver caminhando numa travessa do segundo distrito de Viena – era a Karmelitergasse – segurando a mão de minha mãe e de repente vindo com a revelação: Agora, mamãe, eu sei como descobrir um remédio para curar uma certa doença: você simplesmente reúne pessoas que querem tirar suas vidas, seja qual for o motivo, e que sofrem de alguma doença; então, elas têm de comer, ou beber, várias coisas, disse – lembro exatamente – pasta para engraxar sapatos ou petróleo; claro que elas podem morrer por causa dessas coisas, mas, afinal, elas não dão a mínima para suas vidas, de qualquer forma; por outro lado, elas podem se recuperar devido ao que você lhes deu para engolir e, nesse caso, você terá descoberto a cura para a respectiva doença... Na idade de 4 anos, ainda não me ocorreu a ideia de que, para começar, era melhor libertar o paciente do seu desejo de matar a si mesmo.

Por mais que valorizemos a base científica da logoterapia, estamos conscientes do preço a pagar. Desconfio que a logoterapia se tornou muito científica para se tornar popular no verdadeiro sentido do termo. Ironicamente, ela é muito revolucionária para ser completamente aceita nos círculos científicos. Pequena maravilha. Nossa concepção de uma vontade de sentido como a motivação básica do ser humano é uma bofetada no rosto de todas as atuais teorias da motivação que ainda estão baseadas no princípio da homeostase, que consideram o ser humano como um ser que visa apenas satisfazer impulsos e instintos, para satisfazer necessidades, e tudo isso somente para manter, ou restabelecer, um equilíbrio interno, um estado sem tensões. E todos os outros seres humanos que ele parece amar, e todas as causas às quais parece servir, são vistos como simples meios que servem para ele se livrar das tensões suscitadas pelos impulsos e instintos e pelas necessidades na medida em que elas não foram satisfeitas. Em outras palavras, a autotranscendência, que a logoterapia considera a essência da existência humana, foi totalmente excluída da imagem do ser humano que fundamenta as atuais teorias da motivação. No entanto, o homem não é um ser que está apenas ab-reagindo a seus instintos, nem que está apenas reagindo a estímulos, mas é um ser que está agindo no mundo, um "ser-no-mundo", para fazer uso da (frequentemente mal-interpretada) fraseologia de Heidegger, e o mundo em que ele está é repleto de outros seres e daqueles sentidos com os quais ele transcende a si mesmo. Mas como enfrentar os males e as enfermidades de nossa época que têm sua base na frustração da vontade de sentido, a não ser que se adote uma visão do ser humano focada na vontade de sentido como sua motivação?

O que é revolucionário, no entanto, não é apenas nosso conceito de vontade de sentido, mas também nosso conceito de sentido na vida. De fato, nós, logoterapeutas, quebramos um tabu; num romance de autoria de Nicholas Mosley(10), você pode encontrar uma declaração de que "há um tema no mundo atual que constitui um tabu da mesma forma que a sexualidade era outrora: é falar sobre a vida como se ela tivesse algum sentido". E me atrevo a dizer que nós, logoterapeutas, nos aventuramos, na realidade, a falar sobre vida como algo que sempre tem sentido. É evidente que isso é indispensável nos casos de neuroses noogênicas ou, nesse sentido, de frustração existencial. Aqui, a logoterapia se presta a uma terapia específica ou, para exprimi-lo em termos médicos profissionais, "ao método da escolha".

Com isso chegamos à questão de como selecionar e determinar o tratamento num caso específico. Pois bem, eu(11) não me canso de afirmar que o método da escolha num caso específico se resume a uma equação com duas variáveis: $\psi = x + y$.

X representa a personalidade única do cliente e Y a personalidade igualmente única do terapeuta. Em outras palavras, nem todo e cada método é aplicável para todo e cada cliente com o mesmo sucesso, nem todo e cada terapeuta é capaz de lidar com todo e cada método com igual sucesso. Quanto a adaptar o método ao cliente, invoco, como uma testemunha, o homem que introduziu o conceito de neurastenia na psiquiatria: Beard. Ele disse certa vez: "Se você tratar dois casos de neurastenia da mesma forma, terá tratado mal pelo menos um deles". E quanto a adaptar o método a si mesmo como terapeuta, cito o que outro clássico disse uma vez ao falar sobre o método que ele introduziu na psiquiatria: "Essa técnica comprovou ser o único método compatível com a minha individualidade. Eu não ouso negar que um médico completamente diferente possa se sentir impelido a adotar uma atitude distinta em relação aos seus pacientes e à tarefa que ele tem pela frente". O homem que disse isso foi Sigmund Freud(12).

Como se vê, não se pode individualizar demais. No entanto, é preciso não só modificar o método de acordo com a pessoa, mas também de acordo com a situação, ou seja, é preciso não só individualizar, mas também improvisar. No entanto, ambos podem ser ensinados e aprendidos, de preferência em demonstrações de casos em sala de aula, mas também através de publicações. Acredite, entre os melhores logoterapeutas ao redor do mundo, há alguns – e isso se aplica literalmente a psiquiatras desde a Terra Nova até a Nova Zelândia – com quem nunca me encontrei, nem troquei correspondência. Eles produziram publicações sobre sua aplicação bem-sucedida da logoterapia, tendo baseado seu trabalho unicamente na leitura dos meus livros!

Há inclusive pessoas que conseguiram aplicar a logoterapia com muito sucesso a si mesmas, logo após a leitura de um livro sobre o tema. Elas merecem ser elogiadas pela sua criação que se pode chamar de auto-biblio-logoterapia.

De tudo o que eu disse anteriormente, conclui-se que a logoterapia não é uma panaceia. E disso se conclui por sua vez que a logoterapia não apenas está "aberta para a cooperação com outras escolas", como salientei no início, mas também que sua combinação com outras técnicas deve ser encorajada e saudada. Dessa maneira, sua eficácia pode ser ampliada e expandida. E, talvez, Anatole Broyard(13) estivesse certo quando escreveu, naquela resenha de um livro meu que ele publicou no *The New York Times*: "Se 'shrink' [analista, encolher] é a expressão coloquial para o analista freudiano, o logoterapeuta deveria ser chamado 'stretch' [estender, esticar]". Assim, vamos estender o alcance da logoterapia. É melhor dizer, vamos continuar a fazer dessa maneira. Pois você já fez isso o tempo todo, não é mesmo? Afinal, você divulgou a mensagem da logoterapia por todo o mundo, através de todos os continentes. E há uma coisa que o presidente de uma organização internacional disse uma vez ao me introduzir, o orador, para a plateia, minha audiência: Dr. Frankl, você me lembra o imperador austríaco Carlos V. Costuma-se dizer que, no seu império mundial, o sol nunca se põe. Não é a logoterapia que, também, tem centros estabelecidos das Américas ao Japão?" E ele não estava certo?

Até aqui falamos sobre métodos. Mas métodos não são tudo. Psicoterapia é sempre mais do que mera técnica, e a ponto de necessariamente incluir um elemento de arte. E psicoterapia é sempre mais do que mera ciência, e a ponto de necessariamente incluir um elemento de sabedoria. Ambas formam uma totalidade e unidade onde desaparecem e se dissolvem as dicotomias, como as que existem entre técnica e encontro. Esses extremos formam uma base viável para intervenções psicoterapêuticas somente em situações excepcionais. Geralmente, o tratamento psicoterapêutico contém ambos os ingredientes, estratégias, por um lado, e, por outro lado, relações eu-tu. "A prática paira entre os polos extremos", disse na abertura do meu seminário sobre logoterapia na Universidade de Harvard, e ainda apresentei dois casos para ilustrar "os polos extremos"(14):

Uma jovem americana, estudante de música, procurou-me em Viena para uma análise. Visto que ela falava um gíria terrível da qual eu não consegui entender uma palavra, tentei encaminhá-la para um médico americano para que ele descobrisse o que a motivou a aconselhar-se comigo. Ela não o consultou, contudo, e quando nos encontramos na rua, ela me explicou: "Veja, doutor, assim que lhe contei o meu problema, senti tamanho alívio que não precisei mais de ajuda". Assim, até hoje não sei qual foi a razão que a levou a me procurar. E agora apresento a outra história, que representa o outro extremo(14):

Em 1941, fui chamado numa manhã pela Gestapo e recebi a ordem de vir ao escritório central. Fui até lá na expectativa de ser imediatamente enviado para um campo de concentração. Um agente da Gestapo estava à minha espera numa das unidades; ele começou a me interrogar. Mas logo mudou de assunto e começou a me perguntar sobre temas como: O que é psicoterapia? O que é uma neurose? Como tratar um caso de fobia? Em seguida, ele começou a se debruçar sobre um caso específico – o caso de "seu amigo". Entretanto, imaginei que era seu próprio caso que ele desejava discutir comigo. Iniciei uma terapia de curto prazo (mais especificamente, apliquei a técnica logoterapêutica da intenção paradoxal); aconselhei-o a dizer a "seu amigo" o que ele deveria fazer no caso de a ansiedade surgir. Essa sessão terapêutica não estava baseada numa relação eu-tu, mas numa relação eu-ele. De qualquer forma, o agente da Gestapo me reteve por horas, e eu continuei a tratá-lo dessa forma indireta. É claro que não fui capaz de descobrir qual foi o efeito dessa terapia de curto prazo. Para minha família e para mim, foi algo que salvou nossas vidas no momento, pelo que nos foi permitido permanecer em Viena durante um ano antes de sermos enviados para um campo de concentração.

Senhoras e senhores, espero que me perdoem por lhes falar nesse espírito anedótico, mas exatamente como Baruch Espinoza escolheu para sua obra fundamental o título *Ethica Ordine Geometrico Demonstrata*(15), talvez me permitam apresentar-lhes o que se pode chamar de "Logoterapia Ordine Anecdotico Demonstrata". Mas voltando a falar sério, o que quero transmitir-lhes é que não temos que descartar depreciativamente as técnicas. Quanto à técnica logoterapêutica da intenção paradoxal, porém, L. Michael Ascher pode estar certo ao se referir a ela como algo singular: "A maioria das abordagens terapêuticas tem técnicas específicas que não são especialmente úteis ou relevantes para os sistemas terapêuticos alternativos. Mas existe uma importante exceção nessa observação, ou seja, a intenção paradoxal. Trata-se de uma exceção porque muitos profissionais que representam uma grande variedade de diferentes abordagens da psicoterapia incorporaram essa intervenção em seus sistemas tanto na prática como na teoria"(16).

Não creio que devemos desaprovar tais "incorporações". Afinal de contas, não tratamos os pacientes *ad maiorem gloriam logotherapiae* com o intuito de aumentar a notoriedade da logoterapia, mas é o benefício de nossos pacientes que está em jogo.

Mas agora vamos proceder a uma mudança, em vez de olhar para a frente, para "o futuro da logoterapia", como fizemos no início, vamos olhar para trás, para o seu passado, por algum tempo. Verifica-se que a lei biogenética de Ernst Haeckel, segundo a qual a ontogênese é uma versão simplificada da filogênese, também é válida para a logoterapia, "a terceira escola de psicoterapia de Viena", como alguns autores a chamam. Eu era associado, de uma forma ou de outra, à escola de Freud e de Adler. Como estudante secundarista, troquei correspondência com Sigmund Freud, e como estudante de medicina encontrei-me com ele e ao me apresentar – "Meu nome é Viktor E. Frankl" – ele reagiu imediatamente, dizendo: "Viktor E. Frankl? Czerningasse n. 6, apartamento n. 25 – certo?" "Exato." Ele sabia meu endereço de cor, após anos de troca de correspondência. Já em 1924, um artigo de minha autoria foi publicado por ele em seu *International Journal of Psychoanalysis* e não mais de um ano depois, em 1925, publiquei um artigo no *International Journal of Individual Psychology*, de Alfred Adler. Para se certificar, dois anos mais tarde ele insistiu para que eu fosse expulso da escola adleriana – eu havia sido pouco ortodoxo.

E o que dizer da opinião de que cada fundador de uma escola psicoterapêutica em última análise descreve em seu sistema a sua própria neurose e escreve em seus livros o histórico de seu próprio caso? Bem, não estou autorizado a falar, neste contexto, de Sigmund Freud e Alfred Adler, mas, no que diz respeito à logoterapia, admito, de bom grado e de imediato, que, quando jovem, tive de atravessar o inferno do desespero por causa da aparente falta de sentido da vida, atravessar o niilismo total e derradeiro. Mas eu lutei com ele assim como Jacó fez com o anjo até que consegui "dizer sim para a vida apesar de tudo", até que consegui desenvolver imunidade contra o niilismo. Eu desenvolvi a logoterapia. É lamentável que outros autores, em vez de imunizar seus leitores contra o niilismo, inoculam neles seu próprio cinismo, que é um mecanismo de defesa, ou formação reativa, que eles erigiram contra o seu próprio niilismo(17).

É lamentável porque hoje mais do que nunca o desespero por causa da aparente falta de sentido da vida se tornou uma questão urgente e atual em escala mundial. Nossa sociedade industrial é incapaz de satisfazer toda e cada necessidade, e nossa sociedade de consumo inclusive cria algumas necessidades com o objetivo de satisfazê-las. A necessidade mais importante, porém, a necessidade básica de sentido, permanece – frequentemente – ignorada e negligenciada. E ela é tão "importante" porque assim que a vontade de sentido do homem é realizada, ele se torna feliz, e se torna apto e capaz de sofrer, de lidar com frustrações e tensões, e – se necessário – está preparado para dar sua vida. Basta olhar para os diversos movimentos de resistência política no decorrer da história e no presente. Por outro lado, se a vontade de sentido do ser humano está frustrada, ele está igualmente inclinado a tirar a própria vida, e ele faz isso em meio ao, e apesar do, bem-estar e da abundância que o rodeiam. Basta observar os impressionantes números de suicídios nos típicos estados de bem-estar, como a Suécia e a Áustria.

Na década de 1970, o *The American Journal of Psychiatry*, ao fazer a resenha de um livro de minha autoria, caracterizou a mensagem da logoterapia como a "fé incondicional em um sentido incondicional" e levantou a seguinte pergunta: "O que poderia ser mais pertinente agora que entramos em 1970?" No início dos anos de 1980, Arthur G. Wirth(18) expressou sua convicção de que "a logoterapia tem especial relevância durante essa transição crucial", com o que ele se refere à transição para "uma sociedade pós-petróleo". Na realidade, acredito que a crise energética é não só um risco, mas também uma oportunidade. Ela pode ser um incentivo para mudar o acento e a ênfase dos meros meios para os sentidos, dos bens materiais para as necessidades existenciais. Há uma escassez de energia. Mas a vida jamais poderá tornar-se escassa de sentido.

O Prof. Ghougassian Hougassian elaborou o conceito de um "movimento" logoterapêutico. Se esse for o caso, certamente ele pertence aos movimentos de direitos humanos. Ele se concentra no direito humano à vida com o máximo de sentido possível.

Senhoras e senhores, conclui meu primeiro livro com a sentença de que a logoterapia "é uma terra de ninguém. E todavia – é a terra da promessa!" Isso foi há 35 anos [sic]. Nesse meio-tempo, a "terra de ninguém" se tornou habitada. Prova disso é este congresso. E estes textos comprovam que também a "promessa" está em vias de ser cumprida. O programa é como uma visita panorâmica através das inúmeras e variadas paisagens e campos da "terra da promessa". E trata-se de uma visita guiada, graças ao nosso guia, Prof. Ghougassian.

Referências

(1) FRANKL, V.E. "Psychotherapy on Its Way to Rehumanization". *The International Forum for Logotherapy*, 3 (2), 1980, p. 3-9.

(2) RABBI YEHUDA LEOVE BEN BEZALEL. *The Book of Divine Power*: Introduction on the Diverse Aspects and Levels of Reality. Cracow, 1582 [Trad. de Shlomo Mallin. Nova York: Feldheim, 1975].

(3) BULKA, R.P. "Is Logotherapy Authoritarian?" *Journal of Humanistic Psychology*, 18 (4), 1978, p. 45-54.

(4) LUKAS, E.S. *Auch dein Leben hat Sinn*: Logotherapeutische Wege zur Gesundung. Friburgo: Herder, 1980.

(5) TORELLO, J.B. "Viktor E. Frankl, l'homme". In: FRANKL, V.E. *La psychothérapie et son image de l'homme*. Paris: Resma, 1970.

(6) FABRY, J.B.; BULKA, R.P. & SAHAKIAN, W.S. (eds.). *Logotherapy in Action*. Nova York: Aronson, 1979.

(7) SOLYOM, L.; GARZA-PEREZ, J.; LEDWIDGE, B.L. & SOLYOM, C. "Paradoxical Intention in the Treatment of Obsessive Thoughts: A Pilot Study". *Comprehensive Psychiatry*, 13 (3), 1972, p. 291-297.

(8) TURNER, R.M. & ASCHER, L.M. "Controlled Comparison of Progressive Relaxation, Stimulus Control, and Paradoxical Intention Therapies for Insomnia". *Journal of Consulting and Clinical Psychology*, 47 (3), 1979, p. 500-508.

(9) ASCHER, L.M. & TURNER, R.M. "A comparison of two methods for the administration of paradoxical intention". *Behav. Res. and Therapy*, 18, 1980, p. 121-126.

(10) NICHOLAS MOSLEY. *Natalie Natalia*. Nova York: Coward, McCann and Geoghegan, 1971

(11) FRANKL, V.E. *The Will to Meaning*: Foundations and Applications of Logotherapy. Nova York: New American Library, 1981.

(12) SIGMUND, F. Apud *Sandoz Psychiatric Spectator*, 2 (1).

(13) BROYARD, A. *The New York Times*, 26/11/1975.

(14) FRANKL, V.E. *Psychotherapy and Existentialism*: Selected Papers on Logotherapy. Nova York: Touchstone, 1978.

(15) BENEDICTUS DE SPINOZA. *Opera Quae Supersunt Omnia*. Lipsiae: Tauchnitz, 1843.

(16) ASCHER, L.M. "Paradoxical Intention". In: GOLDSTEIN, A. & FOA, E.B. (eds.). *Handbook of Behavior Interventions*. Nova York: Wiley, 1980.

(17) FRANKL, V.E. *The Unheard Cry for Meaning*: Psychotherapy and Humanism. Nova York: Touchstone, 1979.

(18) WIRTH, A.G. "Logotherapy and Education in a Post-Petroleum Society". *The International Forum for Logotherapy*, 2 (3), 1980, p. 29-32.

Notas à 4ª edição

Nota 1

No contexto da etiologia do vazio existencial são dignas de nota as considerações dos psiquiatras Wolfgang G. Jilek e Louise Jilek-Aall (Universidade de British Columbia. Vancouver, Canadá), que foram expostas no First Wold Congress of Logotherapy (San Diego, Califórnia, de 6 a 8 de novembro de 1980): "For an increasing number of North American Indian teenagers, suicide is the only meaningful act in a life that appears meaningless to them. In four years, the number of suicides among Indians in Canada has doubled (Department of National Health and Welfare, 1979). On a reservation in Ontario, the suicide rate went up to eight times the previous figures (Ward and Fox, 1976). The underlying conflicts we uncovered were quite remote from the psychosexual complexes of psychoanalytic theory. We came to recognize the restricted validity of psychodynamic theories extrapolated from the free associations of a pre-World-War I European upper middleclass clientele" ["Para um número crescente de índios adolescentes da América do Norte, o suicídio é o único ato com sentido numa vida que lhes parece sem sentido. Em quatro anos, o número de suicídios entre os índios do Canadá duplicou (Departamento Nacional de Saúde e Bem-Estar, 1979). Em uma reserva em Ontário, a taxa de suicídio se elevou em oito vezes em relação aos dados anteriores (WARD & FOX, 1976). Os conflitos subjacentes que descobrimos estavam muito distantes dos complexos psicossexuais da teoria psicanalítica. Chegamos a reconhecer a validade restrita das teorias psicodinâmicas extrapoladas a partir da livre-associação de uma clientela de classe média alta europeia do período anterior à Primeira Guerra Mundial"]. A causa dos suicídios dos índios pesquisados era – como descobriram os pesquisadores mencionados – a evidente desintegração das tradições: "The structure of most traditional native cultures desintegrated" ["A estrutura da maioria das culturas nativas tradicionais havia se desintegrado"].

Nota 2

Já existem dez trabalhos científicos que apresentam resultados convergentes no sentido de que se deve contar com cerca de 20% de neuroses noógenas. Devemos essas investigações a Frank M. Buckley, Eric Klinger, Gerald Kovacic, Dietrich Langen, Elisabeth S. Lukas, Eva Niebauer-Kozdera, Kazimierz Popielski, Hans Joachim Prill, Nina Toll, Ruth Volhard e T.A. Werner (cf. KLINGER, E. *Meaning and Void*. Mineápolis: University of Minnesota Press, 1977).

Nota 3

Atualmente existem dez testes logoterapêuticos: o teste PIL (purpose in life), de James C. Crumbaugh y Leonard T. Maholick ("Eine experimentelle Untersuchung im Bereich der Existenzanalyse. Ein psychometrischer Ansatz zu Viktor Frankls Konzept der 'noogenen Neurose'". In: PETRILOWITSCH, N. (ed.). *Die Sinnfrage in der Psychotherapie*. Darmstadt: Wissenschaftliche Buchgesellschaft, 1972). • O Teste Song (seeking of noetic goals) e o Teste Mile (the meaning in life evaluation scale), de James C. Crumbaugh ("Seeking of Noetic Goals Test". *Journal of Clinical Psychology*, jul./1977, vol. 33, n. 3, p. 900-907). • O Teste de Escala de Valores de Atitude [Attitudinal Values Scale-Test], de Bernard Dansart (*Development of a Scale to Measure Attitudinal Values as Defined by Viktor Frankl*. Dissertação. Northern Illinois University, 1974). • O Teste "Life Purpose Questionnaire", de R.R. Hutzell e Ruth Hablas (conferência ditada no Primeiro Congresso Mundial de Logoterapia, em San Diego, Califórnia). • O Logo-Teste, de Elisabeth S. Lukas (Viena: Deuticke, 1986). • O Teste S.E.E. (*Sinn-Einschätzung und –Erwartung* [Valoração e expectativa de sentido]), de Walter Böckmann (*Sinn-orientierte Leistungsmotivation und Mitarbeiterführung* – Ein Beitrag der Humanistischen Psychologie, insbesondere der Logotherapie nach Viktor E. Frankl, zum Sinn-Problem der Arbeit. Stuttgart: Enke, 1980). • Os três testes que se encontram em elaboração e que devemos a Gerald Kovacic (Universidade de Viena), Bruno Giorgi (Universidade de Dublin) e Patricia L. Starck (Universidade de Alabama).

Nota 4

Investigações estritamente empíricas apontam que a logoterapia, em certas circunstâncias, pode ajudar até doentes terminais a encontrar um sentido na vida (para não dizer, no morrer). Essas investigações foram realizadas por Terry E. Zuehlke e John T. Watkins com base e com ajuda do Teste Purpose in Life, de James C. Crumbaugh e Leonardo T. Maholick e posteriormente publicadas com o título "The use of psychotherapy with dying patients (An exploratory study)", no *Jornal of Clinical Psychology* (31, 1975, p. 729-732) e também com o título "Psychotherapy with terminally ill patients", na revista *Psychotherapy*: Theory, Research and Practice (14, 1977, p. 403-410). Até foi possível quantificar "the effectiveness of logotherapy with terminally ill patients" ["a efetividade da logoterapia com pacientes terminais"]: "The patients experienced a significant increase in their sense of purpose and meaning in their lives as measured by the Purpose in Life Test" ["Os pacientes experimentaram um aumento significativo no senso de objetivo e sentido em suas vidas conforme mensurado pelo Teste Purpose in Life"].

Nota 5

O Prof. L. Michael Ascher, assistente de Wolpe na Clínica Universitária de Terapia Comportamental da Filadélfia, considera digno de nota que a maior parte dos sistemas psicoterapêuticos tenham desenvolvido métodos que não podem ser utilizados por representantes de outros sistemas. No entanto, sempre segundo Ascher, a técnica logoterapêutica da intenção paradoxal é aí uma exceção, na medida em que "muitos psicoterapeutas das mais diversas orientações integram essa técnica ao seu próprio sistema". "In the past two decades, paradoxical intention has become popular with a variety of therapies impressed by the effectiveness of the technique" ["Nas duas últimas décadas, a intenção paradoxal se tornou popular junto a diversas terapeutas, impressionados pela efetividade da técnica"] ("Paradoxical Intention". In: GOLDSTEIN, A. & FOA, E.B. (eds.). *Handbook of Behavioral Interventions*. Nova York: John Wiley, 1980). Ascher pensa inclusive que se desenvolveram métodos de terapia comportamental que, simplesmente, são "traduções da intenção paradoxal no campo da teoria da aprendizagem", algo que se aplica em particular aos métodos chamados de "implosão" ["implosion"] e de "saciedade" ["satiation"]. Por sua vez, o Prof. Irvin D. Yalom, da Universidade de Stanford, opina que a técnica logoterapêutica da intenção paradoxal antecipou o método introduzido por Milton Erickson, Jay Haley, Don Jackson e Paul Watzlawick, denominado *sympton prescription* ["prescrição do sintoma"] (*Existential Psychotherapy*". Nova York: Basic Books, 1980, cap. "The Contributions of Viktor Frankl").

No que se refere à "efetividade" terapêutica da intenção paradoxal, a qual, na opinião de Ascher, teria tornado essa técnica tão "popular", remetemos – para escolher um único exemplo – a um caso de *incapacitating erythrophobia* ["eritrofobia incapacitante"], que Y. Lamontagne conseguiu curar em quatro sessões, apesar de a doença ter persistido durante 12 anos ("Treatment of Erythrophobia by Paradoxical Intention". *The Journal of Nervous and Mental Disease*, 166(4), 1978, p. 304-406).

Nota 6

Igualmente a demonstração experimental da importância e efetividade terapêutica da técnica da intenção paradoxal deve-se ao trabalho de L. Michael Ascher, da Clínica Wolpe. Em geral, demonstrou-se que essa técnica logoterapêutica tem o mesmo valor que as diversas "intervenções" da terapia comportamental. No entanto, nos casos de distúrbios ao adormecer, e também nos casos de distúrbios neuróticos da micção, o método logoterapêutico foi inclusive superior. No que se refere aos casos de distúrbios ao adormecer, os pacientes de Ascher precisavam originalmente em média 48,6 minutos para adormecer. Depois de dez semanas de tratamento com a terapia comportamental, eram em média 39,36 minutos. No entanto, se a seguir se aplicasse a intenção paradoxal durante duas semanas, eram em média apenas 10,2 minutos (ASCHER, L.M. & EFRAN, J. Use of paradoxical intention in a behavioral program for sleep onset insomnia. *Journal of Consulting and Clinical Psychology*, 46, 1978, p. 547-550). "Paradoxical intention significantly reduced sleep complaints in contrast to placebo and waiting list control groups" ["A intenção paradoxal reduziu significativamente as queixas por causa do sono em contraste os grupos de controle: de placebo e de lista de espera"] (TURNER, R.M. & ASCHER, L.M. "Controlled Comparison of Progressive Relaxation, Stimulus Control, and Paradoxical Intention Therapies for Insomnia". *Journal of Consulting and Clinical Psychology*, vol. 47, n. 3, 1979, p. 500-508.)

Nota 7

Ascher não conseguiu observar sintomas substitutivos após a aplicação da intenção paradoxal. Ele também se opõe a atribuir a intenção paradoxal à sugestão: "Paradoxical intention was effective even though the expectations of the clients were assumed to be in opposition to the functioning of the technique" ["A intenção paradoxal foi efetiva apesar de que, como se supõe, as expectativas dos clientes estavam em oposição ao funcionamento da técnica"] (ASCHER, L.M. "A review of literature on the treatment of insomnia with paradoxical intention", trabalho inédito).

Nota 8

Edith Weisskopf-Joelson se manifestou numa ocasião que a intenção paradoxal só tem a ver com a logoterapia na medida em que são criações da mesma pessoa. Não posso concordar com isso. Ao contrário, parece-me que a intenção paradoxal é, em última instância, eficaz com base numa restauração de uma confiança primordial na existência, e essa confiança, essa crença no mote da figura de Anzengruber: "Nada pode te acontecer" é o antagonista ideal do medo: trata-se do medo ao medo ou do medo de si mesmo. Ou ainda, como diz um antigo provérbio estadunidense: "Fear knocked at the door. Faith answered, and no one was there" ["O medo bateu à porta. A fé respondeu, mas não havia ninguém lá fora"].

Seleção da literatura sobre logoterapia

Organizado pelo Prof.-Dr. Eugenio Fizzotti

A bibliografia está completa apenas no que diz respeito às seções I (livros) e III (dissertações). Uma bibliografia em inglês foi publicada na *Analecta Frankliana: The Proceedings of the First World Congress of Logotherapy* (Berkeley: Institute of Logotherapy Press, 1981) e pode ser obtida por meio do Institute of Logotherapy (1 Lawson Road, Berkeley, Califórnia 94707, USA). Uma bibliografia detalhada encontra-se no artigo de Eugenio Fizzotti, "Viktor E. Frankl" (*Orientamenti Pedagogici*, 17, 1970, p. 607).

I – Livros

BÖCKMANN, W. *Heilen zwischen Magie und Maschinenzeitalter* – Ein Beitrag der Humanistischen Psychologie, insbesondere der Logotherapie nach Viktor E. Frankl, zum Phänomen des Heilens. Bielefeld: Littera, 1981.

_____. *Sinn-orientierte Leistungsmotivation und Mitarbeiterführung* – Ein Beitrag der Humanistischen Psychologie, insbesondere der Logotherapie nach Viktor E. Frankl, zum Sinn-Problem der Arbeit. Stuttgart: Enke, 1980.

BÖSCH, D. *Friedenspadagogik im Unterricht* – Theorie und Praxis der Logotherapie Viktor E. Frankls und ihre Bedeutung für unterrichtliches Planen und Handeln. Oldenburg: Universität Oldenburg/Zentrum für psychologische Berufspraxis, 1982.

BULKA, R.P. *The Quest for Ultimate Meaning* – Principies and Applications of Logotherapy. Nova York: Philosophical Library, 1979 [com Prefácio de Viktor E. Frankl].

BULKA, R.P.; FABRY, J. & SAHAKIAN, W.S. *Logotherapy in Action*. Nova York: Aronson, 1979 [com Prefácio de Viktor E. Frankl].

BÜSCHEMEYER, U. *Die Sinnfrage in Psychotherapie und Theologie* – Die Existenzanalyse und Logotherapie Viktor E. Frankls aus theologischer Sicht. Berlim/Nova York: Walter de Gruyter 1977.

CRUMBAUGH, J.C. *Everything to Gain* – A Guide to Self-fulfillment Through Logoanalysis. Chicago: Nelson-Hall, 1973.

CRUMBAUGH, J.C.; WOOD, W.M. & WOOD, W. *Logotherapy* – New Help for Problem Drinkers. Chicago: Nelson Hall, 1980 [com Prefácio de Viktor E. Frankl].

DIENELT, K. *Von der Psychoanalyse zur Logotherapie*. Munique/Basileia: Ernst Reinhardt, 1973 [Uni-Taschenbücher 227].

_____. *Dybdepsykologi og pedagogikk* – Fra Freud til Frankl. Oslo: Fabritius & Sonners, 1970.

_____. *Von Freud zu Frankl*. Viena: Osterreichischer Bundesverlag, 1967.

_____. *Opvoeding tot verantwoordlijkeit* – Gezien vanuit de existenzanalyze van Viktor E. Frankl. Pax's-Gravenhage, 1962.

_____. *Erziehung zur Verantwortlichkeit* – Die Existenzanalyse Viktor E. Frankls und ihre Bedeutung für die Erziehung. Viena: Österreichischer Bundesverlag, 1955.

FABRY, J.B. *Logotherapeia*. Atenas: Eptalophos, 1981.

_____. *Geef zin aan je leven* – Werken rnit Frankl's logotherapie. Roterdã: Lemniscaat, 1980.

_____. *La busqueda de significado* – La logoterapia aplicada a la vida. México: Fondo de Cultura Economica, 1977 [Prólogo de Viktor E. Frankl].

_____. *Frankl's Logotherapy*. Tóquio: Ushio Shuppan, 1976.

_____. *Das Ringen um Sinn* – Eine Einführung in die Logotherapie. Freiburg im Breisgau: Herder, 3 edições, 1973-1980.

_____. *Introduzione alia logoterapia*. Roma: Astrolabio, 1970.

_____. *The Pursuit of Meaning* – Viktor E. Frankl, Logotherapy and Life. Nova York: Harper & Row, 6 edições, 1968-1980 [Prefácio de Viktor E. Frankl].

FIZZOTTI, E. *Angoscia e personalita* – L'antropologia in Viktor E. Frankl. Nápoles: Dehoniane, 1980.

_____. *Da Freud a Frankl* – Interrogantes sobre el vacio existencial. Pamplona: Universidad de Navarra, 1977.

_____. *La logoterapia di Frankl* – Un antidoro alia disumanizzazione psicanalitica. Milão: Rizzoli, 1974.

FRANKL, V.E. *Teoria e Terapia das Neuroses*. São Paulo: É Realizações, 2016.

_____. *O sofrimento de uma vida sem sentido*. São Paulo: É Realizações, 2015.

_____. *A vontade de sentido* – Fundamentos e aplicações da logoterapia. São Paulo: Paulus, 2011.

_____. *Psicoterapia para todos* – Uma psicoterapia coletiva para contrapor-se à neurose coletiva. Petrópolis: Vozes, 1991.

_____. *Em busca de sentido* – Um psicólogo no campo de concentração. São Leopoldo/Petrópolis: Sinodal/Vozes, 1985.

_____. *Die Sinnfrage in der Psychotherapie*. Munique: Piper, 1981 [Prefácio de Franz Kreuzer].

_____. *Heeft et leven zin?* – Een moderne Psychotherapie. Roterdã: Donker, 1981.

_____. *El hombre en busca de sentido*. Barcelona: Herder, 2 edições, 1980-1981.

_____. *Ante el vacio existencial* – Hacia una humanizacion de la psicoterapia. Barcelona: Herder, 1980.

_____. *The Unconscious God*. Waegwan: Benedict, 1980.

_____. *Se ja vir die lewe*. Cidade do Cabo: Tafelberg-Uitgewers Beperk, 1980.

_____. *Elarnan tarkoitusta etsimässä*. Helsinque: Otava, 1980.

_____. *Bog podsvijesti* – Psihoterapija i religija (serbokroatisch). Odra-Zagreb: Oko tri ujutro, 1980.

_____. *The Unconscious God*. Nicosia: Tamassos, 1980.

_____. *Der overhorte rab om mening*. Copenhague: Gyldendal, 1980.

_____. *Den ubevidste Gud* – Psykoterapi og religion. Copenhague: Gad, 1980.

_____. *De wil zinvol te leven* – Logotherapie ais hulp in deze tijd. Roterdã: Lemniscaat, 1980.

_____. *Der Mensch vor der Frage nach dem Sinn* – Eine Auswahl aus dem Gesamtwerk. Munique: Piper, 3 edições, 1979-1982 [Prefácio de Konrad Lorenz].

_____. *The Will to Meaning*. Tóquio: Brein Shuppan, 1979.

_____. *Shim lee yo boup gua hyun dä yin (Psychotherapy and Existentialism)*. Waegwan: Benedict, 1979.

_____. *The Will to Meaning*. Waegwan: Benedict, 1979.

_____. *La sofferenza di una vita senza senso* – Psicoterapia per l'uomo d'oggi. Leumann/Turim: Elle Di Ci, 1978.

_____. *Fondamenti e applicazioni della logo terapia*. Turim: Societa Editrice Internazionale, 1977.

_____. *lhmisyyden rajalla*. Helsinque: Otava, 2 edições, 1978-1981.

_____. *De zin van het bestaan* – Een inleiding tot logotherapie. Roterdã: Donker, 2 edições, 1978-1980.

_____. *The Unheard Cry for Meaning* – Psychotherapy and Humanism. Nova York/Londres: Simon and Schuster/Hodder and Stoughton, 4 edições, 1978-1979.

_____. *Zasto se niste ubili?* – Uvod u logoterapiju (serbokroatisch). Odra--Zagreb: Oko tri ujutro, 1978.

_____. *Nieuswiadominov Bog*. Warschau: Instytut Wydawniczy "Pax", 1978.

_____. *Psychoterapia dia kazdego*. Warschau: Instytut Wydawniczy "Pax", 1978.

_____. *Fundamentos antropológicos da psicoterapia*. Rio de Janeiro: Zahar, 1978.

_____. *Das Leiden am sinnlosen Leben* – Psychotherapie für heute. Freiburg im Breisgau: Herder, 6 edições, 1977-1981.

_____. *...trotzdem Ja zum Leben sagen* – Ein Psychologe erlebt das Konzentrationslager. Munique: Kösel-Verlag, 5 edições, 1977-1981.

_____. *La presencia ignorada de Dios* – Psicoterapia y religion. Barcelona: Herder, 3 edições, 1977-1981.

_____. *A psicoterapia na prática*. São Paulo: Editora Pedagógica e Universitária, 1976.

_____. *The Unconscious God* – Psychotherapy and Theology. Nova York/Londres: Simon and Schuster/Hodder and Stoughton, 6 edições, 1975-1978.

_____. *Dio nell'inconscio* – Psicoterapia e religione. Bréscia: Morcelliana, 2 edições, 1975-1977.

_____. *Waarom leve ek.* Cidade do Cabo/Pretória: Hollandsch Afrikaansche Uitgevers Maatschappij, 1975.

_____. *Le dieu inconscient.* Paris: Resma, 1975.

_____. *Anthropologische Grundlagen der Psychotherapie.* Berna/Stuttgart/ Viena: Hans Huber, 1975.

_____. *Alia ricerca di un significato della vira* – I fondamenti spiritualisti della logoterapia. Milão: Múrsia, 2 edições, 1974-1980.

_____. *Dzugum gua salang.* Seul: Park moon wung, 1974.

_____. *Psicoterapia e sentido da vida* – Fundamentos da logoterapia e análise existencial. São Paulo: Quadrante, 1973.

_____. *Der Wille zum Sinn* – Ausgewahlre Vortrage über Logotherapie. Berna/Stuttgart/Viena: Hans Huber, 3 edições, 1972-1982.

_____. *Anazitontas noima, zois kai eleytherias* – S'ena stratopedo sigkentroscos. Atenas: Eptalophos e Nicosia: Thamassos, 3 edições, 1972-1979.

_____. *Der Mensch auf der Suche nach Sinn* – Zur Rehumanisierung der Psychotherapie. Friburgo im Breisgau: Herder, 8 edições, 1972-1977 [esgotado].

_____. *Gendaijin no yamai* (em japonês) (Psychotherapy and Existentialism). Tóquio: Maruzen, 3 edições, 1972-1977.

_____. *Psykoterapie og eksistens.* Oslo: Gyldendal Norsk Forlag, 1972.

_____. *Homo patiens. Interpretazione umanistica della sofferenza.* Varese: Edizione O. A. R. L., 1972.

_____. *Psychotherapie für den Laien. Rundfunkvortrage über Seelenheilkunde.* Friburgo im Breisgau: Herder, 9 edições, 1971-1981 (Psychotherapie für jedermann).

_____. *Homo patiens.* Warschau: Instytut Wydawniczy "Pax", 2 edições, 1971-1976.

_____. *Vilje til mening.* Oslo: Gyldendal Norsk Forlag, 2 edições, 1971-1975.

_____. *Psykiatri og sjalsorg.* Copenhague: Gyldendal, 1971.

_____. *La psychothérapie et son image de l'homme.* Paris: Resma, 2 edições, 1970-1974.

_____. *Ha'adam mechapes ma'schmauth, Mimachanoth harnaweth el ha' existenzialism*. Tel Aviv: Dvir, 11 edições, 1970-1981.

_____. *Psykologiens menneskebillede*. Copenhague: Munksgaard, 1970.

_____. *Viljan till mening*. Estocolmo: Bokförlager Aldus/Bonniers, 1970.

_____. *The Will to Meaning* – Foundations and Applications of Logotherapy. Nova York/Londres: New American Library/Scarborough, 7 edições, 1969-1981.

_____. *Livet rnaste ha mening*. Estocolmo: Bokförlaget Aldus/Bonniers, 6 edições, 1968-1977.

_____. *O homem incondicionado*. Coimbra: Armenio Amado, 1968.

_____. *Psykologi og eksistens*. Copenhague: Gyldendal Forlagstrykkeri, 8 edições, 1967-1979.

_____. *Psychotherapy and Existentialism, Selected Papers on Logotherapy*. Nova York/Londres: Simon and Schuster/Souvenir, 10 edições, 1967-1978.

_____. *Uno psicologo nei lager*. Milão: Ares, 3 edições, 1967-1978.

_____. *Tsung Chi-chung-ying Shuo-tao Tsuen-Tsai-chu-vi*. Taichung/Taiwan: Kuang-chi, 8 edições, 1967-1977.

_____. *Un psychiatre deporte témoigne*. Lyon: Du Chalet, 1967.

_____. *Kjempende livstro*. Oslo: Gyldendal Norsk Forlag, 3 edições, 1966.

_____. *La idea psicologica dei hombre*. Madri: Rialp, 3 edições, 1965-1981.

_____. *Teoria y terapia de las neurosis*. Madri/Buenos Aires: Gredos/Jose Ferrer, 1964.

_____. *Man's Search for Meaning* – An Introduction to Logotherapy. Nova York/Londres/Taipei Taiwan (China)/Índia: Simon and Schuster/Hodder and Stoughton/Caves Book/Allahabad Saint Paul Society, 59 edições, 1963-1980.

_____. *Um psicólogo no campo de concentração*. Lisboa: Aster, 1963-1968.

_____. *Teoria e terapia delle nevrosi*. Bréscia: Morcelliana, 2 edições, 1962-1978.

_____. *Der unbewusste Gott*. Tóquio: Misuzu Shobo 1962.

_____. *Logos und Existenz*. Tóquio: Misuzu Shobo, 1962.

_____. *Psycholog w obozie koncentracyjnym*. Warschau: "Pax", 1962.

_____. *Theorie und Therapie der Neurosen*. Tóquio: Misuzu Shobo, 1961.

_____. *Das Menschenbild der Seelenheilkunde*. Tóquio: Misuzu Shobo, 1961.

_____. *From Death-Camp to Existentialism* – A Psychiatrist's Path to a New Therapy. Boston: Beacon, 4 edições, 1959-1962 [esgotado].

_____. *Livet har mening*. Estocolmo: Svenska Kyrkans Diakonistyreles Bok-förlaget, 2 edições, 1959-1960.

_____. *Das Menschenbild der Seelenheilkunde* – Drei Vorlesungen zur Kritik des dynamischen Psychologismus. Stuttgart: Hippokrates-Verlag, 1959.

_____. *Den ornedvetne guden*. Uppsala: Bokförlaget Medborgarskolan, 1959.

_____. *Medische zielzorg* – Inleiding tot logotherapie en existentieanalyse. Utrecht: Uitgeverij Erven J. Bijleveld, 1959.

_____. *Shi to ai* – Zitsuzonbunseki nyumon. Tóquio: Misuzu Shobo, 2 edições, 1957-1961.

_____. *Shinri ryoho-no 26 sho*. Tóquio: Misuzu Shobo, 2 edições, 1957-1961.

_____. *Theorie und Therapie der Neurosen* – Einführung in Logotherapie und Existenzanalyse. Munique/Basileia: Ernst Reinhardt, 4 edições, 1956-1975 [Uni-Taschenbücher 457].

_____. *Livet har mening*. Oslo: Johan Grundr Tanum Forlag, 2 edições, 1956-1967.

_____. *Yoru to kiri*. Tóquio: Misuzu Shobo, 2 edições, 1956-1961.

_____. *The Doctor and the Soul* – From Psychotherapy to Logotherapy. Nova York/Londres: Alfred A. Knopf/Souvenir, 17 edições, 1955-1978.

_____. *La psicoterapia en la practica medica*. Buenos Aires: Escuela, 2 edições, 1955-1966.

_____. *El Dios inconsciente*. Buenos Aires: Escuela, 2 edições, 1955-1966.

_____. *Pathologie des Zeitgeistes* – Rundfunkvorträge über Seelenheilkunde. Viena: Franz Deuticke, 1955 [esgotado].

_____. *Un psicologo en el campo de concentración*. Buenos Aires: Plantin, 1955.

_____. *El hombre incondicionado*. Buenos Aires: Plantin, 1955.

_____. Homo patiens. *Intento de una patodicea*. Buenos Aires: Plantin, 1955.

_____. *Logoterapia e analisi esistentiale*. Bréscia: Morcelliana, 4 edições, 1953-1977.

_____. *Psicoterapia nella practica medica*. Firenze: C.E. Giunti, 4 edições, 1953-1974.

_____. *Die Psychotherapie im Alltag* – Sieben Radiovortrage. Viena: Franz Deuticke, 1952.

_____. *Logos und Existenz* – Drei Vortrage. Viena: Amandus-Verlag, 1951 [esgotado].

_____. *Psiconalisis y existencialismo*. México/Buenos Aires: Fondo de Cultura Economica, 7 edições, 1950-1978.

_____. *Homo patiens* – Versuch einer Pathodizee. Viena: Franz Deuticke, 1950 [esgotado].

_____. *Der unbedingte Mensch* – Metaklinische Vorlesungen. Viena: Franz Deuticke, 1949 [esgotado].

_____. *Der unbewusste Gott* – Psychotherapie und Religion. Munique: Kösel-Verlag, 5 edições, 1948-1979.

_____. *Die Psychotherapie in der Praxis* – Eine kasuistische Einführung für Ärzte. Viena: Franz Deuticke, 4 edições, 1947-1982.

_____. *Die Existenzanalyse und die Probleme der Zeit*. Viena: Amandus-Verlag, 1947 [esgotado].

_____. *Zeit und Verantwortung*. Viena: Franz Deuticke, 1947 [esgotado].

_____. *Ärztliche Seelsorge* – Grundlagen der Logotherapie und Existenzanalyse. Viena/Munique: Franz Deuticke/Kindler, 10 edições, 1946-1979.

_____. *Ein Psycholog erlebt das Konzentrationslager*. Viena: Verlag für Jugend und Volk, 2 edições, 1946-1947 [esgotado].

_____. *...trotzdem Ja zum Leben sagen* – Drei Vorträge. Viena: Franz Deuticke, 2 edições, 1946-1947 [esgotado]. [Uma edição foi publicada em braile.]

_____. *De onbewuste god*. Helmond: Uitgeverij, [s.d.].

_____. *Overspannen?* – Ziekten van de tijdgeest en hun genezing. Helmond: Uitgeverij, [s.d.].

FRANKL, V.E.; FORLAND, E. & SIRNES, T.B. *Det frigjorte sinn*. Oslo: Olaf Norlis Forlag, 1970.

FRANKL, V.E.; PIEPER, J. & SCHOECK, H. *Altes Ethos - neues Tabu*. Colônia: Adamas, 1974.

FRANKL, V.E.; REISER, O.; LEYTHAM, G. & LOFGREN, R. *Mia prospacia syntheseos tes anthropines gnoseos*. Atenas: Ekdoseie Nikh, 1964.

FRANKL, V.E.; TORELLO, G. & WRIGHT, J. *Sacerdozio e senso della vita*. Milão: Ares, 1970.

FRANKL, V.E.; TOURNIER, P.; LEVINSON, H.; THIELICKE, H.; LEHMANN, P. & MILLER, S.H. *Are You Nobody*? Richmond: John Knox, 4 edições, 1966-1971.

HADRUP, G. *Viktor E. Frankl*. Copenhague/Oslo: Forum/Dreyer, 1979.

KEPPE, N.R. From Sigmund Freud to Viktor E. Frankl. In: *Integral Psychoanalysis*. São Paulo: Proton, 1980.

LESLIE, R.C. *Jesus and Logotherapy* – The Ministry of Jesus as Interpreted Through the Psychotherapy of Viktor Frankl. Nova York/Nashville: Abingdon Press, 2 edições, 1965-1968.

LUKAS, E. *Auch deine Familie braucht Sinn* – Logotherapeutische Hilfen in Ehe und Erziehung. Freiburg im Breisgau: Herder, 1981.

_____. *Auch dein Leiden hat Sinn* – Logotherapeutischer Trost in der Krise. Freiburg im Breisgau: Herder, 1981.

_____. *Auch dein Leben hat Sinn* – Logotherapeutische Wege zur Gesundung. Freiburg im Breisgau: Herder, 1980.

POLAK, P. *Frankls Existenzanalyse in ihrer Bedeutung für Amhropologie und Psychotherapie*. Innsbruck: Tyrolia-Verlag, 1949 [esgotado].

TAKASHIMA, H. *Psychosomatic Medicine and Logotherapy*. Nova York: Dabor Science Publications, 1977 [Prefácio de Viktor E. Frankl].

TWEEDIE, D.F. *Furakule no shinrigoku (Frankl's Psychotherapy)*. Tóquio: Minkuni Shoten, 1965.

_____. *The Christian and the Couch* – An Introduction to Christian Logotherapy. Michigan: Baker Book House/Grand Rapids, 1963.

_____ *Logotherapy and the Chrisrian Faith* – An Evaluation of Frankl's Existential Approach to Psychotherapy. Michigan: Baker Book House/Grand Rapids, 3 edições, 1961-1972 [Prefácio de Viktor E. Frankl].

UNGERSMA, A.J. *The Search for Meaning*. Filadélfia: Westminster Press, 2 edições, 1961-1968 [[Prefácio de Viktor E. Frankl].

II – Capítulos de livros

ASCHER, L.M. "Paradoxical Intention – An Experimental Investigation". In: GOLDSTEIN, A. & FOA, B. [orgs.]. *Handbook of Behavioral Interventions*. Nova York: John Wiley, 1980.

BARINBAUM, L. *Psychologie in der Jugendarbeit* – Praktische Einführung für Gruppenleiter. Munique: Kösel-Verlag, 1974, cap. "Viktor Frankl".

BÖCKMANN, W. *Das Sinnsystem* – Psychotherapie des Erfolgsstrebens und der Misserfolgsangst. Düsseldorf-Viena: Econ Verlag, 1981, cap. "Logotherapie im Beruf".

BRUNO, F. *Human Adjustment and Personal Growth*: Seven Pathways. Nova York: John Wiley & Sons, 1977, cap. "The Will to Meaning".

CHEAVENS, F. *Schach der Depression*. Rüschlikon/Zurique: Albert Müller Verlag, 1974, cap. "Viktor Frankl und die Liebe".

CONDRAU, G. *Einführung in die Psychotherapie*. Olten-Freiburg im Breisgau: Walter-Verlag, 1970, cap. "'Paradoxe Intention' in der Logotherapie Frankls".

CRUCHON, G. *Einführung in die dynamische Psychologie*. Frankfurt am Main: Josef Knecht, 1965, cap. "Die Logotherapie von V. Frankl".

CRUMBAUGH, J.C. & MAHOLICK, L.T. "Eine experimentelle Untersuchung im Bereich der Existenzanalyse – Ein psychometrischer Ansatz zu Viktor Frankls Konzept der 'noogenen Neurose'". In: PETRILOWITSCH, N. (Ed.). *Die Sinnfrage in der Psychotherapie*. Darmstadt: Wissenschaftliche Buchgesellschaft, 1972.

DIENELT, K. *Die anthropologischen Grundlagen der Padagogik*. Düsseldorf: A. Henn Verlag, 1977, cap. "Die anthropologische Konzeption der Logotherapie V.E. Frankls" e "Erziehungs- und bildungstheoretische Fragestellungen in der Sicht der Logotherapie V. E. Frankls".

_____. *Padagogische Anthropologie*. Munique/Basileia: Ernst Reinhardt, 1970, cap. "Die Existenzanalyse V.E. Frankls als Explikation personaler Existenz".

DOWNING, L.N. *Counseling Theories and Techniques*. Chicago: Nelson-Hall, 1975, cap. "Logotherapy".

FRANKL, V.E. "Der Mensch vor der Frage nach dem Sinn – Empirische und klinische Befunde". In: HUBER, H. & SCHATZ, O. (orgs.). *Glaube und Wissen* – Symposion unter der Patronanz der Bayerischen Akademie der Wissenschaften. Viena/Friburgo/Basileia: Herder, 1980.

_____. "Die Frage nach dem Sinn". In: SCHLEMMER, J. (org.). *Glauben als Bedürfnis*: Beitrage zum menschlichen Selbstverstandnis. Frankfurt/Berlim/Viena: Ullstein, 1980.

_____. In: HOMMES, U. (org.). *Es liegt an uns* – Gespräche auf der Suche nach Sinn. Friburgo/Basileia/Viena: Herder, 1980.

_____. "Paradoxien des Glücks – Am Modell der Sexualneurose". In: *Was ist Glück?* – Ein Symposion. Munique: DTV-Verlag, 1976.

_____. "Paradoxical Intention and Dereflection: Two Logotherapeutic Techniques". In: ARIETI, S. (org.). *New Dimensions in Psychiatry*: A World View. Nova York: John Wiley & Sons, 1975.

_____. In: FLECKENSTEIN, K.-H. (org.). *Am Fenster der Welt*. Munique/Zurique/Viena: Neue Stadt, 1975.

_____. "Love and Society". In: ISHIKAWA, S. (org.) *Pathology of Modern Men*. Tóquio: Seishin Shobo, 1974.

_____. "Encounter – The Concept and its Vulgarization". In: STRUPP, H.H. et al. (orgs.). *Psychotherapy and Behavior Change 1973*. Chicago: Aldine, 1974.

_____. "Meaninglessness: A Challenge to Psychologists". In: MILLON, T. (org.). *Theories of Psychopathology and Personality*. Filadélfia/Londres/Toronto: W.B. Saunders, 1973.

_____. "Die Selbst-Transzedenz menschlicher Existenz – Versuch einer dimensionalen Anthropologie". In: STAMMLER, E. (org.). *Wer ist das eigentlich – der Mensch?* Munique: Kösel-Verlag, 1973.

_____. "Grundriss der Existenzanalyse und Logotherapie". In: *Grundzüge der Neurosenlehre*. Munique/Berlin/Viena: Urban & Schwarzenberg, 1972.

_____. "Meaninglessness". In: *Socio-Clinical Studies of Mental Health in Modern Society*. Tóquio: Seishin Shobo, 1972.

_____. "Dynamics, Existence and Values and The Concept of Man in Logotherapy". In: VETTER, H.J. & SMITH, B.D. (orgs.). *Personality Theory*. Nova York: Appleton/Century/Crofts, 1971.

_____. "Der Pluralismus der Wissenschaften und das Menschliche im Menschen". In: KÖSTLER, A.K. & SMYTHIES, J.R. *Das neue Menschenbild: Die Revolutionierung der Wissenschaften vom Leben* – Ein internationales Symposium. Viena/Munique/Zurique: Fritz Molden, 1970.

_____. "Der Wille zum Sinn und seine Frustration durch die moderne Industriegesellschaft". In: *Hemmende Strukturen in der heutigen Industriegesellschaft*. Rüschlikon/Zurique: Gottlieb/Duttweiler/Institut für wissenschaftliche und soziale Studien, 1969.

_____. "The Task of Education in an Age of Meaninglessness – Open Lecture at Kokugakuin University on January 29, 1969". In: *Nihonkunka-Kenkyusho-Kiyo n. 24*. Tóquio: Kokugakuin University, 1969.

_____. "Fragments from the Logotherapeutic Treatment of Four Cases With an Introduction and Epilogue by G. Kaczartowski". In: BURTON, A. (ed.). *Modern Psychotherapeutic Practice* – Innovations in Technique. Palo Alto: Science/Behavior Books, 1965.

_____. In: *Die Kraft zu leben* – Bekenntnisse unserer Zeit. Gütersloh: Bertelsmann, 1963.

_____. "Wien und das Erbe Sigmund Freuds". In: RUDOLF, K.R. & LENTNER, L. (org.). *Custos quid de nocte?* –Osterreichisches Geistesleben seit der Jahrhundertwende. Viena: Herder, 1961.

_____. "Psychologie und Psychiatrie des Konzentrationslagers". In: GRUHLE, H.W.; JUNG, R.; MAYER-GROF, W. & MÜLLER, M. (orgs.). *Psychiatrie der Gegenwart* – Forschung und Praxis. Tomo III. Berlim/Göttingen/Heidelberg: Springer, 1961.

_____. "Logotherapy". In: MASSERMAN, J.H. & MORENO, J.L. (org.). *Progress in Psychotherapy*. Vol. IV. Nova York: Grune, 1959.

_____. In: *Otto Krankeleit: Das Unbewusste als Keimsratte des Schöpferischen* – Selbstzeugnisse von Gelehrten. Munique/Basileia: Dichtern und Künstlern/E. Reinhardt, 1959.

_____. "Vers un dépassement du psychologisme en psychothérapie". In: *Premier Congrès Mondial de Psychiatrie* (Paris 1950). Paris: Hermann, 1952.

_____. "Psychotherapie im Notstand". In: *The Affective Contact* – International Congress for Psychotherapeutics (Leiden 1951). Amsterdã: Srrengholt, 1952.

FRIEDMANN, M. *The Worlds of Existentialism* – A Critical Reader. Chicago/Londres: The University of Chicago Press, 2 edições, 1964-1973, cap. "Viktor E. Frankl".

FRIEDMANN, M. & HOLLAENDER, A. *Die katholische Weltanschauung, Lese- und Arbeitsbuch zum Unterricht für die 8. Klasse der österreichischen Mittelschulen.* Innsbruck/Viena: Tyrolia, 1954, cap. "Frankls Psychotherapie vom Geiste her".

JORES, A. *Praktische Psychosomatik.* Berna/Stuttgart/Viena: Hans Huber, 1976, cap. "Paradoxe Intention".

KASAMATSU. *Clinical Psychiatric Medicine.* Tóquio: Chugai-Igakusha, 1966, cap. "Existenzanalyse und Logotherapie".

KIERNAN, T. *Psychotherapie* – Kritischer Führer durch Theorien und Prakriken. Frankfurt: S. Fischer, 1976, cap. "Die Logotherapie".

KOCOUREK, K.; NIEBAUER, E. & POLAK, P. "Ergebnisse der klinischen Anwendung der Logotherapie". In: FRANKL, V.E.; GEBSATTEL, V. & SCHULTZ, J.H. (orgs.). *Handbuch der Neurosenlehre und Psychotherapie.* Tomo III. Munique/Berlim: Urban & Schwarzenberg, 1959.

KONECNY, E. *Psychologie.* Viena: Wilhelm Braumüller, 1973, cap. "Daseinsanalyse, Existenzanalyse".

KORGER, M.E. & POLAK, P. "Der geistesgeschichtliche Ort der Existenzanalyse". In: FRANKL, V.E. & GEBSATTEL, V. & SCHULTZ, J.H. (orgs.). *Handbuch der Neurosenlehre und Psychotherapie.* Tomo III. Munique/Berlim: Urban & Schwarzenberg, 1959.

KURTH, W. *Psychotherapie* – Ein Leitfaden. Munique/Basileia: E. Reinhardt, 1960, cap. "Viktor E. Frankl: Die Existenzanalyse".

KURTH, W. & BARTNING, G. *Psychotherapie in der Seelsorge.* Munique/Basileia: E. Reinhardt, 1964, cap. "Viktor E. Frankl: Die Existenzanalyse".

LANGEN, D. *Psychotherapie* – Kompendium für Studierende und Ärzte. Stuttgart: Georg Thieme, 1978, cap. "Logotherapie".

LEBZELTERN, G. *Angsrzusrande und deren Überwindung*. Graz: Leykam-
-Verlag, 1967, cap. "V.E. Frankls Paradoxe Intention".

LISTON, R.A. *Healing the Mind* – Eight Views of Human Nature. Nova
York: Praeger, 1974, cap. "Viktor E. Frankl".

MARKS, I.M. In: AGRAS, W.S. *Behavior Modification*. Little/Boston: Brown
and Company, 1972, cap. "Paradoxical Intention".

_____. *Fears and Phobias*. Nova York: Academic Press, 1969, cap. "Parado-
xical Intention ['Logotherapy']".

McKINNEY, F. *Psychology in Action*. Nova York: Macmillan, 1967, cap. "Viktor E. Frankl".

MISIAK, H. & SEXTON, V.S. *Phenomenological, Existential, and Humanistic
Psychologies* – A Historical Survey. Nova York: Grune & Stratton, 1973, cap.
"Logotherapy".

MÜLLER-HEGEMANN, D. *Grundzüge der Psychotherapie*. Stuttgart: Gustav
Fischer Verlag, 1973, cap. "Viktor E. Frankl".

MURAKAMI, M. & MITSUDA, H. *Theory and Practice of Psychiatry*. Tóquio:
Igakushoin, 1967, cap. "Frankl".

PATTERSON, H.C. *Theories of Counseling and Psychotherapy*. Nova York:
Harper & Row, 1966, cap. "Frankl's Logotherapy".

PETRILOWITSCH, N. *Probleme der Psychotherapie alternder Menschen*. Basileia: Karger, 1964, cap. "Logotherapeutische Praktiken", "Vorfragen der
Existenzanalyse" e "Existenzanalytische Psychotherapie".

POLAK, P. "Zum Problem der noogenen Neurose". In: FRANKL, V.E.;
GEBSATTEL, V. & SCHULTZ, H.H. (orgs.). *Handbuch der Neurosenlehre und
psychotherapie*. Tomo II. Munique/Berlim: Urban & Schwarzenberg, 1959.

PONGRATZ, L.J. *Lehrbuch der Klinischen Psychologie*. Göttingen: Verlag für
Psychologie Dr. C.J. Hogrefe, 1973, cap. "Das geistige Unbewusste".

SAHAKIAN, W.S. *History and Systems of Psychology*. Nova York: John
Wiley & Sons, 1975, cap. "Logotherapy: The Will to Meaning".

_____. *Psychology of Personality*. Chicago: Rand McNally, 1974, cap. "Logo-
therapy Approach to Personality".

_____. *Psychotherapy and Counseling* – Studies in Technique. Chicago: Rand
McNally, 1969, cap. "Logotherapy".

_____. *History of Psychology*. Itasca: Peacock, 1968, cap. "Viktor Frankl".

SCHAFF, A. *Entfremdung als soziales Phänomen*, Viena: Europaverlag, 1977, cap. "Das existentielle Vakuum".

SHIMOYAMA, T. In: TSUENO, I.; KATSUMI, K.; SHIMAZAKI-TOSHI-KI & SATOSHI, M. (orgs.). *Ijo shinrigaku koza*.Tóquio: Misuzu Shobo, 1959, cap. "Die Bedeutung der Existenzanalyse", "Die Grundlage der Existenza-nalyse" e "Frankl und Binswanger".

SPIEGELBERG, H. *Phenomenology in Psychology and Psychiatry*. Evanston: Northwestern University Press, 1972, cap. "Viktor E. Frankl: Phenomenolo-gy in Logotherapy and Existenzanalyse".

STOFFER, H. *Die Echtheit in anthropologischer und konfliktpsychologischer Sicht*. Munique/Basileia: E. Reinhardt, 1963, cap. "Die 'Logotherapie' nach V.E. Frankl".

STOKVIS, B. *Psychotherapie für den praktischen Arzt*. Basileia: Karger, 1960, cap. "Die Logotherapie nach V. E. Frankl".

TATSUKI, S. *Christus und Marx*. Tóquio: Simul, 1972, cap. "Gespräch mit Frankl".

THIELICKE, H. *Mensch sein - Mensch warden* – Entwurf einer christlichen Anthropologie. Munique: Piper, 1976, cap. "Der Mensch in Auseinander-setzung mit dem Unbewussten [Freud, Frankl]".

VOGEL, G. *Psychotherapie und Padagogik*. Friburgo im Breisgau: Lambertus, 1954, cap. "V.E. Frankl und seine Lehren".

WEITBRECHT, H.J. *Psychiatrie im Grundriss*. Berlim/Göttingen/Heidel-berg: Springer, 1963, cap. "Logotherapie [Frankl]".

WIMMER, K. "Viktor Frankl". In: *Österreicher, die der Welt gehören*. Viena: Mobil Oil Austria, 1979.

YALOM, I.D. *Existential Psychotherapy*. Nova York: Basic Book, 1980, cap. "The Contributions of Viktor Frankl" e "Dereflection".

YAMAMOTO, I. "Die japanische Morita-Therapie im Vergleich zu der Exis-tenzanalyse und Logotherapie Frankls". In: BITTER, W. (org.). *Abendländis-che Therapie und östliche Weisheit*. Stuttgart: Klett, 1968.

YOSHIMASU, S.; NAKATA, O.; TAKEMURA, S. & KOGI, S. *Psychiatry*. Tóquio: Igakushoin, 1965, cap. "Logotherapy".

III – Teses e dissertações

BALLARD, R.E. *An Empirical Investigation of Viktor Frankl's Concept of the Search for Meaning*: A Pilot Study with a Sample of Tuberculosis Patients. Michigan State University, 1965 [Tese de doutorado].

BENEDIKT, F.M. *Zur Therapie angst- und zwangsneurotischer Symptome mit Hilfe der "Paradoxen Intention" und "Dereflexion" nach V.E. Frankl*. Munique, 1968.

BORDELEAU, L.-G. *La relation entre les valeurs du choix vocationnel et les valeurs créatrices chez V.E. Frankl*. Ottawa: Faculty of Psychology/University of Ottawa, 1971 [Tese de doutorado].

BÖSCHEMEYER, U. *Die Sinnfrage in der Existenzanalyse und Logotherapie Viktor E. Frankls* – Eine Darstellung aus theologischer Sicht. Hamburgo, 1974 [Dissertação de mestrado].

BRUNE, K.-H. *Viktor E. Frankls Mission (Voraussetzungen und Konsequenzen des existenzanalytisch-logotherapeutischen Konzepts in kritischer Betrachtung)*. Munique: Westfalische Wilhelms-Universität/Medizinische Fakultät, 1978 [Dissertação de mestrado].

BUCCI, F. *Viktor Emil Frankl e la logoterapia (La riposta della psicologia al vuoto esistenziale)*. Università di Bari, 1978 [Dissertação de mestrado].

BULKA, R.P. *Denominational Implications of the Religious Nature of Logotherapy*. Ottawa: University of Ottawa, 1971 [Tese de doutorado].

_____. *An Analysis of the Viabiliry of Frankl's Logotherapeutic System as a Secular Theory*. Ottawa: University of Ottawa, 1969 [Tese de doutorado].

BURCK, J.L. *The Relevance of Viktor Frankl's "Will to Meaning" for Preaching to Juvenile Delinquents*. Louisville: Southern Baptist Theological Seminary, 1966 [Tese de doutorado].

CALABRESE, E.J. *The Evolutionary Basis of Logotherapy*. University of Massachusetts, 1974 [Dissertação de mestrado].

CARELLI, R. *Il processo di decodificaziane dei messaggio in rapporto alla struttura della personalità con particolare riferimento alla concezione personologica di Viktor E. Frankl*. Università di Roma/Facoltà di Psicologia, 1975 [Dissertação de mestrado].

CARRIGAN, T.E. *The Meaning of Meaning in the Logotherapy of Dr. Viktor E. Frankl*. Ottawa: University of Ottawa, 1973 [Tese de doutorado].

CAVANAGH, M.E. *The Relationship between Frankl's "Will to Meaning" and the Discrepancy between the Actual Self and the Ideal Self.* Ottawa: University of Ottawa, 1966 [Tese de doutorado].

CHASTAIN, M.K. *The Unfinished Revolution*: Logotherapy as Applied to Primary Grades 1-4 Values Clarification in the Social Studies Curriculum in Thailand. Monterey Institute of International Studies, 1979 [Tese de doutorado].

COLLEY, C.S. *An Examination of Five Major Movements in Counseling Theory in Terms of How Representative Theorists (Freud, Williamson, Wolpe, Rogers and Frankl) View the Nature of Man.* University of Alabama, 1970 [Dissertação de mestrado].

DANSART, B. *Development of a Scale to Measure Attitudinal Values as Defined by Viktor Frankl.* Northern Illinois University, 1974 [Dissertação de mestrado].

DASSA, C. *La concezione personologica dell'uomo nella logoterapia die Viktor Frankl.* Università di Roma, 1979.

DE SOUZA, A. *Logotherapy and Pastoral Counseling*: An Analysis of Selected Factors in Viktor E. Frankl's Concept of Logotherapy as they Relate to Pastoral Counseling. Hollywood: Heed University, 1980 [Dissertação de mestrado].

DOERING, D. *Die Logotherapie Viktor Emil Frankls.* Colônia, 1981 [Dissertação de mestrado].

DUNCAN, F.D. *Logotherapy and the Pastoral Care of Physically Disabled Persons.* Louisville: Southern Baptist Theological Seminary, 1968 [Tese de doutorado].

DYMALA, C. *Viktora E. Frankla analityczno-egzystencjalna teoria sensu zycia* – Praca licencjacka pisana na seminarium z filozofii pod kierunkiem. Wroclaw: Papieski Fakultet Teologiczny, 1979.

_____. *Zagadnienie sensu zycia u Viktora E. Frankla* – Praca magisterska pisana na seminarium z filozofii pod kierunkiem. Wroclaw: Papieski Fakultet Teologiczny, 1976.

EISENBERG, M.G. *The Logotherapeutic Intergenerational Encounter Group*: A Phenomenological Approach. Nova Orleans: Southeastern University, 1980 [Dissertação de mestrado].

EISENMANN, M. *Zur Atiologie und Therapie des Stotterns* – Unter besonderer Berücksichtigung der paradoxen Intentionsmethode nach V. E. Frankl. Friburgo im Breisgau, 1960.

FIZZOTTI, E. *Il significare dell'esistenza* – La concezione psichiatrica di Viktor E. Frankl. Roma: Università Salesiana, 1970 [Tesi di laurea].

FORSTMEYER, A. *The Will to Meaning as a prerequisite for Self-Actualization*. Faculty of California Western University, 1968 [Tese de doutorado].

GALEONE, F. *La logoterapia di V.E. Frankl* – Per una riumanizzazione della psichiatria. Nápoles: Università di Napoli, 1979 [Dissertação de mestrado].

GILL, A.S. *An Appraisal of Viktor E. Frankl's Theory of Logotherapy as a Philosophical Base of Education*. The American University, 1970 [Dissertação de mestrado].

GRAZIOSI, M.T. *La logoterapia di V. E. Frankl*. Milão: Università del C. Cuore di Milano, 1971-1972 [Tesi di laurea].

GREEN, H.H. *The "Existencial Vacuum" and the Pastoral Care of Elderly Widows in a Nursing Home*. Louisville: Southern Baptist Theological Seminary, 1970 [Dissertação de mestrado].

GULDBRANDSEN, F.A. *Some of the Pedagogical Implications in the Theoretical Work of Viktor Frankl in Existencial Psychology*: A Study in the Philosophic Foundation of Education. Michigan State University, 1972 [Dissertação de mestrado].

HAVENGA, A.A. *Antropologiese onderbou van Logoterapie*. Pretória, 1974 [Dissertação de mestrado].

HENDERSON, J.P. *The Will to Meaning of Viktor Frankl as a Meaningful Factor of Personality*. The University of Maryland, 1970 [Tese de doutorado].

HOLMES, R.M. *Meaning and Responsibility*: A Comparative Analysis of the Concept of the Responsible Self in Search of Meaning in the Thought of Viktor Frankl and H. Richard Niebuhr with Certain Implications for the Church's Ministry to the University. Pacific School of Religion, 1965 [Tese de doutorado].

JONES, E.W. *Nietzsche and Existential-Analysis*. Nova York, 1967 [Dissertação de mestrado].

JUCHA, Z. *Koncepcja nerwicy noogennej wedlug*. Lublin: Viktoria Emila Frankla, 1968.

KANKEL, E. "Die Bedeutung der Logotherapie Frankls für das therapeutische Gesprach in einer psychologischen Beratungsstelle. Benediktbeuern: Stiftungshochschule München, 1981 [Tese de doutorado].

KLAPPER, N. *On Being Human*: A Comparative Study of Abraham J. Heschel and Viktor Frankl. Jewish Theological Seminary of America, 1973 [Tese de doutorado].

KOVACIC, G. *Leidensfähigkeit, Sinnfrustration und Angst* – Ein empirischer Beitrag zur Logotherapie. Viena, 1977 [Dissertação de mestrado].

LANCE, R.L. *An Investigation of Logotherapy for a Possibility Theory of Personality*. New Orleans Baptist Theological Seminary, 1978 [Dissertação de mestrado].

LEVINSON, J.I. *An Investigation of Existential Vacuum in Grief via Widowhood*. San Diego: United States International University, 1979 [Dissertação de mestrado].

LIVA, V. *Contributi della logoterapia di Viktor E. Frankl alla psicoterapia*. Roma: Pontificio Facoltà di Scienze dell'Educazione della Figlie di Maria Ausiliatrica, 1978 [Dissertação de mestrado].

LUKAS, E.S. *Logotherapie ais Persönlichkeitstheorie*. Viena, 1971 [Dissertação de mestrado].

MAGNUS, J. *De Existenzanalyse en Logotherapie van V.E. Frankl*. Katholieke Universiteit Te Leuven, 1964.

MANEKOFSKY, A.M. *Viktor E. Frankl*: A Philosophical Anthropological Study. Amsterdã: Vrije Universiteit van Amsterdam, 1977 [Dissertação de mestrado].

MARCHESELLI, G. *La teoria-terapia di Viktor Frankl come tentativo di revisione critica dell'approccio psicanalítico per una nuova concezione psicologica dell'uomo*. Università degli Studi di Bologna/Facoltà di Scienze Politiche, 1975-1976 [Dissertação de mestrado].

MARRER, R.E. *Existential-Phenomenological Foundations in Logotherapy Applicable to Counseling*. Ohio University, 1972 [Dissertação de mestrado].

MASCOLO, F. *Analisi esistenziale e logoterapia*. Nápoles: Università di Napoli, 1972 [Dissertação de mestrado].

MEIER, A. *Frankl's "Will to Meaning" as Measured by the Purpose in Life Test in Relation to Age and Sex Differences*. Ottawa: University of Ottawa, 1973 [Dissertação de mestrado].

MERILÄINEN, A. *Vardeproblemet i psykorerapeutisk och theologisk antropologi* – Jämförelse mellan vardraspekten Viktor E. Frankls logoterapeutiska existensanalyse och i romerskkatolsk tradition. Abo, 1969.

MINTON, G. *A Comparative Study of the Concept of Conscience in the Writings of Sigmund Freud and Viktor Frankl.* New Orleans Baptist Theological Seminary, 1967 [Dissertação de mestrado].

MOSTERT, W.C. *'n Literaturstudie oor die logoterapie van Viktor E. Frankl en'n empiriese ondersoek na die toepasbaarheid daarvan in die behandeling van die alkoholis.* Universiteit van die Oranje-Vrystaat/Fakulteit van Sosiale Wetenskappe, 1978 [Dissertação de mestrado].

MUILENBERG, D.T. *Meaning in Life:* Its Significance in Psychotherapy. University of Missouri, 1968 [Dissertação de mestrado].

MURPHY, L. *Extent of Purpose-in-Life and Four Frankl-Proposed Life Objectives.* Ottawa: Faculty of Psychology and Education/University Otawa, 1966 [Tese de doutorado].

NEUDERT, G. *Eine Darstellung der Existenzanalyse und Logotherapie Viktor E. Frankls im Hinblick auf Fragen an die Theologie und auf Impulse für die Seelsorge.* Würzburg: Julius-Maximilians-Universität, 1977 [Tese de doutorado].

OFFUT, B.R. *Logotherapy, Actualization Therapy or Contextual Self-Realization?* United States International University, 1975 [Dissertação de mestrado].

PACCIOLLA, A. *Etica logoterapica* – Frankl e la morale. Roma: Pontifica Universitas Lateranensis, 1978 [Dissertação de mestrado].

PANTEGHINI, P. *Sessualità in Frankl.* Pádova: Università di Padova, 1978 [Dissertação de mestrado].

RASKOB, H. *Logotherapie*: Versuch einer systematischen undkritischen Darstellung der Logotherapie und Existenzanalyse Viktor E. Frankls. Tübingen: Eberhard-Karls-Universität, 1978 [Dissertação de mestrado].

SARGENT, G.A. *Motivation and Meaning: Frankl's Logotherapy in the Work Situation.* United States International University, 1973 [Dissertação de mestrado].

_____. *Job Satisfaction, Job Involvement and Purpose in Life:* A Study of Work and Frankl's Will to Meaning. United States International University, 1971 [Tese de doutorado].

SCHILLER, K.E. *Psychotherapie, Logotherapie und der Logos des Evangeliums.* Viena, 1959.

SCHLEDERER, F. *Erziehung zu personaler Existenz* – Viktor E. Frankls Existenzanalyse und Logotherapie als Beitrag zu einer anthropologisch fundierten Padagogik. Munique, 1964.

SCHOEMAN, S.J. *Die antropologies-personologiese denkbleede van die Derde Weense Skool an die betekenis hiervan vir die opvoeding in sedelike verband.* Pretória, 1958 [Dissertação de mestrado].

SERRANO, R.M.L. *El pensamiento antropologico de Viktor Frankl.* Valência [Licenciatura].

SIWIAK, M. *Analiza problemow noogennych w nerwicach.* Lublin, 1969.

SONNHAMMER, E. *Existenzanalyse und Logotherapie V.E. Frankls in kritischer Betrachtung.* Graz, 1951.

TAYLOR, C.P. *Meaning in life:* Its relation to the "will-to-pleasure" and preoccupation with death. The University of Pittsburgh, 1974 [Dissertação de mestrado].

TROPKO, A.J. *Logoanalysis and Guided Imagery as Group Treatments for Existencial Vacuum.* Texas Tech University, 1975 [Dissertação de mestrado].

WEBER, T. *Die Frage nach dem Sinn des Lebens in der Logotherapie Viktor E. Frankls* – Eine Darstellung aus theologischer Sicht. Universitat Innsbruck, 1980 [Dissertação de mestrado].

WILSON, R.A. *Logotherapy:* An Educational Approach for the Classroom Teacher. Laurence University, 1979.

YEATES, J.W. *The Educational Implications of the Logotherapy of Viktor E. Frankl.* University of Mississippi, 1968 [Tese de doutorado].

IV – Artigos de revistas

ANSBACHER, R.R. The Third Viennese School of Psychotherapy. *Journal of Individual Psychology*, 15, 1959, p. 236.

ASCHER, L.M. Paradoxical Intention Viewed by a Behavior Therapist. *The International Forum for Logotherapy*, 3, 1980, p. 13-16.

_____. Employing Paradoxical Intention in the Behavior Treatment. *Scandinavian Journal of Behavior Therapy*, 6, 1977, p. 28.

ASCHER, L.M. & EFRAN, J.S. Use of Paradoxical Intention in a Behavior Program. *Journal of Consulting and Clinical Psychology*, 46, 1978, p. 547.

ASCHER, L.M. & TURNER, R.M. Paradoxical intention and insomnia: an experimental investigation. *Behav. Res. and Therapy*, 17, 1979, p. 408.

BAZZI, T. A Center of Logotherapy in Italy. *The International Forum for Logotherapy*, 3, 1980, p. 26-27.

_____. Paradoxical Intention and Autogenic Training – Convergence or Incompatibility? *The International Forum for Logotherapy*, 2, 1979, p. 35.

BIRNBAUM, F. Frankl's Existential Psychology from the Viewpoint of Individual Psychology. *Journal of Individual Psychology*, 17, 1961, p. 162.

CARUSO, I.A. Die Krise der Tiefenpsychologie – Von Sigmund Freud zu Viktor Frankl. *Wort und Wahrheit*, 1, 1947, p. 714.

COHEN, D. The Frankl Meaning – Human Behavior. *The Newsmagazine of the Social Sciences*, 6, 1977, p. 56.

CRUMBAUGH, J.C. Cross Validation of Purpose-in-Life Test Based on Frankl's Concepts. *Journal of Individual Psychology*, 24, 1968, p. 74.

DeHOVRE, F. Das Werk V.E. Frankls. *Gloria Dei*, 6, 1951, p. 675.

FABRY, J. Aspects and Prospects of Logotherapy: A Dialogue with Viktor Frankl. *The International Forum for Logotherapy*, 1, 1978, p. 3.

_____. Portrat der Woche – Logotherapeut Viktor E. Frankl. *Aufbau*, 14/08/1970.

FIRKEL, E. Von Freud zu Frankl. *Der Seelsorger*, 18, 1947, p. 137.

FRANKL, V.E. Psychologisierung oder Humanisierung der Medizin? *Zeitschrift für Allgemeinmedizin*, 58, 1982, p. 70-76.

_____. "Der junge Mensch auf der Suche nach Sinn". *Schweizerische Akademiker- und Studenten-Zeitung*, n. 76, ano 11, 07/04/1980, p. 5.

_____. Psychotherapy on Its Way to Rehumanization. *The International Forum for Logotherapy*, 3, 1980, p. 3-9.

_____. Leiden am sinnlosen Leben: Zur Phanomenologie des existentiellen Vakuums. *Schweizerische Akademiker- und Studenten-Zeitung* 7, n. 50, jul./1976, p. 7-9.

_____. Paradoxical Intention and Dereflection – Psychotherapy: Theory. *Research and Practice*, 12, 1975, p. 226.

_____. Encounter: The Concept and Its Vulgarization. *The Journal of the American Academy of Psychoanalysis* 1, n. 1, 1973, p. 73.

_____. The Feeling of Meaninglessness: A Challenge to Psychotherapy. *The American Journal of Psychoanalysis*, 32, n. 1, 1972, p. 85.

_____. Das existentielle Vakuum. *Wissenschaft und Weltbild*, 25, 1972, p. 88.

_____. Die neurotische Lebensproblematik unserer Zeit – Von der Psychotherapie gesehen. *Universitas*, 27, 1972, p. 619.

_____. Die Flucht vor dem Alleinsein – In der Sicht der Psychotherapie. *Universitas*, 26, 1971, p. 419.

_____. Wille zum Sinn (Gesprach über die Logotherapie). *Euromed* (Das europaisch- medizinische Magazin), ano 8, CAD. 22, 19/11/1968, p. 1.199.

_____. Logotherapie der Neurosen. *Selecta*, 10, 1968, p. 2.122.

_____. Logotherapy. *The Israel Annals of Psychiatry and Related Disciplines*, 5, 1967, p. 142.

_____. Self-Transcendence as a Human Phenomenon. *Journal of Humanistic Psychology*, 6, 1966, p. 97.

_____. The Philosophical Foundations of Logotherapy (Paper read before the first Lexington Conference on Phenomenology on April 4, 1963). *Universitas*, 8, 1966, p. 171.

_____. Logotherapy and Existential Analysis – Review (Opening Paper, Symposium on Logotherapy, 6th International Congress of Psychotherapy, Londres, August 26, 1964). *American Journal of Psychotherapy*, 20, 1966, p. 252.

_____. Psychotherapy and Modern Man. *Hsien-tai-hsueeh-yuean*, 2, 1965, p. 97.

_____. Psychotherapeutic Research and Treatment Today. *Hsien-tai-hsueeh-yuean*, 2, 1965, p. 233.

_____. Aphoristische Bemerkungen zur Sinnproblematik. *Archiv für die gesamte Psychologie*, 116, 1964, p. 336.

_____. Die Heimholung der Psychotherapie in die Medizin. *Acta Psychotherapeutica*, 10, 1962, p. 99.

_____. Gegenwartsprobleme der Psychotherapie. *Wiener Zeitschrift für Nervenheilkunde*, 20, 1962, p. 78

_____. Logotherapy and the Challenge of Suffering (Paper read before the American Conference on Existential Psychotherapy in Nova York on February 17, 1960). *Review of Existential Psychology and Psychiatry*, 1, 1961, p. 3.

_____. Existenzanalyse und Logotherapie. *Acta Psychother*, 8, 1960, p. 171.

_____. Beyond Self-Actualization and Self-Expression (Paper read before the Conference on Existential Psychotherapy in Chicago on December 13, 1959). *Journal of Existential Psychiatry*, 1, 1960, p. 5.

_____. Das homöostatische Prinzip und die dynamische Psychologie. *Zeitschrift für Psychotherapie und medizinische Psychologie*, 9, 1959, p. 41.

_____. The Spiritual Dimension in Existential Analysis and Logotherapy. *Journal of Individual Psychology*, 15, 1959, p. 157.

_____. On Logotherapy and Existential Analysis. *American Journal of Psychoanalysis*, 18, 1958, p. 28.

_____. Logotherapie und Existenzanalyse – Versuch einer Synopsis. *Vienaer Zeitschrift für Nervenheilkunde*, 15, 1958, p. 65.

_____. Group Therapeutic Experiences in a Concentration Camp (Paper read before the Second International Congress of Psychotherapy in Leiden on September, 8, 1951). *Group Psychotherapy*, 7, 1954, p. 81.

_____. The Concept of Man in Psychotherapy. *Proceedings of the Royal Society of Medicine*, 47, 1954, p. 975.

_____. Philosophie und Psychotherapie – Zur Grundlegung einer Existenzanalyse. *Schweizerische medizinische Wochenschrift*, 69, 1939, p. 707.

_____. Zur geistigen Problematik der Psychotherapie. *Zentralblatt für Psychotherapie*, 10, 1938, p. 33.

_____. Psychotherapie und Weltanschauung. *Internationale Zeitschrift für Individualpsychologie*, 3, 1925, p. 250.

_____. Zur mimischen Bejahung und Verneinung. *Internationale Zeitschrift für Psychoanalyse*, 10, 1924, p. 437.

GERZ, H.O. Über 7 jährige klinische Erfahrungen mit der logotherapeutischen Technik der paradoxen Intention. *Zeitschrift für Psychotherapie und medizinische Psychologie*, 16, 1966, p 25.

_____. Zur Behandlung phobischer und zwangsneurotischer Syndrome mit der "paradoxen Intention" nach Frankl. *Zeitschrift für Psychotherapie und medizinische Psychologie*, 12, 1962, p. 145.

KASUKEGAWA, T. A comparative Study of the differences between Christian existence and secular existence and of their existential frustration. *Japanese Journal of Educational and Social Psychology*, 7, 1968, p. 195.

KRISCH, K. Paradoxe Intention, Dereflexion und die logotherapeutische Theorie der Neurosen. *Psychother. Med. Psychol.*, 31, 1981, p. 162-165.

LUKAS, E. Menschenbild und Methoden der Frankl'schen Logotherapie. *Fortschritte der Neurologie und Psychiatrie*, 49, 1981, p. 113.

NÜBEL, H.U. Theologische Fragen in der Humanistischen Psychologie. *Wege zum Menschen*, 29, 1977, p. 449.

PAREJA-HERRERA, G. Logotherapy and Social Change. *The International Forum for Logotherapy*, 3, 1980, p. 38-39.

PETRILOWITSCH, N. Über die Stellung der Logotherapie in der klinischen Psychotherapie. *Die medizinische Welt*, 1964, p. 2 790.

PETRILOWITSCH, N. & KOCOUREK, K. Logotherapie und Pharmakotherapie. *Int. Pharmacopsychiat.*, 2, 1969, p. 39.

POPIELSKI, K. Karol Wojtyla and Logotherapy. *The International Forum for Logotherapy*, 3, 1980, p. 36-37.

RELINGER, H.; BORNSTEIN, P.H. & MUNGAS, D.M. Treatment of Insomnia by Paradoxical Intention: A Time-Series Analysis. *Behavior Therapy*, 9, 1978, p. 955.

RIENER, E. Von Freud zu Frankl. *Christlich-pädagogische Blatter*, 62, 1949, p. 199.

SCHLEDERER, F. Zu einer Topologie der Logotherapie Viktor E. Frankls. *Wissenschaft und Weltbild*, 18, 1965, p. 62.

_____. Die Logotherapie V.E. Frankls und das Menschenbild der Pädagogik. *Vierteljahresschrift für wissenschaftliche Padagogik*, 41, 1965, p. 53.

SOLYOM, L.; GARZA-PEREZ, J.; LEDWIDGE, B.L. & SOLYOM, C. Paradoxical Intention in the Treatment of Obsessive Thoughts: A Pilot Study. *Comprehensive Psychiatry*, 13, 1972, p. 291.

SOUCEK, W. The Father of Logotherapy. *Existential Psychiatry*, 1, 1967, p. 439.

_____. Die Existenzanalyse Frankls, die dritte Richtung der Wiener Psychotherapeutischen Schule. *Deutsche Medizinische Wochenschrift*, 73, 1948, p. 594.

TURNER, R.H.: Comment on Dr. Frankl's Paper. *Journal of Existential Psychiatry*, 1, 1960, p. 21.

TURNER, R.M. & ASCHER, M.L. Controlled Comparison of Progressive Relaxation, Stimulus Control, and Paradoxical Intention Therapies. *Journal of Consulting and Clinical Psychology*, 47, 1979, p. 500.

VANDER PAS, J.H.R. Die sogenannte Dritte Wiener Richtung in der Tiefenpsychologie. *Gloria Dei*, 9, 1954, p. 51.

WEISSKOPF-JOELSEN, E. Logotherapy and Existential Analysis. *Acta Psychotherapeutica*, 6, 1958, p. 193.

V – Filmes, discos e gravações de áudio

FRANKL, V.E. *Logotherapy*. Filme produzido pelo Department of Psychiatry, Neurology, and Behavioral Sciences. University of Oklahoma Medical School.

_____. *Frankl and the Search for Meaning*. Filme produzido pela Psychological Films, 110 North Wheeler Street. Orange, Cal., 92669.

_____. *Auf dem Weg zum Sinn: Ein Gesprach mit Viktor E. Frankl*. Documentário em filme colorido. Littera Produktion Walter Böckmann a pedido e por ocasião do 10º Congresso da MMM. Locação através do MMM-Club, Schumannstrasse 27, D-6 Frankfurt/M.

_____. *Some Clinical Aspects of Logotherapy – Paper read before the Anderson County Medical Society in South Carolina.* • *Man in Search of Meaning – Address given to the Annual Meeting of the Anderson County Mental Health Association in South Carolina.* • *Man's Search for Ultimate Meaning – Lecture given at the Peachtree Road Methodist Church in Atlanta, Georgia.* Fitas de vídeo produzidas para a televisão por encomenda da WGTV, Universidade da Geórgia. Atenas, Geór., 30601.

_____. *Meaning and Purpose in Human Experience*. Fita de video produzida pelo Rockland Community College. Locação ou compra através do Director of Library Services, 145 College Road. Suffern, NY, 10901.

_____. *Education and the Search for Meaning – An Interview by Professor William Blair Gould of Bradley University*. Fita de vídeo produzida pela Bradley University Television. Disponível mediante solicitação a Bradley University. Peoria, Ill., 61606.

_____. *Youth in Search for Meaning – The Third Paul Dana Bartlett Memorial Lecture*. Fita de vídeo produzida por KNBU e adaptada para a televisão por solicitação do Presidente James Edward Doty, Baker University. Baldwin City, Kan., 66006.

_____. *Clinical Aspects of Logotherapy*. Palestra gravada em fita de vídeo. Reprodução disponível em acordo com o Medical Illustration Services, Veterans Administration Hospital, 3801 Miranda Avenue. Palo Alto, Cal., 94304.

_____. *Logotherapy*. Palestra gravada em fita de vídeo. Disponível para locação ou compra através da Educational Television, University of California School of Medicine, Department of Psychiatry, Langley Porter Neuropsychiatric Institute, 3rd Avenue and Parnassus. São Francisco, Cal., 94112.

_____. *Logo herapy Workshop*. Palestra gravada em fita de vídeo. Disponível para locação ou compra através da Middlle Tennessee State University, Learning Resource Center. Murfreesboro, Ten., 37130.

_____. *The Rehumanization of Psychotherapy – A Workshop Sponsored by the Division of Psychotherapy of the American Psychological Association*. Fita de vídeo. Consultas podem ser dirigidas para a Divisão de Psicoterapia, American Psychological Association, 1200 Seventeenth Street, N.W. Washington, DC, 20036.

_____. *Youth in Search of Meaning*. Uma fita de vídeo produzida pela Youth Corps and Metro Cable Television. Contato: Youth Corps, 56 Bond Street, Toronto, Ont., M5B 1X2, Canadá.

_____. *Man in Search of Meaning*. Filmagem de uma entrevista com Jim Corey da Cito Television, Toronto. Contato: Youth Corps, 56 Bond Street. Toronto, Ont., M5B, 1X2, Canadá.

_____. *Human Freedom and Meaning in Life.* • *Self-Transcendence-Therapeutic Agent in Sexual Neurosis*. Fitas de vídeo. Cópias podem ser encomendadas mediante taxa de serviço. Consultas podem ser dirigidas para o gestor, Learning Resource Distribution Center, United States International University. San Diego, Cal., 92131.

_____. *Das Leiden am sinnlosen Leben: Zur Phanomenologie des existentiellen Vakuums*. Palestra em aula da Universidade de Zurique no dia 4 de dezembro de 1975. Fitas de vídeo e de áudio podem ser obtida através da Limmat-Stiftung. Rosenbühlstrasse 32, CH-9044 Zurique.

_____. *Two 5-hour lectures, part of the course Human Behavior 616, "Man in Search of Meaning", during the winter quarter, 1976*. Cópias das fítas de video podem ser obtidas mediante taxa de serviço. Consultas podem ser dirigidas para o gestor, Learning Resource Distribution Center, United States International University. San Diego, Cal., 92131.

_____. *A videotaped convocation – Address inquiries concerning availability to President Stephen Walsh*. St. Edward's University. Austin, Tex., 78704.

_____. *A videotaped lecture given at Monash University*. Melbourne, Austr. March 6, 1976. Consultas podem ser dirigidas para a Royal Australian College of General Practitioners, Family Medicine Programme, Audio Visual Department, 70 Jolimont Street. Jolimont, 3002, Melbourne, Austrália.

_____. Entrevista com o Dr. Viktor E. Frankl feita pelo Dr. Paul W. Ngui. Singapore Association for Mental Health, em filme de 16mm. Consultas podem ser dirigidas para o responsável, Central Production Unit, Television Singapore. Singapore 10.

_____. *The Unheard Cry for Meaning*, uma fita de vídeo produzida por Youth Corps and Metropolitan Separate School Board of Toronto. Contato: Youth Corps, 56 Bond Street, Toronto M5B, 1X2, Canadá.

_____. *A panel of experts from the fields of medicine, anthropology, psychiatry, religion, social work, philosophy, and clinical psychology, discussing topics of interest with Dr. Frankl at the First World Congress of Logotherapy*. San Diego, 1980. Fita de vídeo de 51 minutos. Pode ser adquirida pelo Institute of Logotherapy, 1 Lawson Road, Berkeley, Cal., 94707.

_____. *Der leidende Mensch auf der Suche nach Sinn*. Discurso no Dia da Saúde Austríaco em Baden, no dia 10 de outubro de 1981. Videocassete disponível através do Medimail-Videozentrale. Postfach 2202, D-6078. Neu Isenburg 2.

_____. *Three Lectures on Logotherapy*. Ministradas no Brandeis Institute. Brandeis, Cal., 93064. Discos de vinil.

_____. *Man in Search of Meaning: Two Dialogues*. • *Self-Transcendence: The Motivational Theory of Logotherapy*. • *What Is Meant by Meaning?* • *Logotherapy and Existentialism*. Fitas de áudio produzidas por Sound Seminars, College Division, McGraw-Hill Book Company/P.O. Box. Highrsrown, NJ, 03520.

_____. *The Student's Search for Meaning*. Fita de áudio produzida por WGTV, the University of Georgia. Atenas, Geor., 30601.

_____. *The Existential Vacuum (Existential Frustration As a Challenge to Psychiatry).* • *Logotherapy As a Concept of Man.* • *Logotherapy As a Philosophy of Life.* Fitas produzidas por Argus Communications, 7440 Natehez Avenue. Niles, Ill., 60648.

_____. *The Existencial Vacuum: A Challenge to Psychiatry.* The Unitarian Church. San Francisco, Cal., October 13, 1969. Fita produzida por Big Sur Recordings, 2015. Bridgeway, Sausalito, Cal., 94965.

_____. *Meaninglessness: Today's Dilemma.* Fita de áudio produzida por Creative Resources, 4800 West Waco Drive. Waco, Tex., 76703.

_____. *Logotherapy Workshop.* Fita de áudio produzida por Middle Tennessee State University, Learning Resource Center. Murfreesboro, Ten., 37130.

_____. *Man's Search for Meaning – An Introduction to Logotherapy.* Registro para cegos, Inc., 215 East 58th Street. Nova York, NY, 10022.

_____. *Youth in Search of Meaning.* Word Cassette Library (WCL 0205), 4800 West Waco Drive. Waco, Tex., 76703.

_____. Palestra ministrada na Monash University, Melbourne, Austrália, March 6th, 1976. Fita de áudio disponível através da Spectrum Publications, 127 Burnley Street. Richmond, Vict., 3121, Austrália.

_____. *Das Leiden am sinnlos gewordenen Leben: Zur Phänomenologie der existentiellen Frustration in der Industriegesellschaft.* Cassette NC 1001 da Noricum-Ton-produktion, Webgasse 2a, A-1060. Viena.

_____. *Theory and Therapy of Neurosis: A Series of Lectures Delivered at the United States International University in San Diego, Cal.* Oito cassetes de 90min produzidas pela Creative Resources, 4800 West Waco Drive. Waco, Tex., 76703.

_____. *Man in Search of Meaning: A Series of Lectures Delivered at the United States International University in San Diego, Cal.* Quatorze cassetes de 90min produzidas pela Creative Resources, 4800 West Waco Drive. Waco, Tex., 76703.

_____. *The Neurotization of Humanity and the Re-Humanization of Psychorherapy.* Duas fitas cassetes. Argus Communications, 7440 Natchez Avenue. Niles, Ill., 60648.

_____. *Youth in Search of Meaning.* Fita de áudio produzida pela Youth Corps, 56 Bond Street. Toronto, Ont. M5B 1X2, Canadá.

_____. *The Unheard Cry for Meaning*. Fita de áudio produzida pela Youth Corps, 56 Bond Street. Toronto, Ont., M5B 1X2, Canadá.

_____. *Therapy Through Meaning*. Psychotherapy Tape Library (T 656), Post Graduate Center, 124 East 8th Street. Nova York, NY, 10016.

_____. *Existential Psychotherapy*. Duas fitas cassete. The Center for Cassette Studies, 8110 Webb Avenue. North Hollywood, Cal., 91605.

_____. *The Defiant Power of the Human Spirit: A Message of Meaning in a Chaotic World*. Berkeley Community Theater, november 2, 1979. Fita cassete de 90min. Disponível no Institute of Logotherapy, One Lawson Road. Berkeley, Cal., 94707.

_____. *The Meaning of Suffering for the Terminally Ill. – International Seminar on Terminal Care. Montreal, october 8, 1980*. Transcrições de áudio, 25-107-80 A and B. P.O. Box 487, Times Square Station. Nova York, NY., 10036.

_____. *The Rehumanization of Psychotherapy*. Palestra por ocasião da inauguração do Logotherapy Counseling Center of Atlanta and Athens no dia 14 de novembro de 1980. Fita de áudio (1/404/542-4766). Disponível no Center for Continuing Education, the University of Georgia. Atenas, Geor., 30602.

FRANKL, V.E.; GOODENOUGH, R.W.; HAND, I.; PHILLIPS, O.A. & WEISSKOPF-JOELSON, E. *Logotherapy: Theory and Practice – A Symposium Sponsored by the Division of Psychotherapy of the American Psychological Association*. Fita de áudio. Consultas sobre a disponibilidade podem ser dirigidas para a Divisão de Psicoterapia, American Psychological Association, 1200 Seventeenth Street. Washington, DC, 20036.

FRANKL, V.E. & SMITH, H. *Value Dimensions in Teaching*. Filme colorido para televisão produzido pela Hollywood Animators para a California Junior College Association. Locação e compra através do Dr. Rex Wignall. Chaffey College. Alta Loma, Cal., 91701.

GALE, R.F.; FABRY, J.; FINCH, M.A. & LESLIE, R.C. *A Conversation with Viktor E. Frankl on Occasion of the Inauguration of the "Frankl Library and Memorabilia" at the Graduate Theological Union on February 12, 1977*. Cópias da fita de vídeo podem ser obtidas com o Professor Robert C. Leslie, 1798 Scenic Avenue. Berkeley, Cal., 94709.

HALE, W.H. *An Interview with Viktor E. Frankl – With an Introduction by Dr. Edith Weisskopf-Joelson, Professor of Psychology at the University of Georgia.* Fita de vídeo produzida para televisão por socitação da WGTV, the University of Georgia. Atenas, Geor., 30601.

MURRAY, E.L., & VON ECKARTSBERG, R. *A Discussion with Dr. Viktor E. Frankl on "Logotherapy: Theory and Applied" – Conducted by two members of the Duquesne University Graduate School of Psychology* (July 25, 1972). Pedidos podem ser feitos ao diretor do Departamento de Psicologia, Duquesne University. Pittsburgh, Pa., 15219.

The Humanistic Revolution: Pioneers in Perspective. Entrevistas com psicólogos humanistas de destaque: Abraham Maslow, Garner Murphy, Carl Rogers, Rollo May, Paul Tillich, Frederick Perls, Viktor Frankl e Alan Watts. Psychological Films, 110. North Wheeler St. Orange, Cal., 92669.

Índice onomástico

Adler, Alexandra 95
Adler, Alfred 67, 90, 184s., 216, 303
Allers 94, 124
Allport 75, 114s.
Aristóteles 27
Ascher 297, 302, 308s.

Babinski 103
Baeyer 111
Bänziger 74
Barber 29
Bastine 53
Beard 299
Benedikt 53
Bergmann 90, 170
Berkowitz 29
Bernanos 246
Bertalanffy 75
Berze 112, 134
Binswanger 71
Bitter 32
Bittman 134
Black 26
Böckmann 307
Boss 211
Braun 170, 217
Briggs 49

Brown 34
Broyard 300
Buckley 307
Bühler, C. 33, 75
Bühler, K. 230
Bulka 294
Bumke 97
Burnett 62

Casciani 34
Chalstrom 24
Charcot 229
Crumbaugh 24-26, 30, 34, 307

Dansart 34, 307
De Lamettrie 84
Dilling 42s.
Dreikurs 44, 172, 176
Dubois 163s.
Durlak 34
Dytfurth 181

Efran 309
Ehrentraut 64
Einstein 15
Eisenhower 28
Eisenmann 50

Eissler 35
Erickson 51, 308
Ernst 210
Ewald 248

Fabry 21, 63, 293
Farnsworth 15
Farris 65
Fechtman 25
Feinstein 28
Forstmeyer 25
Fraiser 25
Frank 116
Freud 26, 67s., 76s., 129, 153, 156, 178, 184s., 210s., 213, 216, 236, 242, 283, 299s., 302s.
Freudenberg 118
Friedlaender 12
Frosch 61
Fröschels 224s., 227

Gaind 42
Garza-Perez 44, 51, 53, 297
Gerstmann 89
Ghougassian 293, 296, 304
Gierlich 100
Gill 134
Ginsberg 61
Giorgi 297
Gliedmann 116
Gluckmann 27
Goethe 168
Gregson 26
Gutheil 192
Guttmann 97

Habinger 23
Hablas 297
Haeckel 67, 302
Haley 51, 308
Hand 45, 56
Hattingberg 44, 172
Hays 181
Heidegger 236, 241, 276, 299
Henkel 53
Heyse 42s.
Hilgard 67
Hill 181
Hodgson 42
Horn 63
Huber 58
Hutzell 297

Imber 116

Jackson 308
Jacobs 54
Jaspers 71, 78, 205, 241
Jendrassik 103
Jilek 306
Jilek-Aal 306
Johnson, P.E. 21
Johnson, V. 64
Jores 48, 51

Kaczanowski 62
Kant 24, 30
Kauders 170
Kelman 68
Kierkegaard 163, 244

Klein 134

Klinger 307

Klitzke 23

Kniveton 28

Kockott 42s.

Kocourek 53, 118, 178s., 196s., 199s.

Kogerer 231

Kohler 23

Kovacic 297, 307

Kraemer 263

Krafft-Ebing 153

Kratochvil 23, 34

Kraus, K. 121, 170

Kretschmer 229

Krout 21

Krug 54

Lamontagne 309

Lange 97

Langen 264, 297

Lao-tsé 169

Lasègue 100s.

Lazarsfeld 184

Lazarus 43, 45, 54

Ledwidge 44, 51, 53, 297

Lehembre 50

Leonardo 181

Lersch 75

Lewin 33

Lorenz 26, 28, 60

Lukas 24, 30, 34, 294, 297

Lunceford 34

Maharal 294

Maholick 30, 297, 307s.

Marks 40, 42s.

Marksteiner 127

Marmor 67

Maslow 31

Mason 34

Masters 61, 64

Medlicott 52

Meier 34

Meshoulam 50

Millar 67

Moll 152

Mosley 299

Müller 117

Müller-Settele 117

Murphy 297

Naiman 68

Nash 116

Niebauer-Kozdera 297, 307

Nietzsche 78

Norris 65

Novalis 147

Ochs 57

Padelford 25

Pandura 29

Paracelso 265

Parloff 164

Perls 259

Petrilowitsch 21, 30

Philbrick 23

Planova 34

Polak 53, 71

Pongratz 43, 67
Popielski 34, 297
Prill 297
Pynummootil 47

Rachman 42
Ramirez 48
Richmond 34
Riebeling 117
Rilke 169
Roberts 34
Rockwell 181
Rogers 176
Romberg 104
Roosevelt 120
Rosefeldt 42s.
Ross 29
Rossolimo 103
Ruch 34

Sadiq 46, 51
Sahakian, B.J. 61
Sahakian, W.S. 61
Sallee 34
Scheler 75, 148
Schiller 265
Schlan 118
Schmook 53
Schopenhauer 80, 275
Schultz 220s., 223s., 226s., 233, 279, 282
Schwarz 124, 144, 154
Scott 29

Shapiro 61
Shean 25
Sherif 29
Silberer 212
Simmel 184
Simons 181
Smith, V.A. 24
Smith, V. 34
Solyom, C. 44, 51, 53, 297
Solyom, L. 44, 51, 53, 297
Soucek 67
Starck 307
Stefen 27
Stenger 207
Stephenston 28
Stone 116
Storch 276
Stransky 183
Straus 95
Strupp 44

Toll 297
Torello 294
Turner 297, 309

Unna 118

Victor 54
Villinger 263
Vogelson 57
Volhard 297
Volkamer 27
Vymetal 23

Wallace 57

Walters 29

Wanderer 36

Waterson 181

Watkins 308

Watson 42

Watzlawick 308

Weisskopf-Joelson 35, 68, 237, 310

Weitbrecht 246

Weizsäcker 167

Werner 297

Wertham 28

Wertheimer 33

Wexberg 44, 170, 172

Wirth 278

Wittkower 68

Wolpe 293

Wortis 118

Yalom 308

Yarnell 34

Young 34

Zawadil 31

Zuehlke 308

Índice remissivo

Agorafobia 112, 171

Agressão, agressividade 26-29

Alcoolismo 25, 80

Amor 152, 265

Análise existencial [*Existenzanalyse, Daseinsanalyse*] 11, 67, 71-86, 184, 195, 241

Angústia
neurose de 39-41, 169-179

Ansiedade antecipatória 39, 113, 119s., 127s., 140s., 172

Antropologia implícita 83

Arte 273-290

Atos falhos 211

Auto-biblio-logoterapia 300

Autocompreensão ontológica pré-reflexiva 33

Autodistanciamento 22, 38s.

Autorrealização 75

Autotranscendência 22, 38s., 59, 298

100% 183s., 189

Capacidade de sofrer 82

Carência de sentido
sentimento de 23, 79

Ciência 71, 298

Cinismo 303

Claustrofobia 112

Complexo 242s.

Compulsão blasfema 192s.

Confiança primordial na existência 116, 283

Consciência 32

Conversão 230

Corrugador
fenômeno do 99, 268

Crise logógena 245

Deguruficação da logoterapia 293-304

Dependência de drogas 24s.

Depressão
adicional 251
endógena 247-261

Derreflexão 61-68, 164, 177, 204

Desmascaramento do desmascarador 78

Disposição simbólica 217

Distúrbio
da fala 49s., 178, 227s.
da potência 59-64, 123-153
do sono 51, 201-210

Doença do executivo 80

Ejaculatio praecox 64, 150-152, 163

Eletrochoque 109, 249

Eletroencefalograma 181

Enurese noturna 235

Eritrofobia 178

Especificamente humano 38

Espiritualismo 110

Esporte 27

Esquizofrenia 261-269

Estatísticas 30, 80, 297

Experimento 44, 297s.

Farmacoterapia 109-118, 248s.

Fixação 155

Formação 55

Frankl Library and Memorabilia 295

Fraqueza de vontade 240s.

Frigidez 62, 163-165

Frustração existencial 24, 79, 168

Fumar 224-226

Gagueira; cf. Distúrbio da fala

Globus hystericus 112

Hiperacusia da consciência 252

Hiperintenção 59-62

Hiper-reflexão 59-61, 260

Hipnose 234-239

Histeria 228-234

Homeostase 75, 298

Homossexualidade 153, 163

Homunculismo 84

Humor 45, 173s., 182s.

Iatrogenia 120

Imperativo categórico da
logoterapia 83

Impotência; cf. Distúrbio da
potência

Indústria da informação 60

Insegurança instintiva 183

Insuficiência do sentimento de
evidência 183

Intenção paradoxal 39-61, 114-116,
172-175, 177-179, 181, 191s.,
197-200, 205, 237, 297, 301, 307-310

Interpretação do sonho 210-216,
286-290

Intolerância emocional 117

Liberdade 239-246

Linguagem 230

Logos 71, 81

Logoterapia 9, 11, 21, 32, 65-67,
71-86, 294-301, 303, 308
grupal 25

Masturbação 143-150, 244

Medicação paradoxal 207-210

Meditação transcendental 65

Método 11, 21, 186, 299s., 308

Modeling (modelação) 54, 173, 199

Monismo 110

Movimentos de Direitos Humanos
304

Neurose 237
climatérica 167-169
compulsiva 40-42, 180-200
de angústia 39-41, 169-179
iatrógena 119-122
noógena 23, 36s., 65, 81, 297

orgânica 216-228
psiquiatrógena 67
sexual 58s., 128, 162-167
sociogênica 24
Niilismo 83, 303
Noodinâmica 16, 74

Ontologia dimensional 71, 294
Órgão do sentido 32

Pandeterminismo 242
Paresia 100, 104
Pastoral médica 11, 66, 196, 240, 243
Perigo generalizado, público 266
Perversão 153-162
Pesquisa sobre a paz 26, 29
Pessoa 78
Poder desafiador do espírito 147
Política 303
Prazer 59, 163
Princípio do equilíbrio 77s.
Proibição do coito 135, 140s., 143
Pseudoneurose somatógena 81, 112
Psicanálise 22, 35-37, 67s., 134, 175
Psicologia 33
individual 228, 253, 259
Psicose 246-269
Psicoterapia 9s., 116
reumanizada 38
Psicotofobia 187s.
Psiquiatria humanizada 84

Reflexo condicionado 40, 176
Regressão 155, 211

Relaxamento 65
Religião 34, 273-290
Religiosidade inconsciente 215
Responsabilidade 83
Retorno da psicoterapia à medicina 112

Sentido 15, 32-34, 82s., 219, 295s.
Sentimento da falta de sentido 23, 79
Simulação 98
Sintoma de substituição 50s., 309
Sociedade 303
Sugestão 116, 134, 234-239, 310
Suicídio 24, 250s.

Tabu 299
Técnica 84, 299s., 308
do diagnóstico psiquiátrico 261-269
Terapia
bioenergética 259
comportamental 22, 36s., 40, 42-44, 53, 133, 308s.
do relaxamento; cf. Treinamento autógeno
gestáltica 259
Teste 25, 251, 264-265, 279, 297, 307s.
Tique 47
Transferência 176
Transitoriedade 82, 169
Treinamento autógeno 220-228
Tremor intencional 101

Tríade
  do fracasso 249
  psicodinâmica 112

Vácuo existencial 23, 80, 306
Vaginismo 65, 165
Valor 34, 82
Vontade do sentido 30, 76, 303

Outras obras de Viktor E. Frankl

Anthropologische Grundlagen der Psychotherapie. Berna: Hans Huber, 1975 [Em português: FRANKL, V.E. *Fundamentos antropológicos da psicoterapia.* Rio de Janeiro: Zahar, 1978].
"Repleto de resultados empíricos – elaborado numa linguagem legível e compreensível; uma raridade na literatura científica" (*Die Tat*).

Ärztliche Seelsorge – Grundlagen der Logotherapie und Existenzanalyse. 10. ed. Viena: Franz Deuticke, 1979 [Em português: FRANKL, V.E. *Psicoterapia e sentido da vida* – Fundamentos da logoterapia e análise existencial. 6. ed. Trad. de Alípio Maia de Castro. São Paulo: Quadrante, 2016 "Certamente o mais decisivo progresso feito pela terapia analítica desde Freud" (Prof.-Dr. H. Kranz. In: *Zentralblatt für die gesamte Neurologie und Psychiatrie*).

Das Leiden am sinnlosen Leben – Psychotherapie für heute. 6. ed. Friburgo: Herder, 1981 [Herderbücherei 615] [Em português: FRANKL, V.E. *O sofrimento de uma vida sem sentido.* São Paulo: É Realizações, 2015].
"Esse volume é tão denso, tão repleto de fervoroso humanismo, tão rico em documentação, e suas posições críticas são tão sensatas que merece ser lido minuciosamente, página por página" (*Annales médico-psychologiques*).

Der Mensch vor der Frage nach dem Sinn – Eine Auswahl aus dem Gesamtwerk. 3. ed. Prefácio de Konrad Lorenz. Munique: Piper, 1982.
"A resposta de Frankl para a pergunta pelo sentido é relevante, porque, embora cientificamente assegurada, é compreensível e otimista" (*Schweizerische Akademiker- und Studentenzeitung*).

Der unbewusste Gott – Psychotherapie und Religion. 5. ed. Munique: Kösel-Verlag, 1979 [Em português: FRANKL, V.E. *A presença ignorada de Deus.* Trad. De Walter O. Schlupp e Helga H. Reinhold. 10. ed. rev. São Leopoldo/Petrópolis: Sinodal/Vozes, 2007].
"...muitas ideias profundas..." (*The American Journal of Psychiatry*).

Der Wille zum Sinn – Ausgewählte Vorträge über Logotherapie. 3. ed. Berna: Hans Huber, 1982 [Em português: FRANKL, V.E. *A vontade de sentido*: fundamentos e aplicações da logoterapia. São Paulo: Paulus, 2011].
"Creio que as obras de Frankl são a mais importante contribuição para a psicoterapia desde Freud" (Prof.-Dr. F. Hoff. In: *Therapiewoche*).

Die Sinnfrage in der Psychotherapie – Vorwort von Franz Kreuzer. Munique Piper Verlag, 1981 [Em português: FRANKL, V.E. *A questão do sentido em psicoterapia*. São Paulo: Papirus. 1990].

Man's Search for Meaning – An Introduction to Logotherapie. 63. ed. Nova York: Simon and Schuster, 1980.
"Só posso dizer que se você ler um livro este ano, esse livro deve ser o do Dr. Frankl. É a mais importante contribuição à psiquiatria desde os escritos de Freud" (*Los Angeles Times*).

Psychotherapy and existentialism – Selected Papers on Logotherapy. 10. ed. Nova York: Simon and Schuster, 1978.
"Frankl desenvolveu suas ideias geralmente conhecidas como a terceira escola da psiquiatria vienense – a escola da logoterapia. As incríveis tentativas de desumanizar o ser humano nos campos de concentração de Auschwitz e Dachau levaram Frankl a dar início à humanização da psiquiatria por intermédio da logoterapia" (Prof.-Dr. Gerald F. Kreyche).

Psychotherapie für den Laien – Rundfunkvorträge über Seelenheilkunde. 9. ed. Friburgo: Herder, 1981 [Herderbücherei 387] [Em português: FRANKL, V.E. *Psicoterapia para todos* – Uma psicoterapia coletiva para contrapor-se à neurose coletiva. Petrópolis: Vozes. 1991].
"As exposições são feitas de forma compreensível, sem dar especial destaque à própria escola" (*Psychologie und Praxis*).
"Este volume apresenta uma excelente compilação dos programas de rádio de uma forma compreensível, de autoria deste cientista de renome mundial. Eles transmitem, sem detalhes desnecessários, não só um vislumbre na psiquiatria moderna. A obra contém também um autêntico auxílio para a vida de pessoas que indagam, buscam e sofrem" (*Die Zeit im Buch*).

Theorie und Therapie der Neurosen – Einführung in Logotherapie und Existenzanalyse. 4. ed. Munique: Ernst Reinhardt, 1975 [UTB 457] [Em português: FRANKL, V.E. *Teoria e terapia das neuroses*. São Paulo: É Realizações, 2016].

"O deslumbrante vocabulário e a rica casuística a partir da sua própria prática e da dos seus alunos na Europa e em outros lugares tornam a leitura deste livro um prazer" (*Österreichische Krankenhaus-Zeitschrift*).

The Unheard Cry for Meaning – Psychotherapy and Humanism. 4. ed. Nova York: Simon and Shuster, 1979.

"Não é nenhum exagero expressar a nossa convicção de que Frankl entrará para a história da psicoterapia como o médico das aflições do século XX" (*Österreichische Hochshulzeitung*).

The Will to Meaning – Foundations and Applications of Logotherapy. 7. ed. Nova York: New American Library, 1981.

...trotzdem ja zum Leben sagen – Ein psychologe erlebt das Konzentrationslager. 5. ed. Munique: Kösel-Verlag, 1981 [Em português: FRANKL, V.E. *Em busca de sentido* – Um psicólogo no campo de concentração. Trad. Walter O. Schlupp e Carlos C. Aveline. São Leopoldo/Petrópolis: Sinodal/ Vozes, 1985].

"Essa obra magistral faz parte do valioso acervo da literatura secular em que se tornam manifestas as verdades fundamentais de nosso século" (*Deutschland-Berichte*).

"...pode ser incluída entre as mais belas e afetuosas obras da prosa alemã" (Geist und Leben).

Índice geral

Sumário, 7

Prefácio à 1ª edição, 9

Prefácio à 2ª edição, 15

Prefácio à 3ª edição, 17

Prefácio à 4ª edição, 19

Introdução – Perspectivas da logoterapia clínica, 21

    A técnica da intenção paradoxal, 39

    A derreflexão, 61

Parte teórica, 69

Fundamentos da análise existencial e da logoterapia, 71

Parte diagnóstica, 87

O diagnóstico neurológico diferencial "orgânico-funcional", 89

Parte terapêutica, 107

A combinação entre farmacoterapia e psicoterapia, 109

Psicoterapia geral, 119

    Profilaxia das neuroses iatrógenas, 119

Psicoterapia especial, 123

    Distúrbios da potência, 123

        Masturbação, 143

        Ejaculatio praecox, 150

    Perversões (homossexualidade), 153

    As neuroses sexuais nas mulheres, 162

    As neuroses climatéricas, 167

    As neuroses de angústia, 169

As neuroses compulsivas, 180

O sono e os distúrbios do sono, 201

A medicação paradoxal, 207

Os sonhos e a interpretação do sonho, 210

Neuroses orgânicas, 216

Terapia de relaxamento, 220

Histeria, 228

Sugestão e hipnose, 234

Sobre a dialética entre destino e liberdade, 239

Psicoterapia em psicoses endógenas, 246

Psicoterapia em depressões endógenas, 247

Psicoterapia em psicoses do grupo das esquizofrenias, 261

Apêndice à 1ª edição, 271

Psicoterapia, arte e religião, 273

Apêndice à 4ª edição, 291

A degurificação da logoterapia, 293

Notas à 4ª edição, 306

Seleção da literatura sobre logoterapia, 311

Índice onomástico, 343

Índice remissivo, 349

Outras obras de Viktor E. Frankl, 353